Hans Rinecker

# PROTONENTHERAPIE

Hans Rinecker
PD Dr. med. Dr. med. habil.

# PROTONENTHERAPIE

## Neue Chance bei Krebs

Unter Mitarbeit und Beratung von

Uwe Amenda
Volker Hasert Prof. Dr. med.
Jörg Hauffe Dr. rer. nat.
Manfred Herbst Prof. Dr. med.
Markus Rinecker Dr. med. MBA
Peter-Michael Rücker Dr. med.

*Mit 55 farbigen Abbildungen*

Herbig

*Bildnachweis:*

ACCEL Instruments GmbH,
Arnaud Lomet, Professeur au lycée Carnot, Dijon,
Agentur Focus (SPL),
Berkeley Lab Image Library,
CMS GmbH,
Hahn-Meitner-Institut Berlin GmbH,
Loma Linda University Medical Center,
MGH Boston,
Particle Therapy Co-Operative Group (PTCOG),
Philips Medical Systems,
ProHealth AG

Besuchen Sie uns im Internet unter
www.herbig-verlag.de


Umschlaggestaltung: Wolfgang Heinzel
Herstellung und Satz: VerlagsService Dr. Helmut Neuberger
& Karl Schaumann GmbH, Heimstetten
Gesetzt aus der 11,75/14,75 Minion
Druck und Binden: Printer Trento S.r.l.
Printed in Italy
ISBN 3-7766-2422-1

# Inhalt

## DIE THERAPIE IN DEN KLINIKEN

## DIE TECHNIK DER PROTONENCENTER



## ANLAGEN

# VORWORT

Das vorliegende Buch ist eine verständliche wissenschaftliche Darstellung einer neuen Krebsbehandlung. Im ersten Kapitel werden die biophysikalischen und klinischen Grundlagen verdeutlicht, im dritten Kapitel wird die eingesetzte Technik erläutert. Das zweite Kapitel beschreibt die Therapie, wie sie der Patient erfährt. Derzeit (2005) wird Protonentherapie in Europa einschränkungslos nur in einer einzigen Anlage in München angeboten. Das letztgenannte, mit Unterstützung dieses Centers geschriebene Kapitel stellt damit derzeit Public Relations zugunsten des heute einzigen Anbieters dar.

Hans Rinecker
März 2005

# DIE KRANKHEIT

# WAS IST KREBS?

Ärzte und Biologen haben die Grundrätsel der Krankheit Krebs in den letzten Jahren gelöst. Immer noch aber fällt es ihnen schwer, diese in allen entwickelten Ländern der Welt häufigste oder in Zukunft häufigste Todesursache in ihrer absoluten Sonderstellung unter den Krankheiten des Menschen zum einen philosophisch zu verarbeiten, zum anderen quantitativ zu verstehen.

Krebs ist mit Sicherheit nicht eine *einzige* Krankheit. Krebs ist gar keine Krankheit im Sinne eines zufälligen Konstruktionsfehlers bei der Entwicklung der Lebewesen und des Menschen. Krebs ist etwas, wofür wir als Individuen bezahlen, um der Spezies Mensch eine rasante Entwicklung zu ermöglichen, die auch binnen weniger als einer Million Jahre die Evolution vom Affengehirn zu einem Beethoven, Leonardo da Vinci und Einstein gestattete. Wir müssen weit ausholen, um dies verständlich zu machen:

Geophysik und Geologie können heute die »Bewohnbarkeit« der Oberfläche der Erde – schlichtweg das Ende der Asteroiden- und Meteoritenschauer und die Ansammlung von flüssigem Wasser – auf spätestens 3,5 Milliarden Jahre zurückdatieren. In den neuesten Untersuchungen datiert die Paläontologie andererseits die ersten versteinerten Spuren von Leben – winzige von Bakterien in die Felsen gebohrte Kanälchen mit organischem Material – auf praktisch den gleichen Zeitraum. Das Leben muss *sofort* entstanden sein, ein 100-Millionen-Jahre-Zeitraum, der, könnten wir genauer datieren, sich möglicherweise noch als kürzer darstellen würde.

Wiederum die Paläontologie zeigt, dass diese ersten Lebewesen Einzeller waren, wie heute die Bakterien und Amöben. Das Leben trat *ebenfalls sofort* kompartimentalisiert – das heißt, als räumlich getrennte Einheiten – in Zellen auf. Das musste auch so sein: Nur die Kompartimentalisierung gestattete verschiedenartige Veränderungen der vorhandenen Gene; individuelle Mutationen. Und nur die Kompartimentalisierung in Zellen schuf Einheiten, die durch ihre Überlebens- und Vermehrungsfähigkeit selektiert werden konnten. Das individuelle Lebensinteresse der Einzeller war der Motor für die darwinistische Selektion, die zur Höherentwicklung der Lebewesen führte.

Ebenfalls die Paläontologie zeigt uns aber, dass all die Vielfalt der großen mehrzelligen Lebewesen – alle, die wir mit freiem Auge identifizieren können – erst vor 500 bis 600 Millionen Jahren geradezu explosionsartig im geologischen Zeitalter des Cambriums auftrat. Was hat das Leben, was hat die Entwicklung des Lebens in den nahezu drei Milliarden Jahren dazwischen gemacht und vollbracht? Diese Frage ist umso interessanter, benötigte doch die Entstehung des Lebens selbst offensichtlich nur so kurze Zeit. Und dauerte, wie geschildert, die Entwicklung all der Pflanzen und Tiere unserer Umgebung gerade eine halbe Milliarde Jahre, dauerte das, was wir selbstgefällig als »Menschwerdung« bezeichnen, weniger als eine Million Jahre (Abb.1).

Die Klärung der Zusammensetzung des menschlichen Genoms im Jahr 2003 und die vergleichende Sequenzierung der Genome verschiedener Tier- und Pflanzenarten zeigt uns, dass – im statistischen Mittel, keineswegs im Einzelfall – die Veränderung der Gene der Lebewesen, die Mutationsrate, über längere Zeiträume so konstant ist, dass der genetische Unterschied von einem Lebewesen zum anderen wie eine Uhr genutzt werden kann und den genetischen wie *zeitlichen* Abstand zwischen den Arten zu quantifizieren gestattet. Dies sagt auch, dass Entwicklungssprünge, evolutionäre Sprünge umso längere Zeit in Anspruch nehmen, je weitgreifender und schwieriger sie sind.

## Zellindividualität versus Zell-Team

Die schwierigste Aufgabe, die die Entwicklung des Lebens je bewältigt hat, war offensichtlich nicht seine Entstehung. Nicht die Entwicklung der Artenvielfalt. Nicht die Entwicklung der menschlichen Intelligenz. Das Leben benötigte 3 Milliarden Jahre, um die individuell-egoistischen Einzeller in eine höhere *soziale* Ordnung der großen, vielzellig organisierten Lebewesen einzubinden. Der Mensch besteht aus fast $10^{14}$ Zellen – eine 1 mit 14 Nullen dahinter. Und keine einzige dieser Zellen darf in ihrem eigenen Interesse wachsen und sich vermehren, sie muss übergeordneten Kommandos durch Hormone, Botenstoffe der Nachbarzellen und Signalproteine der räumlichen Umgebung gehorchen. Eine weiße

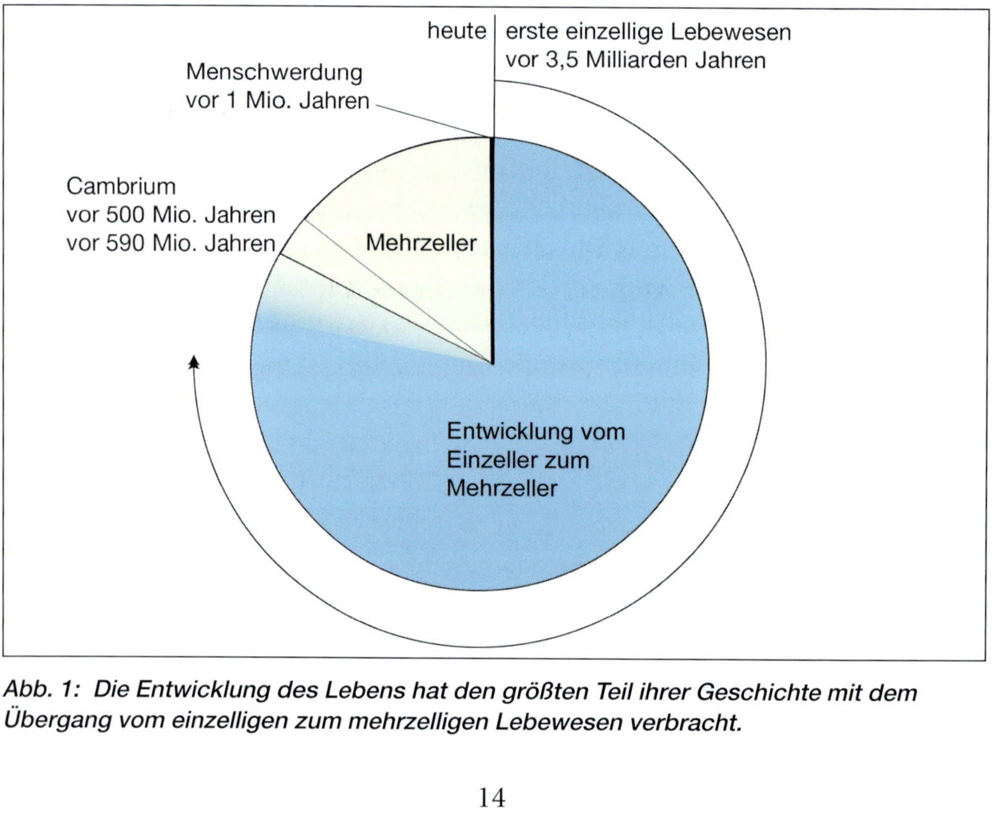


***Abb. 1:** Die Entwicklung des Lebens hat den größten Teil ihrer Geschichte mit dem Übergang vom einzelligen zum mehrzelligen Lebewesen verbracht.*

Blutkörperchen bildende Stammzelle setzt den Organismus einer Immunschwäche aus, wenn sie sich seltener teilt als gefordert. Teilt sie sich ohne Kontrolle, ist sie der Quell einer tödlichen Leukämie. Unsere Darmschleimhaut erneuert sich laufend, die Zellen haben eine Lebensdauer bis zur Abstoßung in den Darm von im Mittel nur zwei Tagen. Ihre Mutterzellen teilen sich kontinuierlich. Entzieht sich eine Darmschleimhautzelle der Teilungskontrolle und vermehrt sich zu schnell, bildet sie einen Darmpolypen. Entzieht sie sich in einer weiteren Stufe einer weiteren Kontrolle, und wächst nicht in das Darminnere, sondern nach außen, ist aus dem zunächst harmlosen Polypen Darmkrebs geworden. In unseren Augen verlief in der Embryonal- und Fetalzeit gerade in der Hauptblickrichtung ein Ernährungsblutgefäß. Wir können nur sehen, weil dieses Blutgefäß von außen eine Art Suizidbefehl erhielt, der einen freiwilligen Zelltod – genannt Apoptose – auslöste. Im Glaskörper des Auges finden sich allenfalls mikroskopische Überreste jenes vormaligen Gefäßbaums.

Man darf sich diesen 3 Milliarden Jahre dauernden Prozess der Zell-Disziplinierung nicht als genialen Durchbruch einer superben Zufallsmutation der Gene vorstellen. Es war vielmehr ein an vielen Orten hin- und herwogender Kampf zwischen der Zellindividualität von Einzellern, die vormals selektiert waren, sich möglichst schnell egoistisch zu vermehren, und den Ordnungsbefehlen von Zellkombinaten, die im Gegensatz dazu soziale Strukturen benötigten.

Diese Strukturkommandos von Zelle zu Zelle werden nach heutigem Kenntnisstand hauptsächlich mittels so genannter Signalproteine übertragen. Diese aktivieren oder, überwiegend, blockieren die Ablesung spezifischer Gene. Die der Empfängerzelle offenen Differenzierungs- und Spezifizierungsmöglichkeiten, einschließlich des Weges zur Zellteilung, werden damit eingeengt oder verschlossen. Diese Kontrollmechanismen der mehrzelligen Lebewesen sind offensichtlich äußerst zuverlässig – aber nur, solange die Gene, an die sich die Signalproteine blockierend »anlagern«, nicht verändert, nicht mutiert sind.

So kennen wir heute nicht weniger als 250 so genannte Proto-Onkogene, die durch Beschädigungen oder spontan zu Onkogenen mutieren können und die dann Tumorwachstum auslösen. Andererseits kennen wir etwa 30 so genannte Tumorsupressorgene, die selbst dann noch Zellen abtöten, wenn diese maligne sind, also bösartig, unkontrolliert wachsen, also schon »revoltiert« haben. Das bekannteste Tumorsupressorgen ist das p53, das bei der Unterdrückung von beispielsweise Brustkrebs eine Rolle spielt. Auch diese Gene können beschädigt sein und vor allem beschädigt vererbt werden. Dies führt zu einem höheren Risiko der Betroffenen, das dann beispielsweise für eine Tumorart wie Dickdarmkrebs oder Brustkrebs vervielfacht ist.

Wie hoch ist die resultierende Entartungswahrscheinlichkeit pro Zelle, wie ist sozusagen das »Torverhältnis« zwischen sozialer Unterordnung und unkontrolliertem »malignem« Wachstum für jede Zelle? Es ist außerordentlich günstig für uns. Eine menschliche Zelle hat – im Mittel sehr unterschiedlicher Werte – nur eine Chance von $10^{-12}$, das heißt 1 geteilt durch eine 1 mit 12 Nullen, erfolgreich zu revoltieren. Diese Zahlen gelten für die Gesamtdauer eines menschlichen Lebens. Klar bleibt dabei aber, dass die Entartungschancen über die Lebenszeit kumulieren; in der Jugend somit niedriger, im Alter höher sind. Die Unterdrückung des egoistischen Wachstumsinteresses der Zellen ist, wenn man so will, ausgezeichnet gelungen. Kein Flugzeug hat eine so niedrige Absturzchance pro Flug! Genau diese niedrige Entartungswahrscheinlichkeit führt zwingend zu der Erkenntnis, dass Krebs immer aus einzelnen Zellen entsteht, »monoklonal« einer Zelle entspringt, wie ein geklontes Tier. Das wiederum heißt: Um Krebs wirklich zu heilen, muss jede einzelne Krebszelle ausgerottet werden.

## Krebs – Unterpfand unserer Entwicklung

Nun, Krebs ist also nichts anderes als eine Unvollkommenheit, ein Rest-Problem der Entwicklung der Lebewesen bis zu den Menschen? Diese Ansicht stimmt – aber nicht ganz. Es gibt Tierarten, die die Mechanismen der Erhaltung ihres Genoms und der Unterdrückung von Mutationen – wir müssen später noch darüber sprechen – bis zu einer unglaublichen High-Fidelity entwickelt haben, die die soziale Ordnung ihrer Zellen extrem straff halten. Diesen Tieren ist nach heutigem Kenntnisstand praktisch regelhaft Folgendes gemeinsam: Die Individuen werden sehr alt. Sie entwickeln selten Krebs. Und die Spezies haben sich in Jahrmillionen der Weltgeschichte nicht mehr geändert. Beispiele sind Riesenschildkröten, Haie und das »lebende Fossil« Quastenflosser. Spezies, die ihre genetischen Informationen etwas »loser« vererben, leben individuell kurz, passen sich veränderten ökologischen Nischen schnell an oder sind schnell züchtbar, erleiden aber individuell unheimlich oft eine krebsige Entartung ihres Gewebes. Sie kennen alle ein solches Beispiel: die Hunde.

Krebs ist in der Tat ein mit dem biochemischen Wesen des Lebens untrennbar verbundenes Phänomen, mit dem wir als Individuen dafür bezahlen, dass unsere Spezies sich so überlegen schnell entwickeln konnte. Vielleicht hat die Menschheit nur so das Rennen um die Dominanz auf dieser Welt gewonnen, das uns in eine heute ungewisse Zukunft führt.

# WARUM IST KREBS SO SCHWIERIG ZU HEILEN?

Krebs entsteht aus einer einzigen Zelle. Ihn *sicher* abzutöten heißt, *alle* Krebszellen zu töten. Wenn wir Krebs entdecken, sind in der Regel schon Krebszellen in Größenordnungen von 10 Millionen bis zu einer Milliarde in dem Erkrankten gewachsen.

## Gen-, Immun- und Hormontherapie

Allein diese Zahlenverhältnisse erklären manche eleganten Therapieideen zur Utopie: Es gibt derzeit noch keine auch nur theoretisch absehbare Möglichkeit, den Krebs gentechnologisch zu behandeln. Gentechnologische Behandlung am Menschen darf dabei nicht mit Behandlung mittels gentechnologisch, zum Beispiel in Bakterien, hergestellter Medikamente verwechselt werden. Es gibt heute kein denkbares Vehikel, in wirklich jede einzelne Krebszelle genetisches Material wirksam einzubringen, das ein defektes Tumorsupressorgen ersetzt. Oder Material, das defekte Gene, die als Onkogene wirken, in jeder Zelle blockiert. Genetisches Material kann nicht einfach per Injektion, noch weniger per Pille verabreicht werden. Die heutige Möglichkeit, es in große Zellzahlen einzubringen, besteht in der Beladung zellgängiger Viren – so genannter Vektoren – mit dem gewünschten Gen, nach Entnahme des viruseigenen Genoms. Es gibt aber kein noch so infektiöses Virus – seien es Masern oder Grippe –, das mehr als nur einen Bruchteil aller Gewebezellen erfasst.

Der Körper setzt zur Krebsunterdrückung auch seine eigene Immunabwehr ein. Die Förderung der Immunabwehr stellt eine

Möglichkeit zur Verlangsamung von Krebswachstum dar. Falls nur wenige Krebszellen überleben, kann sich der Körper sogar selbst heilen. Dies gerade bei solchen Krebsarten, die offensichtlich immer der körpereigenen Immunabwehr exponiert sind: zum Beispiel der schwarze Hautkrebs, das Melanom. Hier dürfen wir auf Weiterentwicklungen hoffen.

Einige wenige Krebsarten reagieren zumindest phasenweise noch auf die Kontrollhormone ihres Muttergewebes: zum Beispiel Prostata- und Mammakarzinome. Ihre Hormonbehandlung ist wirksam, solange nicht der Krebs unempfindlich gegen diesen Steuermechanismus wird. Vom Mechanismus derartiger Kontrollverluste gleich mehr.

## Chemotherapie und ihre Grenzen

Immerhin verfügen wir heute auch schon über hochwirksame Chemotherapeutika, chemische Stoffe, die systemisch zugeführt eindrucksvolle 99,9 Prozent der vorhandenen Krebszellen abzutöten vermögen. Wie bei einem Antibiotikum, das Bakterien beschädigen soll, Körperzellen aber unversehrt lassen muss, müssen diese Chemotherapeutika Krebszellen *identifizieren*. Die Identifikation geschieht oftmals – und deshalb sind sie bei schnell wachsenden Tumoren am wirksamsten – durch die für den wachsenden Krebs charakteristische häufige Zellteilung. Allerdings, damit werden auch gesunde Gewebe getroffen, die sich häufig teilen: Unangenehm, aber harmlos noch der resultierende Haarausfall – die Haare wachsen nach. Quälend eine Beschädigung der Darmschleimhaut. Dosisbegrenzend meist die Unterdrückung des blutbildenden Systems.

Nun kann man letztere Nebenwirkung in extremen Therapieformen umgehen: Man entnimmt vor der Therapie dem Patienten Knochenmark, reinigt es – die Therapie wirkt vor allem bei

Leukämien, also Blutkrebsarten – in Zellseparatoren von Krebszellen, lagert das Knochenmark extern und »überdosiert« währenddessen die Chemotherapie. Der Patient, der in dieser Phase äußerst infektgefährdet ist, erhält nach Therapieende sein Knochenmark zurück. In Einzelfällen verbindet man dies auch mit Knochenmarkstransplantationen von Fremdspendern. Dieses replantierte oder trans-plantierte Knochenmark enthält die Stammzellen des blutbildenden Systems, die neue weiße und rote Blutzellen und Blutkörperchen bilden: Die bisher einzige Rolle von Stammzellen in der Krebstherapie. (Um eine Stammzellentherapie im strengen wissenschaftlichen Sinne handelt es sich dabei nicht, da das genetische Potenzial der Stammzellen nicht variiert wird.)

Dies ist der heutige technische Höchststand für Chemotherapie. Er wirkt heilend – ein allgemein bekannter Fall ist der spanische Opernsänger José Carreras – insbesondere bei diffusen, das heißt nicht solide wachsenden, sondern sich im Knochenmark verteilenden Blutkrebsarten. Die Therapie ist jedoch risikoreich, ein trauriges Beispiel ist Raissa Gorbatschowa, die verstorbene Ehefrau des Politikers Gorbatschow.

Warum versagt diese systemische – das heißt über den ganzen Körper verteilte – Chemotherapie so oft, obwohl diese modernen Cytostatika, wie dargestellt, hochgradig spezifisch auf Krebszellen wirken? Warum gelingt es selbst der geschilderten Hochdosischemotherapie oder ihren Varianten, bei denen zum Beispiel eine krebstragende Extremität, ein Bein, mit Hilfe einer Herz-Lungen-Maschine von der Zirkulation des restlichen Körpers isoliert und mit höchsten Chemotherapiedosen durchströmt wird, nicht immer, Erfolge zu erzielen?

Der Grund ist ein Phänomen, das von der ebenfalls systemischen Therapie bakterieller Infektionen mit Antibiotika wohl bekannt ist: die Entwicklung von *Resistenzen* durch Krebszellen. Diese Genom- und »Wesensveränderungen« der Krebszellen in kürzester Zeit erscheinen zunächst völlig überraschend: Gibt es doch ein informationstheoretisch-biologisches Gesetz, das schnelle Genveränderungen bei hochkomplizierten Genomen ausschließt. Die Regel wurde von dem deutschen Nobelpreisträger Manfred Eigen am klarsten formuliert. Wie wir seit dem Klonschaf Dolly alle wissen, enthält jede einzelne Körperzelle den vollständigen Bauplan für den gesamten Organismus Mensch. Dieser umfangreiche Informationssatz von ca. $8 \cdot 10^8$ Byte, von denen allerdings nur wenige Prozent laufend abgelesen werden, muss während des Zelllebens erhalten und vor allem bei der Teilung mit hoher Fidelity, also weitestgehend fehlerfrei, auf die Tochterzellen übertragen werden. Ist die Übertragungsgenauigkeit zu gering, zerfließt der Informationsgehalt umso eher, je größer und komplexer die Gesamtinformation ist. Stellen Sie sich einfach vor, man lässt Schillers »Glocke« fünfmal hintereinander von leichtsinnigen Sekretären abtippen: Gedicht und Dichter werden nicht mehr zu erkennen sein. Einfache Informationen ohne viel Gehalt – sollen wir ein modernes Gesetz aus der Gesundheitspolitik nehmen? – können wesentlich »untreuer« übertragen werden, ohne ihre Aussage zu verlieren. Je höher entwickelt, je komplexer der Organismus, umso genauer muss er auf die Erhaltung des Informationsgehaltes seiner Gene in buchstabengetreuer Form achten.

Während Bakterien simple DNA-Ringe verwenden, nutzen alle höheren Organismen die bekannten in Chromosomen verpackten DNA-Doppelhelices. Hierbei stabilisiert ein Strang chemisch den Komplementärstrang (Abb. 2). Tritt ein Fehler, eine Lücke, in einem der Stränge auf, besitzen menschliche Zellen Reparaturenzyme, die diese Lücke mit einer Buchstabentreue von 1 : 100 000 füllen und reparieren. Dies ist übrigens der Grund, warum Strahlenschäden dann auftreten, wenn die Bestrahlung *Doppel*strangbrüche in einer DNA-Helix auslöst. Diese können nur mehr repariert werden, wenn ein spezielles Enzym das zweite Chromosom des Chromosomenpaares abliest – so die derzeitige Hypothese. Ein mit bis zu 5 Prozent Fehlern behafteter Vorgang.

Da Krebszellen das gesamte menschliche Genom besitzen, besitzen sie an sich auch die für komplexe Genome notwendigen Reparaturmechanismen und sollten eben nicht schnell mutieren. Die Veränderungen des Genoms, wie sie durch Strahleneinwirkung auch der natürlichen Radioaktivität, durch Toxine wie Nikotin und Zigarettenteer oder durch chemische Zufälle auftreten, sollten bei Krebszellen auch nicht häufiger vorkommen als bei gesunden Zellen des Menschen.

## Mutationshäufigkeit von Krebs

Wie den Ärzten schon seit langer Zeit bekannt ist, entwickeln Krebszellen jedoch sehr schnell überraschende Eigenschaften. Beispielsweise leben sie ewig. Gesunde menschliche Zellen, entnommen und in einer Gewebekultur gezüchtet, teilen sich wiederholt und wiederholt. Nach durchschnittlich 50–60 Generationen stoppen sie ihre Teilungen, man nennt diese Phase tatsächlich Zellsenilität, und sterben anschließend ab. Früher wurde dies geradezu als gottgegebene Beschränkung der menschlichen Lebenszeit interpretiert. Der wahre Grund ist viel banaler: Alle unsere Chromosomen besitzen an ihren Enden Haftleisten, die so genannten Telomere. Jedes Mal, wenn sich die Zelle teilt, werden die Chromosomen, wie im Lichtmikroskop sehr schön darstellbar (Abb. 3), von kleinen Eiweißfäden geordnet auseinander gezogen, um in die beiden Tochterzellen aufgeteilt zu werden. Dabei werden diese Kontaktleisten verbraucht. In der Tat hatte das Klonschaf Dolly bereits von der Mutter her verkürzte Telomere, was seine Lebenszeit aber noch nicht beeinträchtigt hatte. Die Telomere werden durch einen Enzymapparat lediglich bei den Keimzellen wieder voll aufgebaut. Diesen Enzymapparat haben Krebszellen dank ihrer Genmutationen durchwegs wieder aktiviert. Es werden heute noch zu Forschungszwecken Krebszellen eingesetzt, die von einer im

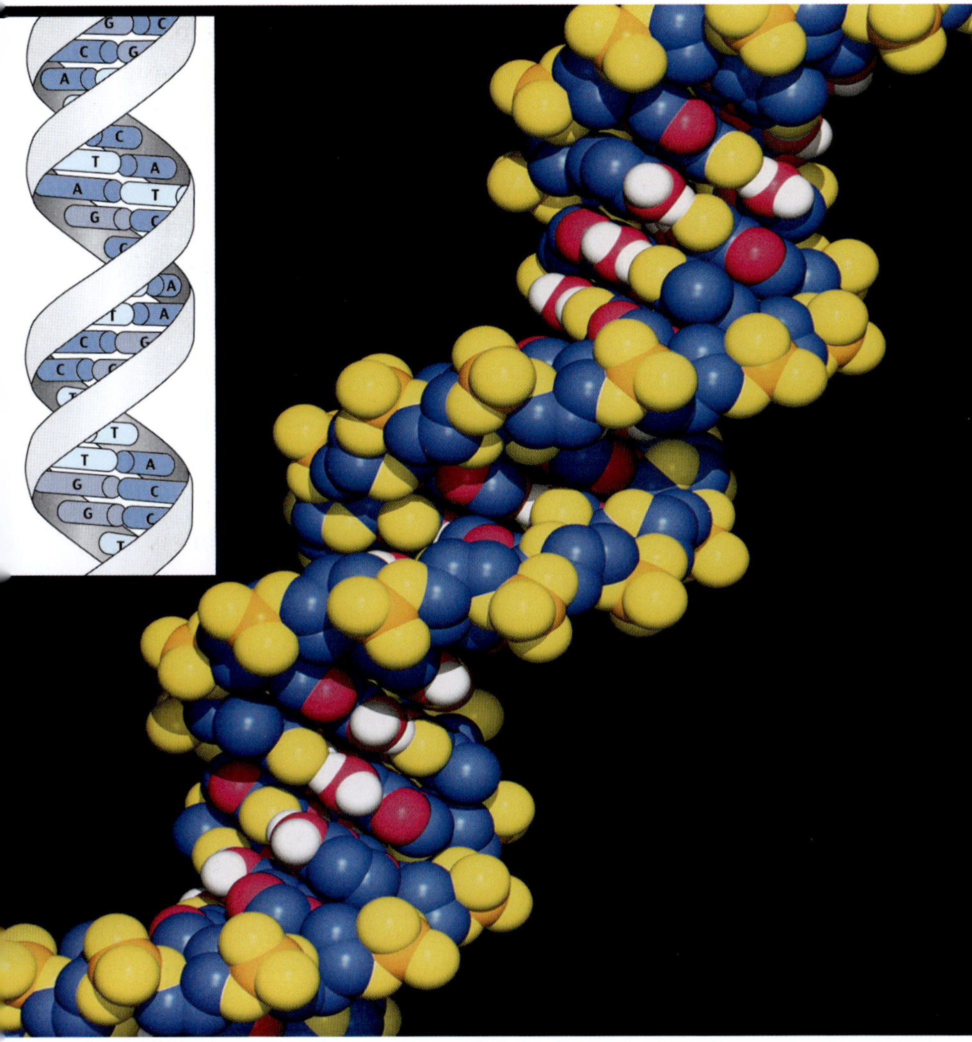

*Abb. 2: Links ein Schema, rechts ein in natürlichen Größenverhältnissen konstruiertes Modell der DNA-Doppelhelices. Die blau/gelben Teile sind die Zucker /Phosphorketten-stränge. Rot/weiß, (bzw. links in den verschiedenen Blauschattierungen) sind die einzelnen Gen-Basen angedeutet, die sich in bestimmten Paarungen, fußend in jeweils einem der beiden Stränge, gegenüberstehen. Ihre Ablauffolge codiert die genetische Information. Die Klärung dieser Struktur durch die Nobelpreisträger James D. Watson und Francis Crick 1953 war wohl die wegweisendste biologische Entdeckung des 20. Jahrhunderts. Quelle: SPL/Agentur Focus*

19. Jahrhundert geborenen Patientin stammen – sie teilen sich immer noch.

Die Revolution gegen die sozialen Kontrollen gelingt einer Körperzelle nur dann, sie wird nur dann maligne, wenn durch Mutationen die Fidelity der Genübertragung bei der Teilung und der Genomkontrolle massiv eingeschränkt ist. Nur diese Einschränkung erlaubt der Krebszelle, sich so schnell zu verändern, dass sie der körpereigenen Tumorsupression durch Telomer-Aufbrauch und viele andere Mechanismen – ebenso wie irgendwann der Chemotherapie und hemmenden Hormonen – entkommt. Die Mutationen sind Zufallsereignisse. Zweifellos werden die meisten Mutationen, die auftreten, nicht zur Krebsentwicklung führen. Krebszellen mit ihren schier unfassbar mutierten Eigenschaften haben keine besonderen Fähigkeiten: Sie sind Lotteriegewinner, wenige unter vielen, die es erfolglos versucht haben.

Und warum führen die vielen Mutationen nicht zum Untergang des malignen Krebsstammes? Von der Manfred-Eigen-Regel, der Beziehung zwischen Übertragungstreue und Genomkomplexität, gibt es eine wesentliche Ausnahme; parasitär lebende Organismen müssen sie nicht einhalten. Wird der Stoffwechselaufwand von einem »Wirt« beziehungsweise Infizierten bezahlt, kann eine Spezies am Leben bleiben und sich ausbreiten, selbst wenn bei der Mutter-Tochter-Übertragung das Genom nur höchst ungenau abgebildet wird: Beim HIV-Virus scheint ein Viertel pro jeder Generation zu fortpflanzungsunfähigem Ausschuss zu mutieren. Die Spezies lebt trotzdem erfolgreich; schließlich trägt der Infizierte die Stoffwechselarbeit der Reproduktion. Auch Krebszellen sind parasitäre Organismen, sie belasten den Stoffwechsel des Menschen. Dies ist der Grund, warum ein Krebs trotz seiner schnellen Genomveränderung, trotz der Tatsache, dass in einem soliden Krebs nur ein Teil der Krebszellen vermehrungs- und gar metastasierungsfähig ist, weiterlebt. Auf Kosten des ihn tragenden Menschen. Letzteres zeigt sich deutlich am

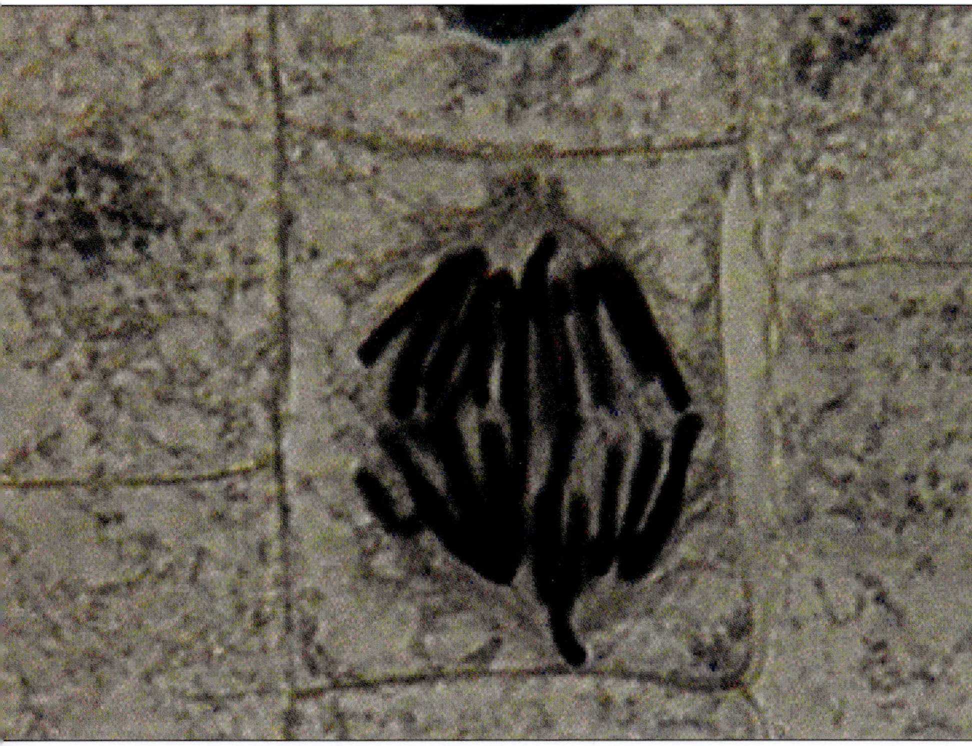

*Abb. 3: Lichtmikroskopisches Zellbild. Die mittlere Zelle, flankiert von Zellen außerhalb der Teilungsphase, bereitet ihre Teilung vor. Die dicken Fäden ähnelnden Chromosomen sind schon konfiguriert und färben sich in der Mikroskopiertechnik gut an. Sie werden gerade durch feinste Eiweißfäden, die an den Telomeren ansetzen, geordnet auseinander gezogen. Die gezeigte saubere Chromosomenteilung ist charakteristisch für eine gesunde Zelle. Nahezu alle Krebszellen jedoch weisen Fehlteilungen von Chromosomen und Chromosomenteilstücken auf. Der genaue Zusammenhang zwischen krebstypischen Veränderungen, den Mutationen des genetischen Codes und den begleitenden Fehlverteilungen der Chromosomen, ist heute noch unbekannt.*

»inneren Verhungern«, an der Kachexie in den Finalstadien der Krebskranken.

Sobald wir mit heutigen diagnostischen Methoden den Krebs erstmals erkennen können, hat er nahezu in allen Fällen 10 bis über 1000 Millionen Zellen. Das heißt, die Mutationslotterie wird mit enorm vielen Einsätzen geführt. Eine Einsatzzahl, die bei jeder Lotterie zu einem voraussagbaren statistischen Ergebnis führt. Das Auftreten chemotherapieresistenter Mutationen ist deshalb kein gelegentlicher Zufall, sondern ein regelhaftes statistisches Ereignis: Ein metastasierendes Mammakarzinom, ein metastasierender Prostatakrebs kann zunächst immer chemotherapeutisch – nahezu – zum Verschwinden gebracht werden. Nahezu immer aber werden bereits mutierte oder mutierende Zellen, die Resistenzen entwickelt haben, überleben – praktisch regelhaft. Und die gleiche oder eine veränderte Krebstherapie werden dann nach der zweiten oder dritten Kur nicht mehr wirksam sein.

Das Problem systemischer Chemotherapien ist grundsätzlich, dass diese Chemotherapeutika die Krebszellen anhand von hochspezifischen so genannten Rezeptoren identifizieren und eben dort biochemisch einwirken. Diese Rezeptoren sind der Gefahr sie verändernder Mutationen regelhaft unterworfen, ihre Modifikation hat einen Wirksamkeitsverlust der Chemotherapie zur Folge. Bei soliden Tumoren führt die Chemotherapie zur Abtötung nahezu aller Zellen, aber nicht jeder einzelnen. Dies stellt die Uhr zurück, *fast* auf null. Meist aber nicht auf null. Da Krebs exponentiell wächst – 2, 4, 8, 16 Zellen, zunächst also langsam –, schwinden die Symptome für eine mehr oder minder lange Zeit, man nennt dies Remission.

Gelingt der Chemotherapie aber nicht die Abtötung aller Krebszellen, ist eine Heilung Unterpfand eines statistischen Spieles. Selbst wenn die einzelne Krebszelle im Körper dank der Angriffe des körpereigenen Immunsystems eine nur geringe individuelle Überlebenschance haben mag, ist der Sieg über den Krebs dennoch nicht gesichert: Nehmen wir in einem simplifizierten Kalkulationsmodell die Überlebenschance der Krebs-Einzelzelle mit nur 1 : 20 an. Schon 100 resistente Zellen sichern dann das Überleben des Tumors. Diese Problematik wird im Abschnitt »Wo in der Krebstherapie ist der Platz der Bestrahlung?« noch darzustellen sein, siehe Abb. 7.

Um eine Heilung bei soliden Tumoren zu erzielen, bedarf es daher meist noch anderer Strategien: diese *existieren*. In den folgenden Abschnitten wird an vielen Stellen von den beiden grundsätzlich verschiedenen »Waffengattungen« die Rede sein, die Wissenschaft und Medizin – oft erfolgreich – gegen Krebs ins Feld führen können. Neben den besprochenen systemischen Therapien gibt es noch eine weitere Therapiegruppe: Es sind die *lokalen* Therapieformen, also die operative Entnahme der Krebszellen oder ihre Zerstörung vor Ort – mit Bestrahlung oder ähnlichen Verfahren –, die in Kombination mit der Chemotherapie oder alleine *Krebs heilen* können. Und gerade bei den Bestrahlungstechniken werden derzeit mit der Protonentherapie massive Fortschritte erzielt. Fortschritte, die sowohl die Heilungschancen entscheidend verbessern, als auch die Behandlung selbst wesentlich schonender und weniger unangenehm ablaufen lassen.

# WIE STEHEN DIE CHANCEN BEI KREBS?

Laut einer Statistik der World Health Organisation von 2003 starben 11 Prozent aller Menschen an Krebs. Gleichzeitig weisen aber alle wirtschaftlich entwickelten Länder Krebssterblichkeiten von 25–28 Prozent auf (Abb. 4). Neben Hunger, Krieg und Ausbildungsmangel ist es ein Zeichen der Situation unserer Menschheit, dass ein Großteil der Völker das Krebsalter, oder zumindest die Diagnose nicht erlebt. Deutschland wird nach den Angaben des Statistischen Bundesamtes voraussichtlich im Jahre 2010 den

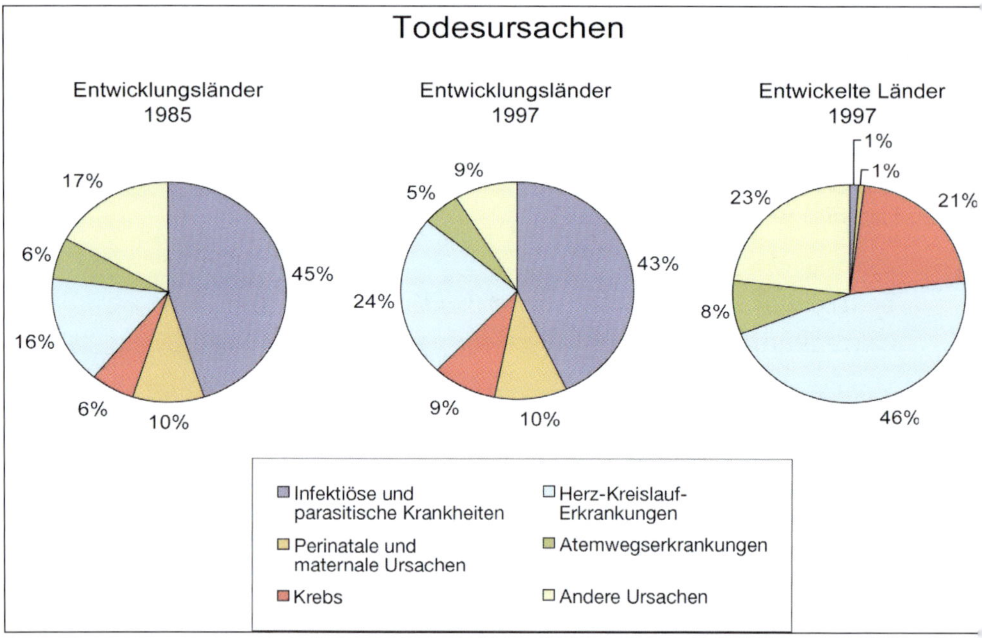


*Abb. 4: Die Welt marschiert derzeit auf 28 Prozent Krebssterblichkeit zu – aber nur in den höchstentwickelten Ländern. Quelle: WHO World Cancer Report (2003)*

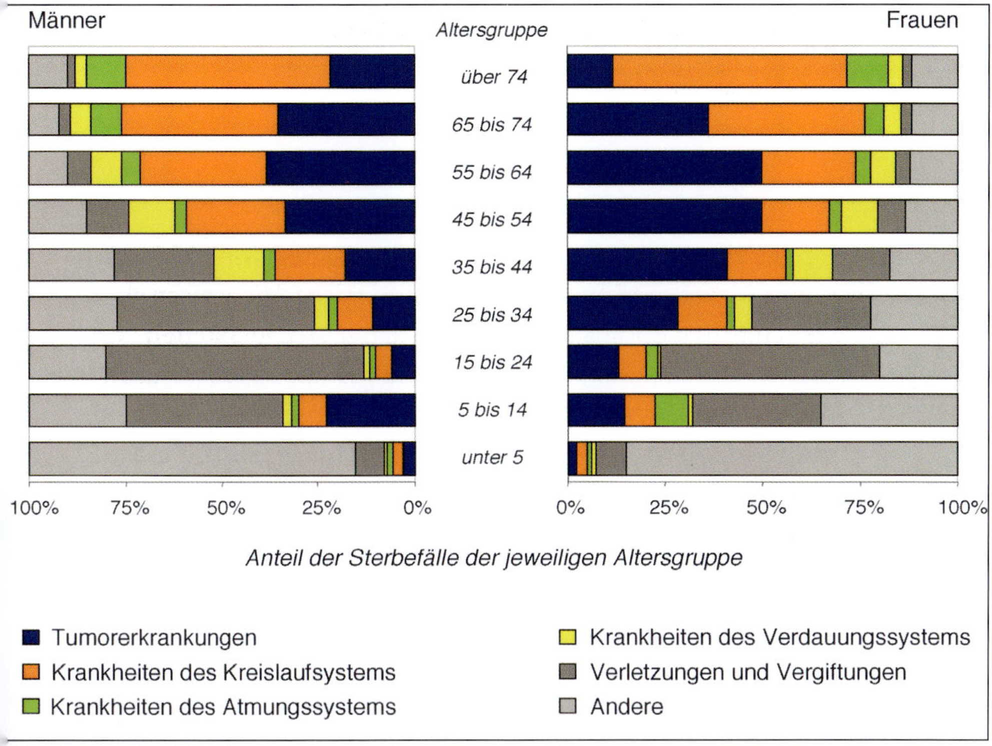


***Abb. 5: Die blauen Balken geben den Anteil der Krebssterblichkeit wieder.***
***Quelle: Statistisches Bundesamt (1999)***

heutigen Stand Singapurs erreichen: Krebs wird Herz-Kreislauf-Erkrankungen als häufigste Todesursache ablösen.

## Statistik der Krebserkrankungen

Die Details lassen sich an einer deutschen Statistik demonstrieren (Abb. 5). Krebs tritt nicht nur bereits im Kindesalter auf – das sind meist Zellen, die schon seit der Embryonal- und Fetalzeit nie unter Kontrolle gekommen waren. Krebs ist bei Frauen bereits eine Erkrankung der mittleren Altersgruppen. Betrachtet man schließlich beispielsweise die Altersgruppen um 65 Jahre, tauchen dort die Herz-Kreislauf-Erkrankungen als häufigste Todesursache auf.

Diese werden derzeit erfolgreich reduziert: frühzeitige Senkung überhöhten Blutdrucks. Behandlung bereits der Glukoseverwertungsstörungen als Vorstufen des Diabetes. Senkung der Cholesterinwerte und Entzündungshemmung im Gefäßbereich: Diese Therapie der Cholesterinsenkung allerdings bedarf eines Aufwandes von 50 000–100 000 Euro, um *einen* Herzinfarkt zu verhindern. Nicht, weil die Medikamente so teuer wären, sondern weil – statistisch gesehen – so viele Personen so lang Statine einnehmen müssen, um bei einer Person die positive Wirkung zu erzielen. Dies nur als Illustration zu wirtschaftlichen Erwägungen im Rahmen der Krebsbehandlung. Verringert sich nun in den genannten Altersgruppen der Anteil der Herz-Kreislauf-Todesfälle, bleibt als überwiegende Haupttodesursache Krebs übrig. Ein geretteter Herzinfarkt ist, brutal gesagt, ein halber Krebstoter, wenn auch später.

Die Erkrankung mit den geringeren Therapiechancen, Krebs, ist durch diesen Automatismus als Todesursache im Zunehmen. Weitere Gründe liegen in der Zunahme der Lungenkrebsarten (Bronchialkarzinom) bei Frauen durch die stattgehabte Zunahme des Nikotinabusus seit zwanzig Jahren. Unklar ist, ob die erlebte Reduktion beim Magenkarzinom durch den wahrscheinlich höheren Pilzinfektionsgrad mangelhaft kontrollierter Bionahrung wieder in eine zunehmende Tendenz verkehrt werden könnte.

Diese Todesstatistiken sind natürlich das Ergebnis der Tatsache, dass mehr als jeder dritte Mensch in seinem Leben an Krebs erkrankt, und dass die heutige Medizintechnologie nur beschränkte Heilungsraten erzielt: 45 Prozent werden gemeinhin als durchschnittliche Heilungsquote bei Krebs angegeben. Diese Zahl sagt jedoch wenig, im Individualfall nichts aus. Zum einen ist der landläufige Begriff »Krebs« weder klar definiert noch abgegrenzt. Es gibt beispielsweise gutartige (benigne), das heißt nicht metastasierende, keine Absiedelungen bildende Geschwülste, die aber durch Verdrängung tödlich sind: die Hirntumore. Im nichtfachlichen Sprachgebrauch spiegelt sich diese Tatsache nicht wider. Manche Geschwülste wachsen lokal infiltrierend und zerstörerisch, bilden aber keine Metastasen (semimalignes Wachstum). Die Diagnose Krebs in der feingeweblichen mikroskopischen Untersuchung schließlich beruht auf der unregelmäßigen Gestalt der Krebszellen (Polymorphie) – erinnern wir uns an die Mutationshäufigkeit! Des Weiteren auf dem nicht mehr ortsständigen, sondern infiltrativen (malignen) Wachstum dieser Zellen. Dies alles sind keine Schwarzweißkriterien, es entstehen zwangsweise Übergangsformen und Krebsvorstufen, wie zum Beispiel lokal begrenzte Krebsformen (Karzinoma in situ). Damit verbessern sich die Heilungsstatistiken rapide, wenn Frühformen in die Behandlung einbezogen werden.

## Klassifikation der Krebserkrankungen

Eine exakte Prognose mit oder ohne Behandlung für einen individuellen Fall kann daher nur unter Einbeziehung aller jemals statistisch-prognostisch ausgewerteten Parameter gegeben werden. Die Tabelle (Abb. 6) ist nur eine beschränkte und grobe Auswahl. Bei diesen Einteilungen tritt wieder zutage, dass es schon der Ursache der krebsbildenden Genveränderungen zufolge eine Vielzahl von Krebsarten gibt. Eine exakte wissenschaftliche Krebsklassifikation im Einzelfall muss – oder besser müsste – »multivariat« sein und viele Eigenschaften zur Krankheitsbeschreibung heranziehen:

- Genomveränderungen
- Ursprungsgewebe
- Ursprungsort

- Lokale Ausbreitung
- Erfasste Lymphknoten
- Fernmetastasen
- Verdrängungs- und Destruktionsphänomene

Ärztliche Klassifikationen versuchen, wenigstens einen großen Teil dieser Parameter zu erfassen, zum Beispiel die Tumor-Nodes-Metastases-Statistik (TNM, gemeint ist Tumorgröße, Lymphknotenbefall, Metastasen eines bestimmten Tumors). Der behandelnde Arzt wird also nur nach Heranziehung umfangreichen Datenmaterials und nach einer eingehenden Diagnostik eine individuelle Aussage zur Prognose machen können. In Zukunft wird eine individuelle Genanalyse des jeweiligen Krebses eine immer größere Rolle bei der Klassifizierung spielen: ausgeführt mit Hilfe der DNA-Mikrochips, die eine Vielzahl einzelner Genvarianten erkennen.

## Bedeutung der Frühdiagnostik

Die Erkenntnis, dass Frühdiagnose und frühe Behandlung erfolgversprechender sind, ist banal. Im Einzelnen liegen die Gründe für Krebsvorsorge, Frühdiagnostik und Frühbehandlung in mehreren Vorteilen:

- Die bösartige Geschwulst ist kleiner, das heißt eine lokale Behandlungsmaßnahme wie Operation oder Bestrahlung wird örtlich begrenzter bleiben können und weniger Verstümmelungen oder Kollateralschäden auslösen.
- Die Wahrscheinlichkeit, mit einer lokalen Behandlung alle Krebszellen auszurotten, ist ungleich größer, wenn noch keine Aussiedelung (Metastasierung) im progressiven Verlauf der Erkrankung eingetreten ist.

| Klassifikationssystem | Abstufungen innerhalb der Klassifikation | betroffenes Ursprungsgewebe | Kriterium |
|---|---|---|---|
| UICC-TNM | T1-4, N0-3, M0-1 | für fast alle soliden Tumore | Ausbreitung |
| WHO Grading für Tumore des Nervensystems | I, II, III, IV | Zentralnervensystem | Differenzierungsgrad |
| Bergh-Klassifikation | I, II, III | Thymus | Ausbreitung |
| Stadieneinteilung für nicht-kleinzellige Bronchialkarzinome | Ia-b, IIa-b, IIIa-b, IV | Lunge | Ausbreitung |
| IASLC-Einteilung für kleinzellige Bronchialkarzinome | limited disease, extensive disease I-II | Lunge | Ausbreitung |
| Lauren-Klassifikation | intestinaler Typ, diffuser Typ | Magen | Form |
| Wachstumsform nach Borrmann | polypös, ulzeropolypös, ulzerierend, diffus | Magen | Form |
| Klatskin-Einteilung | I, II, IIIa-b, IV | Gallengänge | Lage |
| Dukes-Klassifikation (modifiziert nach Astler und Koller) | A, B, C | Dickdarm, Mastdarm | Ausbreitung |
| Einteilung nach Jewett und Marschall | 0, A, B1-2, C, D1-2 | Harnblase | Ausbreitung |
| FIGO-Klassifikation | 0, Ia-b, IIa-b, IIIa-b, IVa-b | weibliches Genitale | Ausbreitung |
| Gleason Score | 2-10 | Prostata | Differenzierungsgrad |
| Breslow bzw. Clark Einteilung des malignen Melanoms | Tiefenausdehnung in mm bzw. gestuft als Level I-V | Haut | Tiefenausdehnung |
| Ann Arbor bei Morbus Hodgkin | I, II, III-e-s, III1-2, IV | lymphatisches System | Ausbreitung |
| Kiel-Klassifikation | Subformen der B-Zell- und T-Zell-Lymphome | lymphatisches System | histologische Unterteilungen |

*Abb. 6: Die Schwierigkeit, Krebs einzuteilen. Links eine kleine Auswahl traditioneller wissenschaftlicher Klassifikationssysteme, die heute angesichts der Ergebnisse der Genanalysen nahezu alle veralten. Weiter die Abstufungen innerhalb der Klassifikationen, sodann die Ursprungsgewebe der verschiedenen Krebstypen. Die rechte Spalte zeigt, dass zur Klassifikation sehr unterschiedliche – und bisher noch nicht auf Genanalysen beruhende – Kriterien genutzt wurden.*

- Je weniger Krebszellen existieren, desto geringer ist naturgemäß die statistische Chance resistenzbildender Mutationen im Krebs gegenüber einer systemischen Therapie (Chemotherapie, Immuntherapie, Hormontherapie).

Früherkennung und Sofortbehandlung ist somit die Losung der Stunde! Andererseits ist die Frühbehandlung kein goldener Weg ohne jegliche Stolperschwellen. Gerade die Therapie des Prostatakarzinoms des Mannes ist hierfür ein Beispiel. Die Früherkennung führt, durch Vorverlegung des Zeitpunktes des Bekanntwerdens der Krankheit, bereits ohne erhöhten Behandlungserfolg zu einer scheinbaren statistischen Verbesserung der Überlebenszeit: Scheinen die Patienten doch länger zu leben, während sie in Wirklichkeit nur früher diagnostiziert werden. Dies bedeutet auch für das Individuum eine verlängerte bewusste Erkrankungszeit. Mehr noch. Die dann angestrebte Frühoperation mit ihrer Invalidisierungswirkung – 32 Prozent Harninkontinenz, 60 Prozent Impotenz – wäre nach heutiger Auffassung bei bis zu einem Drittel der Operierten überflüssig gewesen, da diese die bemerkbare (symptomatische) Ausbreitung ihres Krebses aus anderen Gründen nie erlebt hätten. Leider ist man aber nicht in der Lage zu bestimmen, welche Individuen durch eine Frühoperation einer Übertherapie unterzogen werden.

## Palliative Behandlung

Der Therapeut wird eine Behandlung als *palliativ* (übersetzt: bemäntelnd) bezeichnen, wenn die klinische Erfahrung, die morphologische Diagnostik (gestaltliche, z. B. mit Röntgendiagnostikverfahren) oder auf Tumormarker gestützte biochemische Analysen (z. B. sauere Prostataphosphatase) Hinweise auf überlebende Krebszellen geben. Globale Aussagen über den quantitativen

Umfang der durch die Therapie erzielten Lebensverlängerung sind in dieser Situation nicht zu machen, Daten für individuelle Prognosen in Abhängigkeit von den oben genannten Krebseigenschaften sind aber in der Regel vorhanden. Der Arzt kann damit die persönliche Prognose und ihre Verbesserung durch die Therapie klarlegen.

## Kurative Behandlung

Die Behandlung ist *kurativ* (das heißt heilend), wenn eine totale Eradikation des Krebses gelingt. Die Kriterien, die die Annahme eines kurativen Behandlungsverlaufes stützen, sind die gleichen wie die bei der Palliation aufgeführten. Klar ist, wann die Heilung erzielt wurde: Wenn bei der lokalen Destruktion des Tumors oder der Tumormetastasen alle Krebszellen zerstrahlbar oder operativ entfernbar waren und keine – meist mikroskopische – Tochterabsiedelungen oder Krebsausläufer übersehen wurden. Bei systemischen Therapien heißt das natürlich ebenso, dass keine Krebszellen verblieben sind, insbesondere keine mutierten und für Chemotherapie-Resistenz positiv selektierten.

## Nachuntersuchungen

Behandelte Krebspatienten werden in aller Regel nachuntersucht. In gut organisierten Gesundheitssystemen sind diese Nachuntersuchungen schon zur Verbesserung der Erkenntnisgewinnung standardisiert, in Deutschland in so genannten Tumorzentren. Neben der Datengewinnung ist Sinn dieser Nachuntersuchungen natürlich auch, das Informationsbegehren des Patienten zu erfüllen. Aber auch, nötigenfalls einen zweiten Therapieversuch wiederum frühzeitig einleiten zu können.

Für die Nachuntersuchungen werden die gleichen diagnostischen Mittel wie für die Erstdiagnose eingesetzt: Beim Prostatakarzinom beispielsweise wieder Tumormarker, bei Leukämien natürlich Untersuchungen des Blutbildes, bei allen soliden Tumoren bildgebende Verfahren mit Sonographie, Kernspintomographie, Computertomographie, Positronenemissionstomographie – davon später – und Endoskopie.

Die Chancen einer Zweitbehandlung sind sehr unterschiedlich: Bei Chemotherapien hängt es davon ab, gegen welche Chemotherapeutika die Tumorzellen bereits resistent geworden sind. Zweitoperationen sind praktisch regelhaft schwierig und haben deutlich niedrigere Chancen, eine vollständige Tumorentfernung (Radikalität) zu erzielen. Röntgenbestrahlungen haben in der Regel das Umgebungsgewebe – auch davon später – so belastet, dass der ungute Begriff »ausbestrahlt« zum Tragen kommt; die Bestrahlung ist nicht in jedem Fall wiederholbar. Protonenbestrahlungen können selbst nach Röntgenbestrahlungen noch helfen und werden hierfür, wo vorhanden, routinemäßig eingesetzt.

Ein gutes Beispiel für die Wirksamkeit von Zweittherapien ist die Entfernung von Lebermetastasen, wie sie bei Dickdarmkarzinomen als erste Metastasierungsstation häufig auftreten: Die Leber ist der erste kapillare Blutfilter für das vom Darm abströmende Blut, noch vor der Lunge. Daher die Häufigkeit von Lebermetastasen bei allen Krebsarten im Bauchraum. Sind diese Lebermetastasen bereits bei der Operation des Darmkrebses (des Primärtumors) vorhanden und werden entfernt, sind die Heilungschancen eingeschränkt, muss doch davon ausgegangen werden, dass der bereits metastasierende Primärtumor parallel zu den schon gewachsenen und erkennbaren Metastasen noch mikroskopische Metastasierungen ausgelöst hat, die nicht erfasst werden können. Treten Lebermetastasen erst später nach Entfernung des Primärtumors auf (metachron), birgt ihre Entfernung durchaus Heilungschancen: Alle seinerzeit ausgesandten Metastasen, die »angegangen« sind, waren mittlerweile gewachsen und konnten diagnostiziert werden.

Engmaschige Nachuntersuchungen sind auch zum Beispiel bei Prostatakarzinomen üblich: Diese sondern ein normalerweise nur in niedriger Konzentration vorhandenes Enzym in den Blutkreislauf ab: Die saure Prostataphosphatase wird, bei einfachen Blutproben gewonnen, nicht nur als »Tumormarker« diagnostisch eingesetzt. Vielmehr auch zur Nachbehandlung: Der quantitative Spiegel des Enzyms entspricht etwa der Zahl verbliebener Tumorzellen und hat somit erhebliche prognostische und therapiesteuernde Wirkung. Ähnliche Tumormarker wurden und werden für verschiedenste andere Krebsarten entwickelt.

# WO IN DER KREBSTHERAPIE IST DER PLATZ DER BESTRAHLUNG?

Grundsätzlich gibt es zwei Arten, Krebs zu behandeln: Mit *systemischen* Therapien, die den gesamten Körper erfassen, oder durch *lokale* Therapien. Zwitterformen gibt es auch. Beispielsweise können Chemotherapeutika gezielt in die Tumorzonen eingebracht werden: Durch Injektion in die Operationshöhle eines Hirntumors. Durch Injektion in eine speziell katheterisierte Arterie der Leberblutversorgung. Durch operative temporäre Unterbrechung der Blutversorgung einer Extremität, Anschluss dieser an eine Herz-Lungen-Maschine und Einbringung von höchstdosierten Chemotherapeutika in diese Extremität allein, die zusätzlich überwärmt werden kann. Diese lokale Einbringung von Chemotherapeutika kann gegenüber der Ganzkörperverabreichung (systemische Einbringung) natürlich mit deutlich höheren Dosen arbeiten.

Die Domäne der systemischen Therapie mittels Chemotherapeutika oder Immunstimulation sind diffus ausgebreitete Tumore – die Leukämien, die Tumore des blutbildenden Systems, die sich im Knochenmark verteilen. Weiterhin Metastasen, die aufgrund ihrer erst mikroskopischen Ausbreitung nicht mehr oder noch nicht diagnostizierbar und lokalisierbar sind. Schließlich auch solide Tumore, die aus technischen Gründen durch Operation und Bestrahlung nicht zu behandeln sind.

Die Domäne der lokalen Behandlung ist der »solide« wachsende Tumor, der technisch bestrahlbar oder operativ entnehmbar ist.

## Systemische Therapie

Die grundsätzliche Leistungsgrenze der Chemotherapie und Immuntherapie liegt einerseits in der Unspezifität insbesondere der Chemotherapeutika. Das heißt, sie greifen auch gesunde Zellen an; insbesondere die sich schnell teilenden Gewebe, wie das blutbildende System, damit auch das Immunsystem, die Darmschleimhaut, oder die haarbildenden Drüsen. Häufige Nebenwirkung der Verabreichung von Chemotherapeutika ist eine Übelkeit. Deren spezifische medikamentöse Bekämpfung ist möglich, aber mit bis zu rund 1000 Euro pro Chemotherapie-Kur teuer.

Das andere Problem der systemischen Therapie, auch der Immun- und Hormontherapien, ist die erörterte Resistenzbildung.

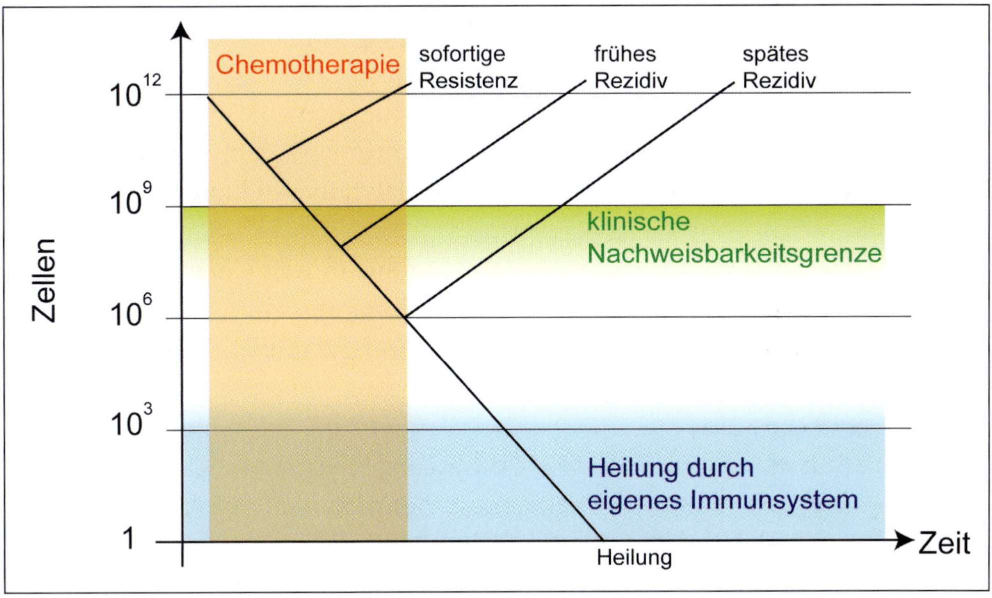


*Abb. 7: Quantitativer Verlauf einer Chemotherapie. Senkrecht die verbleibende Zellzahl des Tumors in logarithmischer Skalierung. Nur bei minimalen verbleibenden Zellzahlen hat der Körper – mit seinem Immunsystem – die Chance zu einer »Rest«-Selbstheilung. Dies ist bei maximal 5 Prozent der alleinigen Chemotherapien solider Tumore der Fall. Die überlebenden Zellen sind meist resistent mutiert.*

Chemotherapien sind in der Lage, über 99 Prozent der Tumorzellen abzutöten solange keine Resistenzentwicklung, die allerdings, wie beschrieben, praktisch regelhaft auftritt, zustande gekommen ist.

Selbst die wirksamste bekannte Chemotherapie, die des Hodenkrebses des Mannes, wird deshalb mit lokalen Therapiemaßnahmen, wie Operation und Bestrahlung, verknüpft. Wir kennen alle das publizierte Beispiel des Radrennfahrers Lance Armstrong. Wenn es gelingt, mit lokaler Therapie 95 Prozent der Krebszellen zu entfernen oder abzutöten, verringert sich die Chance der mutagenen Resistenzbildung auf ein Zwanzigstel. Von dieser Art der Kombinationstherapie wird noch zu sprechen sein.

## Operative Therapie

Der Autor als jahrzehntelang tätiger Chirurg kann es zugeben: Die operative Therapie des Krebses, ausgeführt von Chirurgen, Neurochirurgen, Urologen, Gynäkologen, Hals-Nasen-Ohren-Ärzten und vielen anderen Spezialisten, hat mit ihrem onkologischen Erfolg – der Tumorradikalität – trotz vielfacher wissenschaftlicher Publikationen die Statistik in den letzten Jahrzehnten nur hinter dem Komma verbessert. Leistungsfähiger ist die Chirurgie geworden, weil die Verbesserungen der Diagnostik durch Endoskopie, Kernspintomographie und Computertomographie wie auch Ultraschall und neuerdings die Positronenemissionstomographie (PET-Scan) es erlaubt haben, die Operationszeitpunkte vorzuverlegen und die Eingriffe zielgenauer auszuführen. Wobei auf die Problematik der Frühoperationen schon hingewiesen wurde. Bei großen Studien zur Früherkennung, zum Beispiel im Rahmen der Mammographie-Leistungsüberprüfung, zeigte sich immer wieder ein nicht so positives Phänomen: Eine Reihe von Patientinnen mit sehr schnell wachsendem Karzinom profitierte nicht von der

Früherkennung. Eine andere Gruppe mit langsam wachsenden Tumoren hätte auch ohne die Belastung durch serielle Mammographien rechtzeitige Operationstermine erlebt. Nur eine Teilgruppe hatte einen Vorteil von dieser Untersuchung, die aber alle belastete.

Ähnlich war es mit dem Versuch der Chirurgie, die Radikalität der Operationen durch Entnahme immer größerer Gewebevolumina in Tumorumgebung zu verbessern. Die radikale Brustamputation – seinerzeit zum Teil sogar mit einer intrathorakalen (in den Brustkorb hineinreichenden) Operationsausweitung – ist für viele Fälle wieder verlassen. Auch hat sich die radikale Ausweitung der Umgebungsorganentnahme beim Magenkarzinom nur bei einem Teil der Patienten mit mittleren Karzinomausbreitungsstadien als sinnvoll erwiesen. Die Chirurgie ist in Bezug auf die erzielbare Tumorradikalität heute »ausgereizt«. Sie wird sich in ihren onkologischen Erfolgen nicht mehr wesentlich quantitativ verbessern lassen. Dies gilt – auch wenn die hier dargestellte Meinung bei interessierten Gruppen massiven Widerstand finden dürfte – in erheblichem Maße ebenso für die statistische Effizienz »erweiterter«, im Einzelfall hilfreicher, Chirurgietechniken wie der Laser-Thermoablation mittels Katheter, die in Lebermetastasen platziert werden, oder für die Kombination von Operation und Hochenergieultraschall beim Prostatakarzinom. Grundsätzlich: Fortschritte, die die zunehmende Tumorsterblichkeit der Bevölkerung auffangen könnten, sind bei operativen Therapien derzeit schwerlich abzusehen.

### Bestrahlung mit ionisierenden Strahlen

Bleiben Bestrahlungen mit so genannten ionisierenden Strahlen: Unter diesem Begriff versteht man jede elektromagnetische Strahlung oder die Strahlung von radioaktiven Zerfällen oder mit beschleunigten Teilchen, die so energiereich ist, dass sie bei den Atomen des bestrahlten Individuums Verschiebungen elektrischer Ladungen auslöst – die Ionisation. Wir werden das später noch erläutern. Es gibt grundsätzlich zwei verschiedene Formen der Bestrahlungstherapie: die Brachytherapie (Kurzreichweitentherapie) und die Teletherapie (Fernbestrahlung durch die Haut).

Bei der *Brachytherapie* werden radioaktive Materialien (Isotope) verwendet, die Strahlungen mit Millimeter- bis Zentimeterreichweiten (Alpha- und Betazerfall) erzeugen. Diese Isotope werden in Beschleunigern hergestellt, die leistungsschwächer als die therapeutisch eingesetzten Protonenbeschleuniger sind. In den Körper eingebracht, üben die Isotope eine starke Strahlungswirkung nur am Ort aus. Meist werden dabei Isotope gewählt, die eine kurze Halbwertszeit aufweisen (Zeit der jeweiligen Halbierung der Strahlungsaktivität, z. B. Tage). Die Einbringung kann einmal durch operatives Einlegen von nach außen führenden Röhren oder deren Einstechen geschehen, die dann kurzzeitig über Sonden mit dem radioaktiven Material beschickt werden (Afterloading-Technik). Oder durch dauerhaftes Einbringen kurzlebiger Isotope. Diese Einbringungsmethoden, kombiniert mit dem unterschiedlichen Strahlungsverhalten der eingesetzten Isotope, gestatten es, die Brachytherapie durch Dosisvariationen und Lagerung der Strahler in Gewebezwischenräumen (interstitiell) oder Körperhöhlen (intracavitär) individuell anzupassen.

Die eleganteste Methode hierbei ist die Behandlung des Schilddrüsenkarzinoms: Manche, nicht alle, Schilddrüsenkarzinome haben einerseits die Kontrolle durch die Steuerhormone des Gehirns für die Schilddrüse abgeworfen, andererseits nehmen sie nach wie vor schilddrüsenspezifisch Jod auf. Behandelt man das gesunde Schilddrüsengewebe mit einer hohen blockierenden Hormondosis, wird sich verabreichtes radioaktives Jod-Isotop fast ausschließlich im Schilddrüsenkarzinom anreichern und die Krebszellen höchst gezielt abtöten.

Eine weitere Methode ist die mechanische Spickung der Prostata mit radioaktiven Isotopen-Nadeln. Die resultierende Dosisverteilung der Kurzreichweitenstrahlung sieht in der Computersimulation immer höchst attraktiv aus. In der Praxis, bei einer Prostatadrüse, die so mobil ist, dass sie auf jeden Punktionsversuch mit einer Verschiebung reagiert, ist die Dosis – denken wir daran, es gilt, jede Zelle abzutöten – in ihrer Flächenabdeckung nur äußerst schwierig zu garantieren. Die Methode wird aber vielerorts geübt.

Alle diese Brachytherapiemethoden sind, ob elegant wie die Behandlung des Schilddrüsenkarzinoms oder weniger effektiv, immer auf spezifische Lokalisationen und Bedingungen beschränkt. Sie decken daher nur einen einstelligen Prozentanteil der gesamten Strahlentherapie ab.

## Teletherapie

*Teletherapie* bedeutet, die wenigen bereits vorhandenen Protonen- und Partikelbestrahlungsanlagen, wie sie unten aufgeführt werden, ausgenommen, *heute* Therapie mit Röntgenstrahlen. Immer noch sind auch Kobaltgeräte im Einsatz. Diese liefern die so genannte Gammastrahlung, die einer energiearmen Röntgenstrahlung entspricht. Die Kobaltgeräte haben nur mehr in Form der »Gamma-Knifes« für die so genannte stereotaktische Behandlung im Gehirnbereich bei wenigen Indikationen eine Daseinsberechtigung.

Über die Beschränkung, die Probleme und die Veraltung der Radiotherapie mit Röntgenstrahlen wird im Folgenden zu sprechen sein. Bestrahlungstherapien mit ionisierenden Strahlen haben alle eine ganz wesentliche Eigenschaft: Sie sind nicht tumorspezifisch, sondern wirken auf gesundes Gewebe wie Tumorgewebe, zwar mit erheblichen quantitativen Schwankungen, aber im Prin-

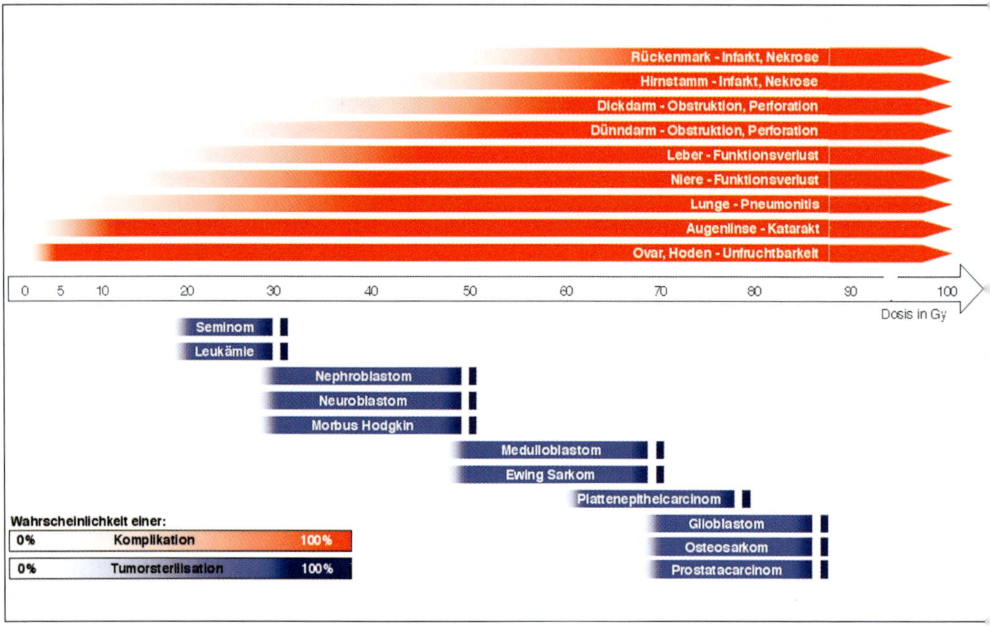


*Abb. 8: Das Grundproblem der Bestrahlungstherapie: Der therapeutische Dosisbedarf zur Tumorsterilisation liegt – auf der Dosisskala in Gray in Bildmitte – inmitten der Schadensdosis für gesundes Gewebe. Oben dargestellt die dosisabhängige Komplikationswahrscheinlichkeit und Komplikationsart für verschiedene Organe. Unten die Therapiedosen, wobei die dosisniedrigen linksseitigen Balkenenden Kompromiss-Dosen darstellen, die rechtsseitigen schwarzen Balken die »Wunschdosis« mit einer gegen 100 Prozent gehenden Tumor-Sterilisationswahrscheinlichkeit: Die Strahlensensibilität der Krebszellen variiert, erreicht jedoch niemals eine vollständige Resistenz. Aber nur eine hohe Zielgenauigkeit der Bestrahlung mit strikter Differenzierung gesundes/krankes Gewebe – siehe Protonenbestrahlung – löst das Dilemma der Dosisüberlappungen.*

zip gleichermaßen (Abb. 8). Die Wirkungsunterschiede beruhen beispielsweise auf der höheren Empfindlichkeit sich schnell teilender Zellen, die innerhalb ihres Reproduktionszyklus gegenüber strahlenbedingten DNA-Schäden sensibler sind – allerdings gleichviel, ob tumorös oder gesund. Der bei soliden Tumoren im Mittel über fast zwei Drittel des Gewebevolumens auftretende chronische Durchblutungsmangel andererseits wirkt stoffwechseldämpfend und damit kurioserweise strahlungsdesensibilisierend. Schließlich ist auch die »Reparaturfähigkeit« der Zellen von Gewebe zu Gewebe unterschiedlich. *Niemals* aber sinkt die Strahlensensibilität von Tumorzellen so weit ab, dass eine vollständige Resistenzbildung auftritt, wie sie bei Chemotherapeutika vorkommt.

Damit ist das Entscheidende: Wenn Strahlung schon ganz unspezifisch wirkt, auch auf gesunde Zellen, wird sie in jedem Fall auch gegenüber allen denkbaren Mutationen der Krebszellen wirksam bleiben! Das heißt, wir haben hier eine Behandlungsmethode, deren Erfolg nur von ihrer *Zielfähigkeit* abhängt, der Fähigkeit, durch hochpräzises Zielen gesundes Gewebe vermeiden zu können, Tumore aber zu erfassen. Nicht aber wird die Wirkung von der Möglichkeit einer mutagenen Resistenzentwicklung aufgehoben. Diese Zuverlässigkeit der Wirkung ist der Hauptvorteil der Bestrahlungstherapie des Krebses. Man muss Bestrahlungstherapie analogisieren zur Wirkung von Desinfektionsmitteln im bakteriellen Bereich: Desinfektionsmittel zerstören gesunde Zellen des Körpers wie auch Krankheitserreger. Sie können daher nur lokal gezielt angewendet werden und sind umso wirksamer, je besser lokalisiert sie einsetzbar sind. Der Krux der systemischen Antibiotikabehandlung, nämlich der möglichen Resistenzentwicklung, unterliegen sie jedoch nicht.

## Zukunftshoffnungen in der Krebstherapie

Nach der Durchentwicklung der operativen Verfahren wird sich die Zukunft der Krebstherapie aus heutiger Sicht höchstwahrscheinlich wie folgt gestalten: Eine schrittweise Verbesserung der Diagnostik, die bei soliden Tumoren die heutige Erkennungsschwelle für die Lokalisationsdiagnostik bei $10^7$ bis $10^9$ Zellen oder 1 cm Durchmesser um Größenordnungen weiter senkt. Die schrittweise Verbesserung von systemischen Chemo- und Immuntherapeutika, die diese aber in absehbarer Zeit nicht in die Lage versetzen wird, mutagenen Resistenzbildungen auszuweichen, und sie auch nicht in die Lage versetzen wird, bei soliden Tumoren jede einzelne Zelle zu erfassen.

Je besser diese systemischen Heilverfahren jedoch werden, umso eher werden operative, aufwändige und invalidisierende Eingriffe in vielen Fällen verlassen werden. Sie werden vielmehr durch eine möglichst wenig invasive, schonende Strahlentherapie zur Vernichtung des Großteils der mutationsbereiten Krebszellen ersetzt werden: *Protonentherapie*, in vielen Fällen als Teil einer systemisch/lokalen Kombinationstherapie.

# PROTONEN – WARUM ÜBERLEGEN?

Der Grund für die Überlegenheit von Protonen gegenüber Röntgenstrahlen ist ganz simpel: Stellen Sie sich ein Artilleriegeschütz vor, das man der Seite nach richten kann – nach links und rechts. Das ist mit Röntgen wie Protonen gleichermaßen möglich. Nun stellen Sie sich vor, dass dieses Geschütz aber nicht der *Reichweite* nach aufs Ziel einzustellen ist, dass es nicht einmal rein zufällig verteile Weiten schießt, sondern dass es überwiegend zu kurz – nämlich knapp unter die Haut – zielt: Röntgen. Nur die Protonen erlauben ein *dreidimensionales* Zielen. Und das hat folgende Gründe:

## Zielverhalten Röntgen

Das hier gezeigte Diagramm wird uns noch mehrmals in veränderter Form begegnen (Abb. 9). Verdeutlichen Sie sich, eine Röntgenröhre strahlt von links nach rechts. In horizontaler Richtung, auf der Abszisse, bedeutet Null dann das Hautniveau, weiter sind die Zentimeter der Körpertiefe angegeben. Die Vertikale, die Ordinate, gibt Einheiten für die lokal absorbierte Dosis an. In der Regel wird diese im Bereich der ionisierenden Strahlen in Gray ausgedrückt, ein Wert, der auch in Joule oder Kalorien pro Kilogramm geschrieben werden könnte. Die Höhe der Kurve gibt also die jeweilige Energieabsorption am Ort an, die jeweilige Dosis, die jeweilige Ionisation und die jeweilige Zellschädigung. Wir sehen, dass im Bereich der Haut die Dosis bei Röntgen noch ein wenig niedriger ist als in dem kurz darauf folgenden Gipfel. Dieser

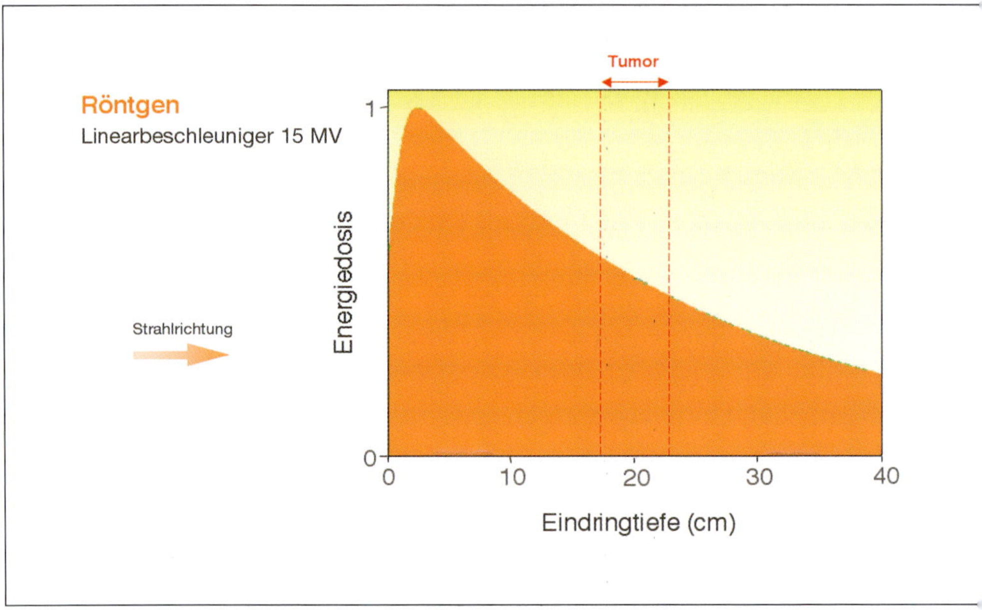


*Abb. 9: Ortsdosisverlauf beim Eindringen von Röntgenstrahlen in den Körper.*

Effekt beruht auf der erst ab der Haut eintretenden Rekrutierung von Streustrahlung. Das Dosismaximum liegt – *immer bei Röntgen* – knapp unter der Haut, der nachfolgende Abfall gehorcht einem Exponentialgesetz. Auf die Lage des Tumors im Körperinneren nimmt dieses Naturgesetz keine Rücksicht. Immer wird mit abfallender Dosis der ganze Körper durchstrahlt. Und immer, es sei denn, der Tumor liegt knapp unter der Haut, bekommt die gesunde Umgebung mehr Strahlung und eine höhere Dosis ab, als der Tumor selbst.

Nun haben wir gesehen, dass ionisierende Strahlung keineswegs ein spezifisches Heilmittel für Tumore ist, sondern gesundes Gewebe oft mehr, oft weniger, im Prinzip aber ähnlich wie den Tumor selbst schädigt. Dies zeigt oben die Abb. 8. Der unglückliche Dosisverlauf von Röntgen bedeutet also, dass die erzielbare Sterilisations- und Heilwirkung im Tumor – selbst technisch unbegrenzt – immer durch die *Kollateralschäden* im gesunden Gewebe limitiert ist. Das ist die Krux der Röntgenbestrahlungsmethode in der Krebsbehandlung.

Wie kann man unter solch unglücklichen Umständen Tumore überhaupt behandeln? Nun, man versucht, mehrere Strahlrichtungen am Tumor überlappend zu zielen, wobei die seitliche Strahlbreite immer genau angepasst wird. Dies führt natürlich zu einer Addition und Dosis-Überlagerung im Tumor selbst (Abb. 10). Aber bei einer typischen Bestrahlung aus beispielsweise drei Richtungen bewegen sich große Teile dieser charakteristischen exponentiellen Dosisverläufe außerhalb des Tumors im Gesunden (Abb. 11).

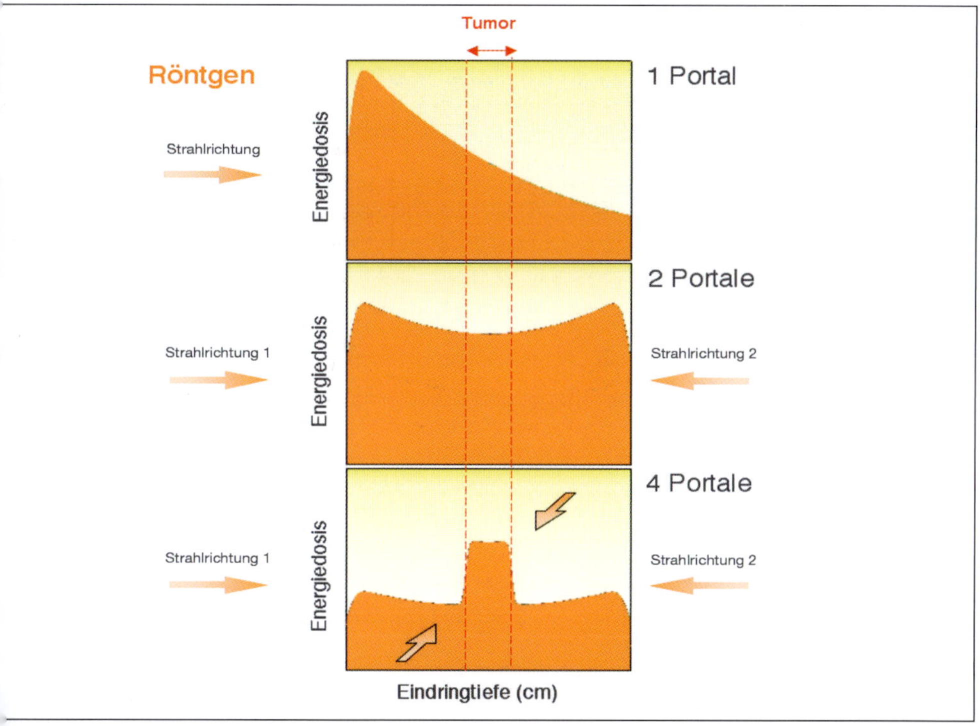


*bb. 10: Ortsdosisverläufe bei Überlappungsbestrahlung mit Röntgen aus 1, 2 bzw. 4 ichtungen.*

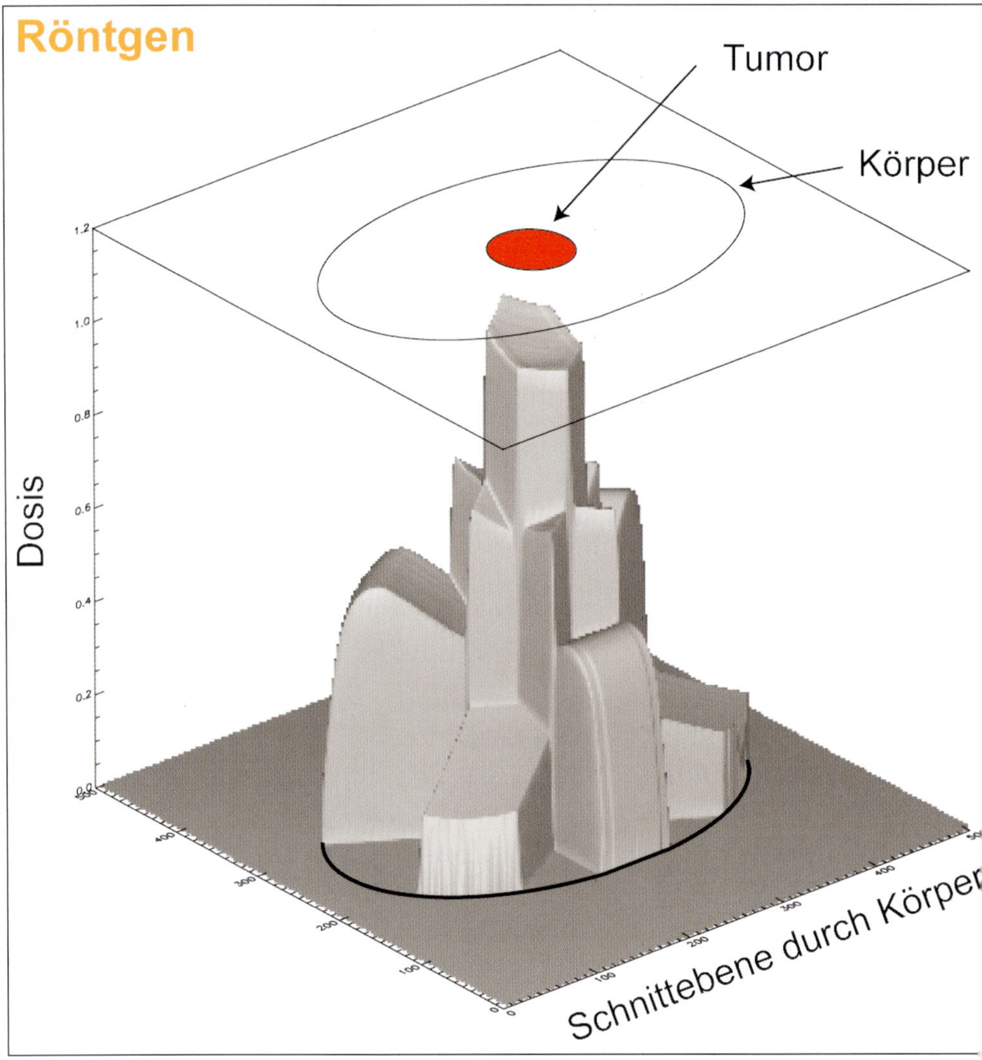


*Abb. 11: Dosisverteilung bei einer typischen Modellrechnung in der Therapieplanung bei Röntgen. Bestrahlung aus, wie häufig eingesetzt, drei Richtungen. Beachte die Strahlungsanteile im Gesunden und das bei der Überlappungsbestrahlung mit Röntgen charakteristische »Additionsgebirge« mit hohen Dosen auch außerhalb des Tumors, verteilt über das ganze Körpersegment.*

Diese physikalische Gesetzmäßigkeit ist unverrückbar: Ältere Röntgengeräte mit niedrigeren Generatorspannungen (800 Kilovolt) unterlagen einem steileren Dosisabfall im Körper, modernste Geräte (Linearbeschleuniger) mit bis zu 30 Millionen Volt (30 MV, das Maß für die summierten elektrischen Spannungen im Gerät) haben einen flacheren Exponentialabfall. Bei keinem der Röntgengeräte aber ist ein dreidimensionales Zielen – die Schussweiteneinstellung in unserem Beispiel aus der Artillerie – in den Tumor möglich.

## Zielverhalten Protonen – andere Gesetzmäßigkeiten

Sehen wir uns wieder die gleiche Kurve an, diesmal aber überlagert, ebenfalls von links einstrahlend, eine 15 MV-Röntgenquelle und eine 190 MeV-Protonenquelle (Abb. 12). Die grüne Protonen-Dosiskurve zeigt ein ganz eigenartiges Verhalten: Sie tritt mit einer niedrigen Dosis in das Gewebe ein, sie verliert nicht exponentiell an Wirkung; die lokale Energieübertragung und die lokale Dosis steigen vielmehr an. Sie steigen in der Tat bis zu einem scharfen Gipfel, der nicht von ungefähr in den Tumorbereich hineingezeichnet wurde. Hinter dem Gipfel, in weiterer Körpertiefe, existiert keine Protonenstrahlung, keine Dosis mehr. Gelingt es, diesen Gipfel in den Tumor zu platzieren? Ja, denn die limitierte Eindringtiefe der Protonen hängt von der Geschwindigkeit der Partikel ab. Eine Beschleunigung auf eine Eindringgeschwindigkeit mit einer Bewegungsenergie (kinetische Energie) von 190 Millionen *Elektronen-Volt* (190 MeV, im Gegensatz zu MV also ein Bewegungsenergie-Maß) bringt die Protonen, und damit den Dosisgipfel 25 cm ins Gewebe. Die moderneren der klinischen Protonenanlagen schaffen mit 250 MeV 38 cm maximale Eindringtiefe. Der Gipfel wird international nach seinen Erstbeschreibern, den Nobelpreisträgern Sir William Henry Bragg, geb. 1862, und Sir William Lawrence Bragg, geb. 1890, als *Bragg-*

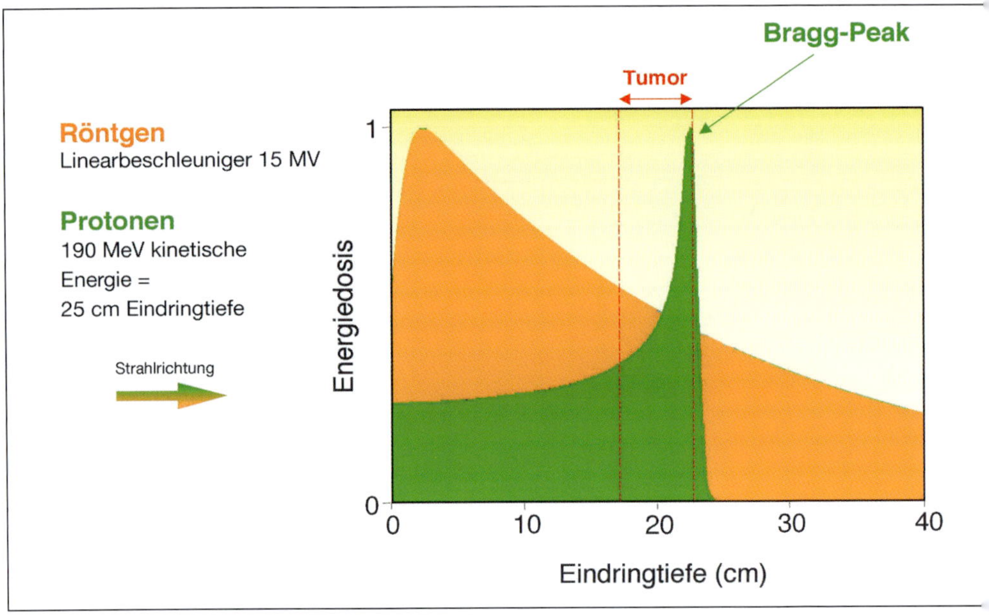


***Abb. 12:** Ortsdosisverlauf beim Eindringen von Protonen in den Körper. Die im Vergleich zu Röntgen deutliche Wirkungszunahme am Ende der Protonenbahn (Bragg-Peak) begründet die erheblichen Vorteile der Protonen bei der Behandlung tiefliegender Tumore.*

*Peak* bezeichnet. Die beiden waren Vater und Sohn, das einzige Vater-Kind-Paar, das je gemeinsam einen Nobelpreis erhielt. Dieser Bragg-Peak ist so scharf, dass er aus einem Tumor nur eine Scheibe herausschneiden würde.

Deshalb (Abb. 13) wird der ersten Dosis noch eine wesentlich geringere zweite, dritte usw. aufgesetzt, um ein Dosisplateau über die gesamte Tumortiefe zu erzielen (Spread-Out Bragg-Peak, SOBP). Wieder beobachten wir im Vergleich zu Röntgen eine nahezu ideale Dosiskurve: Hinter dem Tumor, stromabwärts sozusagen, gibt es überhaupt keine Strahlung: kein Röntgen-Durchschuss mehr, sondern ein Steckschuss! Vor dem Tumor ist, im Gegensatz zu Röntgen, die Dosis nicht höher, sondern niedriger.

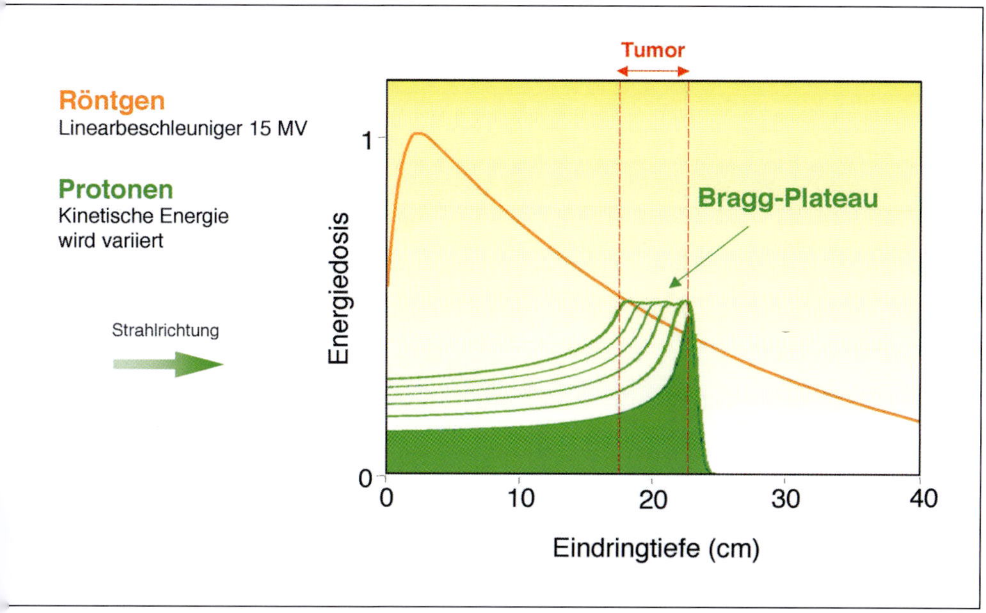


*bb. 13: Durch die Variation der Protonenstrahl-Energie und damit der Eindringtiefe ährend der Bestrahlung wird eine den gesamten Tumorbereich abdeckende flache Do-isverteilung erzeugt (Bragg-Plateau). Die massive Verringerung der Schadensstrahlung n Gesunden bei gleicher Tumordosis wird deutlich. Die Abbildung verdeutlicht gleich-eitig den für Röntgen charakteristischen Dosisabfall bereits innerhalb des Tumors.*

Es ist evident, dass Protonenbestrahlung Strahlrichtung für Strahlrichtung – sie lässt sich genauso aus mehreren Zielrichtungen kombinieren wie Röntgenbestrahlung – weniger Schäden in die Umgebung setzt und eine höhere Dosis im Tumor erlaubt. Die Protonentherapie des Krebses ist eine *Hochpräzisionsbestrahlung*: Chirurgie ohne Skalpell.

## Was sind Protonen, was Röntgenstrahlen?

Röntgenstrahlen sind elektromagnetische Wellen, genauso wie Radiowellen, Mikrowellen, Infrarotstrahlung, das sichtbare Licht,

UV-Strahlung und eben Röntgen- und Gammastrahlungen. In dem Welle-Teilchen-Dualismus der Physiker werden die Energiepakete der Strahlung, die sich wellenförmig ausbreiten – leicht zu verwechseln –, als *Photonen* bezeichnet. Je kurzwelliger diese elektromagnetischen Schwingungen sind, umso energiereicher und umso schwerer zu stoppen sind sie. Die obige Reihenfolge war genau die Folge abnehmender Wellenlänge und zunehmender Frequenz: Je kürzer die Wellenlänge, je höher die Frequenz, umso höher ist auch die mit den Photonen mit Lichtgeschwindigkeit transportierte Energie und damit ihre Durchdringungsfähigkeit.

*Protonen* dagegen sind – nun, wir bestehen größtenteils aus Protonen! – Kernteilchen aller Atome und zugleich die Kerne des simpelsten, leichtesten und häufigsten Atoms der Natur, des Wasserstoffs. Sie haben in der üblichen Benennung eine Masse von 1 und eine elektrische Ladung von +1. Protonen bilden auch grob die Hälfte der restlichen Materie, in den Atomkernen der schwereren Elemente sind sie mit den ladungsfreien Neutronen kombiniert. Man kann leicht, zum Beispiel mit elektrischen Entladungen, die Protonen des Wasserstoffs von ihrem einzigen, sie elektrisch neutralisierenden Hüllenelektron, das eine Ladung von –1 hat, befreien. Es ist die verbleibende positive elektrische Ladung, die es uns gestattet, Protonen mit Magnetfeldern zu lenken und zu fokussieren. Und sie mit elektromagnetischen Schwingungen im Beschleuniger (Zyklotron) zu beschleunigen. Ihre Eindringtiefe in den Körper ist, wie gezeigt, immer begrenzt und abhängig von ihrer kinetischen Energie, also der Eindringgeschwindigkeit. Die bei neueren Protonencentern und in zukünftigen Anlagen verwendeten Zyklotrone beschleunigen die Protonen auf ca. 60 Prozent der Lichtgeschwindigkeit, entsprechend 180 000 Kilometer in der Sekunde. Bei so hohen Geschwindigkeiten werden die Protonen »relativistisch«. Das heißt, sie gewinnen gegenüber ihrer Ruhemasse ca. 25 Prozent an Masse. Und das heißt, eine Protonenbehandlungsanlage ist eines der ganz wenigen Geräte, bei denen die Ingenieure die spezielle Relativitätstheorie Albert Einsteins in ihre Konstruktionsrechnungen einbeziehen müssen.

Die zur Heilung eines Menschen benötigte Menge an Wasserstoffgas ist wesentlich kleiner als eine einzige Sektperle im Champagnerglas. Die Verwandlung des Gases in Protonenstrahlung wird unten im Abschnitt »Was ist, wie funktioniert – die Protonentechnik« dargestellt.

## Die Wirkungsweise der Protonen im Gewebe

Was bewirken diese Protonen im Vergleich zu Röntgenwellen im Gewebe? (Abb. 14). Das Diagramm ist sehr informativ und zeigt sehr viel Gemeinsames, aber auch die Unterschiede zwischen Röntgen- und Protonenbestrahlung. Röntgenwellen, Photonen, schlagen bei einer gewissen Energiestufe – die bei sichtbarem Licht zum Beispiel nicht erreicht wird – Elektronen aus Atomen heraus. Dabei werden die Photonen aufgesaugt, absorbiert. Dies ist der Grund für den exponentiellen Dosisabfall im Gewebe, den wir als naturgesetzlich beschrieben haben.

Protonen bewirken exakt das Gleiche: Herausschlagen eines Elektrons aus den Atomen oder Molekülen. Allerdings, das Proton geht dabei nicht verloren, es wird nur verlangsamt. Und je länger es braucht, um die Elektronenwolken eines beliebigen Atoms zu durchqueren, umso öfter wird es Elektronen herausschlagen, umso stärker wird die Ionisation und umso mehr wird es dabei seinerseits gebremst. Und genau das ist der Grund für die Entwicklung des Bragg-Peaks mit seiner steuerbaren Dosiskonzentration am Laufbahnende!

Das Schaubild zeigt uns noch sehr viel mehr: Diese *Ionisation* passiert bei »Atomen«, bei allen! Und da wir Menschen ganz überwiegend aus freiem oder gebundenem Wasser bestehen – $H_2O$ –,

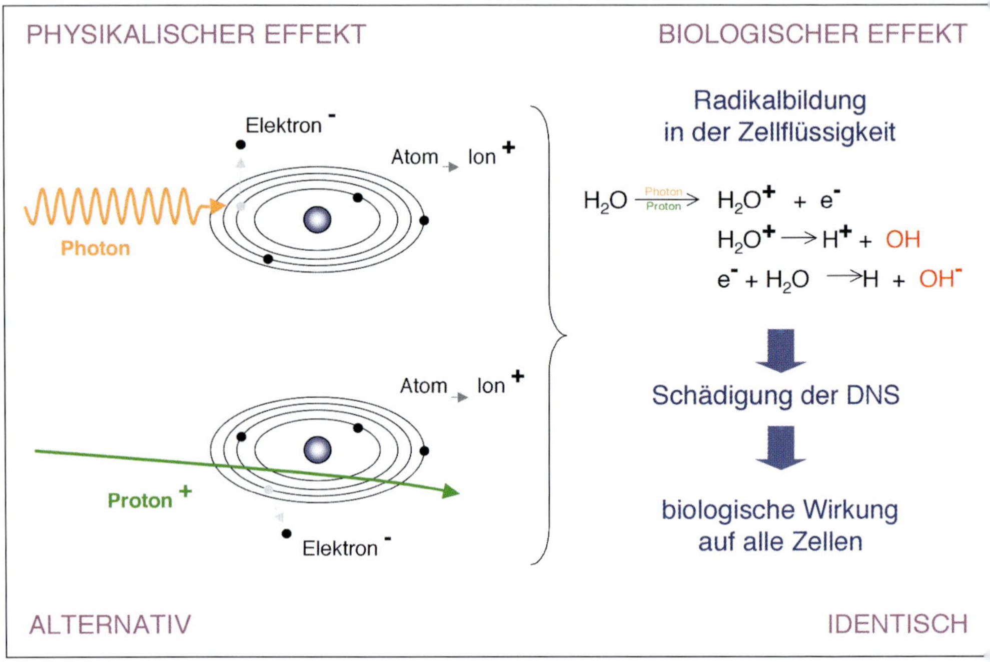


***Abb. 14:** Vergleich Röntgen-Photonen und Protonen: unterschiedliche Physik, gleiche Biologie.*

ist das häufigste getroffene Atom ein Wasserstoffatom, wiederum. Und bei beiden Strahlenarten, die vom Gesetzgeber zurecht als »ionisierende Strahlen« zusammengefasst werden, ist der zellschädigende Vorgang *prinzipiell der gleiche.*

Und, da hier nicht wie bei der Chemotherapie ein komplexes chemisches Molekül auf einen Rezeptor in der Zelle wirkt, der sich durch Mutation verändern kann, sondern jedes beliebige Atom der Wirkort ist, schädigt die ionisierende Strahlung zwar gesundes Gewebe wie auch Tumorgewebe – gibt dem Tumor aber keine Chance, strahlenresistent zu werden.

Die mit dem Herausschlagen des Atoms verbundene Ladungsverschiebung, das Restatom ist nun positiv geladen und wird Ion genannt, bewirkt in der Zelle gemäß der überwiegenden Verteilung der Moleküle zumeist das Auftreten von chemisch äußerst radikalen OH und $OH^-$-Molekülbruchstücken. Diese reagieren am folgenschwersten mit dem genetischen Material. Und die nicht reparierbaren Doppelstrangbrüche der DNA sind es, die beim nächsten Ablesen der DNA, jedenfalls aber bei der Zellteilung, zum Absterben der Zelle führen.

Wir erkennen anhand dieses Schaubildes, dass die biologischen Effekte von Röntgen- und Protonenstrahlung identisch sind. Das heißt, die große klinische Erfahrung mit der Röntgentherapie seit etwas über 100 Jahren kann bei der Behandlung mit Protonen weiterverwendet werden. Das heißt, Protonen sind an sich nur ein technisch überlegenes Applikationsverfahren bei gleicher Biologie. Es geht »also nur« um die *bessere Dosisverteilung der Protonen.*

## IMRT und VVM-SPT

Beide Verfahren, die ältere Röntgenmethode wie auch das neue Protonenverfahren, wurden inzwischen technisch bis an die Grenzen der physikalisch gegebenen Möglichkeiten entwickelt.

Bei der Röntgenbestrahlung ist das high-end die auf Linearbeschleuniger gestützte Intensity Modulated Radiotherapy (IMRT). Früher mussten die Röntgenstrahlen mit einzeln angebrachten Blenden und Keilen auf das jeweilige Ziel eingeblendet beziehungsweise abgeschwächt werden. Und dies für jede einzelne Strahlrichtung an ein und demselben Tumor. Dies war nicht nur unpraktisch: Der beschriebene exponentielle, bei Röntgen naturgesetzliche Dosisabfall in der Tiefe verunmöglichte es oftmals, eine homogene, gleich hohe Dosis *überall* im Tumor zu sichern. Gerade bei älteren Linearbeschleunigern mussten Dosisunterschiede innerhalb des Tumors bis über zum Beispiel 25 Prozent akzeptiert werden. Die angegebenen Tumordosen waren oftmals nur »Nenndosen«, die weit unter oder bis mehrere Prozent über den tatsächlichen Lokaldosen lagen – eine Chance für Tumor-Zellgruppen, dem Bestrahlungstod zu entkommen.

Mittlerweile gibt es zum einen bessere Dosisberechnungscomputer, zum anderen die so genannten Multileaf-Kollimatoren. Stellen Sie sich diese als einen Stapel Spielkarten vor, dessen senkrechte Stapelung Sie mit dem Finger seitlich so verschieben, dass eine Kontur entsteht. Bei den Multileaf-Kollimatoren bewirken das viele kleine Elektromotoren. Damit ist es möglich, quasi laufend die Kontur, die Silhouette des Strahls der Tumorsilhouette anzupassen, auch wenn die Röntgenröhre während des Bestrahlungsvorgangs den Tumor umkreist. Des Weiteren ist es möglich, sobald ein wenig belastbares Organ in die Strahlrichtung eintritt, lokal die Bestrahlungsintensität zu reduzieren, der Toleranzgrenze anzupassen. Daher der Name Intensity Modulated Radiotherapy. Die Wirkungen zeigt die Abb. 15. Hier ist eine normale Röntgen-Bestrahlung aus – in diesem klinisch recht typischen Beispiel – drei Richtungen verglichen mit einer »arc radiation«, bei der die Röntgenröhre den Tumor tatsächlich umkreist. Letztere Methode ist noch ein wenig Utopie, sie ist sehr schwierig zu planen und wird heute meist durch eine nur nahezu kontinuierliche IMRT-Bestrahlung aus zum Beispiel 9 Richtungen ersetzt. Die Diagramme zeigen lediglich die Belastung des gesunden Gewebes, der Tumor soll 100 Einheiten bekommen. Bei allen Methoden wird ein gewisser Sicherheits-Überstand am Tumorrand eingehalten. Während bei der konventionellen 3-Richtung-Therapie schon zwei Drittel der tödlichen Dosishöhe auch im Gesunden auftritt, und dies, obwohl der Überlappungseffekt ausgenutzt wird, schneidet hier die IMRT deutlich besser ab. Die IMRT aber überzieht das gesamte Körpersegment, in dem sich die Bestrahlung abspielt, mit einem »Dosisbad«. Die grün eingezeichneten Protonen schneiden in beiden Fällen – das IMRT-System kann mit Protonen in technisch eleganter Weise analogisiert werden – über-

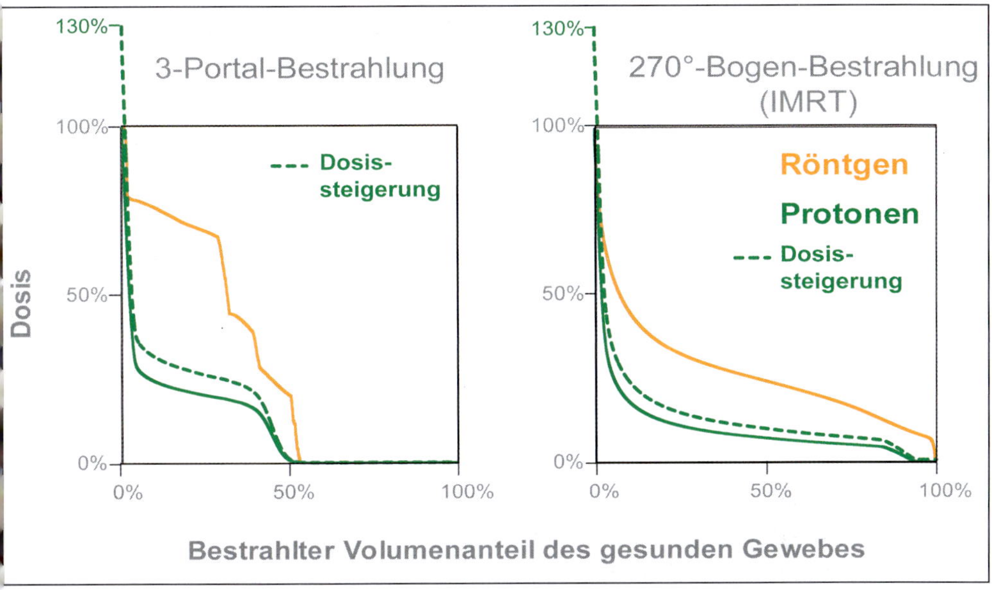


*Abb. 15: Analyse der Schadensstrahlung im gesunden Gewebe im Rahmen vergleichender Therapieplanungen. Links für eine Bestrahlung aus 3 Richtungen (siehe Abb. 11). Rechts das technisch höchstentwickelte, noch vor der klinischen Verbreitung stehende IMRT-Verfahren in Form einer 270°-Bogen-Bestrahlung, bei dem die Röntgenröhre den Tumor quasi umkreist – und das mit dem VVM-SPT-Protonenverfahren analogisiert werden kann. In beiden Fällen erfassen Protonen weniger gesundes Gewebe. Dies zudem mit einer geringeren Dosis, die selbst bei Überhöhung der Tumordosis auf 130 Prozent noch niedriger als die Röntgendosis bleibt (gestrichelte Kurve).*

legen ab. Besser in der lokalen Höchstdosis im Gesunden, besser in der Menge von Gewebe, das mitbestrahlt wird. Schließlich ist die Protonenbestrahlung im Tumor zu Ende und hat ihre höchste Dosis eben im Tumor, aber nicht unter der Haut. Selbst wenn wir uns vorstellen, dass die Tumordosis mit Protonen auf 130 Prozent erhöht wird, können wir aus dieser Dosiskurve ablesen, dass die Nebenwirkungen immer noch weniger sein werden als mit Röntgen, ob konventionell oder IMRT.

Die Voxel-to-Voxel Modulated Scanning Proton Therapy (VVM-SPT) ist die derzeit höchstentwickelte Form der Protonentherapie. Ihr Prinzip wird in Versuchsanlagen (PSI, Paul-Scherrer-Institut, Villigen, Schweiz, sowie bei der Gesellschaft für Schwerionenforschung GSI, Darmstadt) mit Protonen und anderer Partikelstrahlung schon im klinischen Forschungsbetrieb realisiert. Das Münchener Rinecker Proton Therapy Center (RPTC) ist das erste Zentrum, das sie bei allen über 20 mm messenden Bestrahlungsfeldern zur Anwendung bringt.

Ursprünglich wurde die Formung der Protonenstrahlen mit individuell jeder Einzelstrahlrichtung angepassten und anmodellierten Schablonen und Streufolien vorgenommen (Abb. 16), die nicht nur den Strahl seitlich begrenzten, sondern durch Vorverlangsamung und lokaler Verringerung der kinetischen Energie auch den Bragg-Peak an die Tumorhinterwand anpassten. Wie die Abbildung zeigt, traten bei dem damaligen so genannten »Scattering«-Verfahren aber immer noch Überstände vor dem Tumor auf, die von der Tumorform abhingen und die eine volle Tumor-

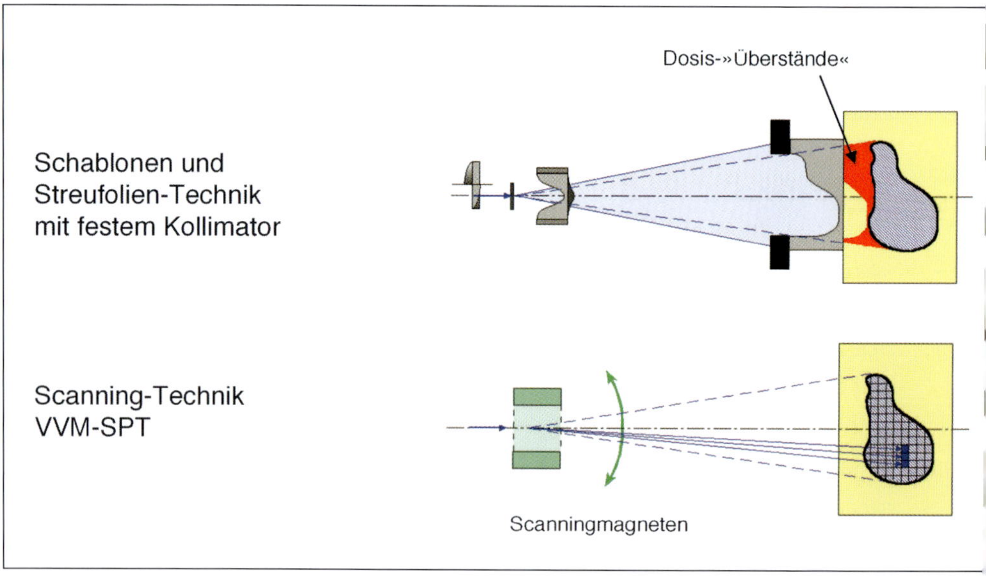


*Abb. 16: Protonen: Vergleich »konventionelle« Scattering-Technik (oben) mittels individuellen Streufolien und Schablonen mit der Abtast-(Scanning-)Technik (unten).*

dosis aufwiesen. Die Herstellung der Schablonen war zudem ein aufwändiger Arbeitsschritt. Ihr Wechsel von Strahl zu Strahl, manuell vorgenommen, machte die gleichzeitige Bestrahlung mehrerer Ziele – etwa bei Metastasen – höchst umständlich.

Die VVM-SPT dagegen arbeitet wie ein – mittlerweile veralteter – Fernsehapparat: Die Protonenstrahlen werden mit Magneten seitlich abgelenkt und zweidimensional über den Tumor »gepinselt« (Scanning). Allerdings wiegen diese Magnete hier 1,2 Tonnen. Die Tiefeneinstellung, die dritte Komponente des dreidimensionalen Zielens, geschieht wie besprochen durch Justierung der Eindringgeschwindigkeit der Protonen bereits an der Quelle. Das Verfahren, in der Münchener Anlage bei allen Tumoren über 20 mm Durchmesser eingesetzt, benötigt keine Schablonen. Es kann somit in einer Sitzung mehrere Ziele – Tumore – ohne Zeitverlust aus jeweils mehreren Richtungen bestrahlen. Es liefert keine »Dosisüberstände« vor dem Tumor und führt daher zu einer weiteren Reduktion des intensiv bestrahlten Volumens. Es gestattet, Punkt für Punkt jede gewünschte Dosisgeometrie zu wählen: daher der Name »Voxel-to-Voxel Modulated Scanning Proton Therapy«.

Dieses Verfahren erzielt hierdurch zum einen eine nochmalige Dosisreduktion, die signifikant ist (Abb. 17). Zum anderen vermeidet es durch Entfall der Schablonen die patientennahe Bremsung des Protonenstrahls, die eine wenn auch geringe den Patienten erreichende Streustrahlung auslösen würde. Die durch die Bestrahlung mit Protonen – wie übrigens auch Röntgen – im Körper selbst ausgelöste Streustrahlung wird damit beim Scanning nicht noch von außen verstärkt; sie bleibt bei etwa einem Promille der Therapiestrahlung.

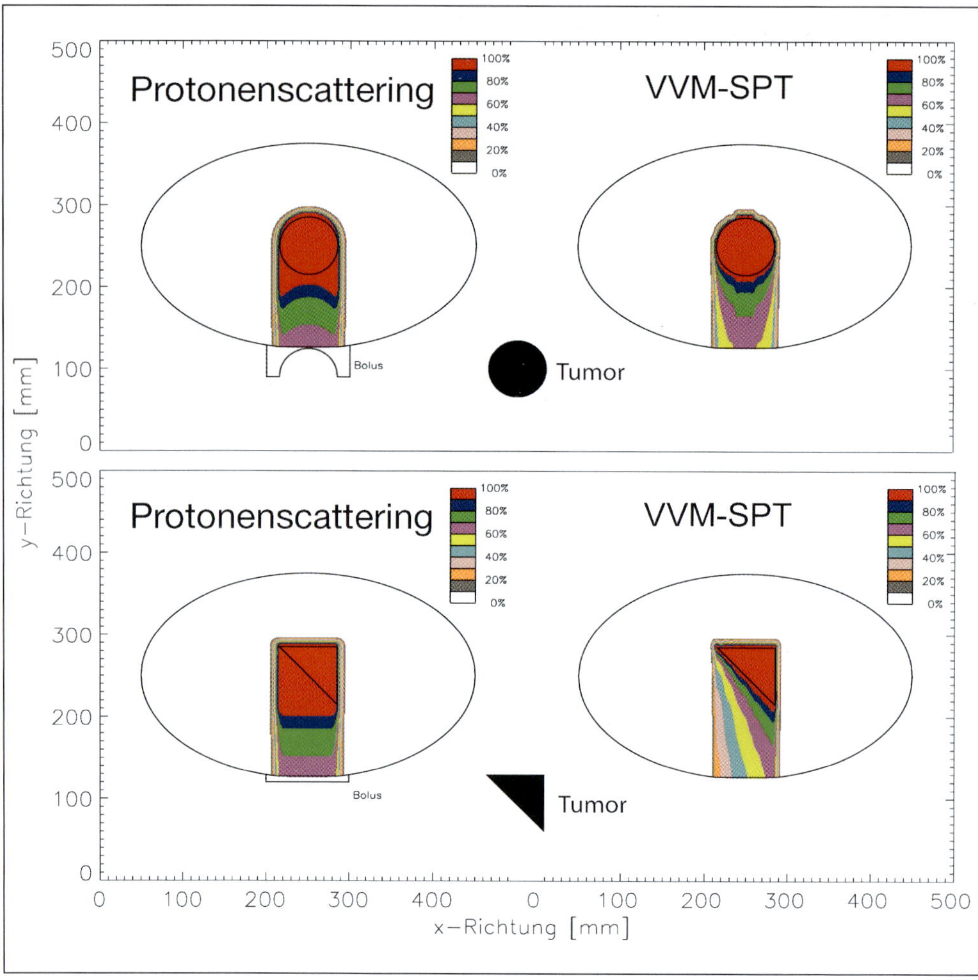


*Abb. 17: Vermeidung von Hochdosis-»Überständen« beim VVM-SPT-Scanning-Verfahren. Dargestellt (oben) an einem runden, bzw. (unten) an einem dreieckigen Tumormodell.*

# KLINISCHE VORTEILE DER PROTONEN

Was sind nun die Folgen all dieser neuen Technologien für die Klinik, für die Patienten? Schließlich gehen diese physikalischen Grundlagen direkt in die Dosisberechnungen des Arztes ein: Die Strahlenwirkung ist während der Bestrahlung weder fühlbar noch sichtbar. Der Radiotherapeut wird sich immer auf die strahlenphysikalischen *Vorausberechnungen* stützen müssen.

## Klinische Vorteile – für den Patienten

Die Dosiswirkungsbeziehung zwischen Strahlendosis, Ionisation und Zellschäden beziehungsweise Heilwirkung bildet eine S-Kurve (Abb. 18). In der klinischen Praxis – die untersten Bereiche der Kurve werden nicht genutzt, weil hier die Wirkung zu gering wäre, die obersten nicht, da die Kollateralschäden zu groß werden – bewegt sich die therapeutische Dosis immer im mittleren Bereich. In dem Teil der Kurve also, wo Dosisveränderung und Veränderung der Tumorsterilisationswahrscheinlichkeit wie aber auch der Nebenwirkungswahrscheinlichkeit etwa in linearem, parallelem Verhältnis zueinander bleiben. Wie unzählige klinische Arbeiten beweisen, bedeutet eine Dosiserhöhung von 60 auf 80 Gray im Tumor zum Beispiel bei gewissen Tumorstadien eine Verbesserung der *Heilungschance des Tumors* von ebenso 65 auf 85 Prozent. Ein derartiges Beispiel ist natürlich nur ein Mittelwert, Dosiswirkungstabellen existieren aber für alle bestrahlbaren Tumore. Stellvertretend für die umfangreiche klinische Literatur zu Protonen sei hier nur auf eine Übersichts-

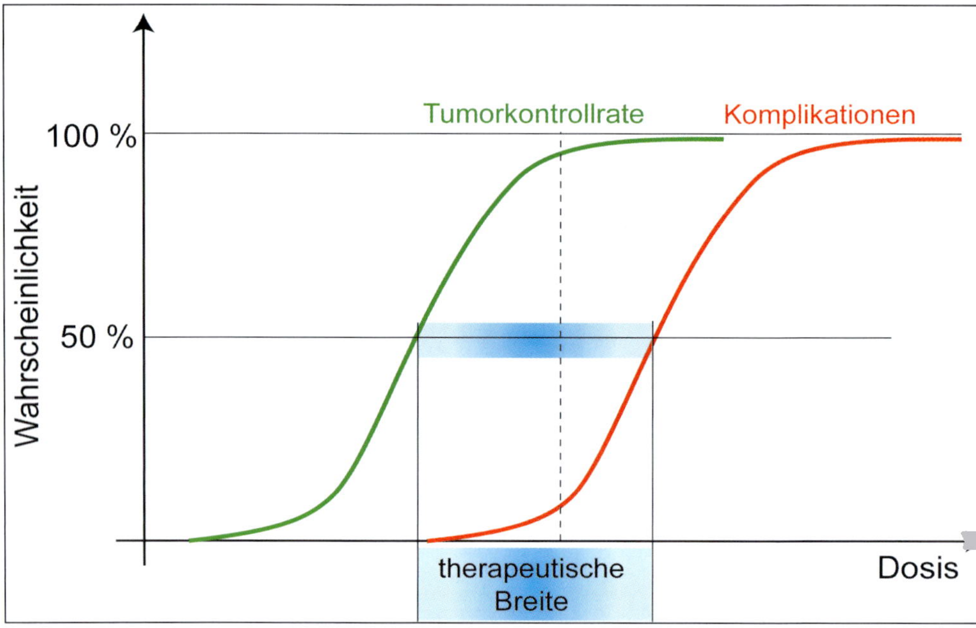


*Abb. 18: Beziehung zwischen applizierter Dosis und der Tumorkontrollrate sowie der Komplikationsrate andererseits. Die Chance, den Tumor vollständig zu sterilisieren, steig[t] ebenso wie die Chance, in gleich hoch bestrahltem gesunden Gewebe Komplikationen auszulösen, parallel an. Typisch für nahezu alle dieser üblichen Wirkungsdarstellungen in der Radiotherapie ist, dass die Komplikationskurve in einem höheren Dosisbereich gezeichnet wird als die Tumorsterilisationskurve. Hierdurch entsteht eine »therapeutische Breite«. Es gibt aber viele Situationen, in denen die Komplikationskurve dosisniedriger liegt als die Tumorsterilisationskurve! Ein Beispiel sind Lungenkrebse (Bronchialkarzinome), die im extrem strahlenempfindlichen Lungengewebe liegen. Diese Fälle gelten dann als schlecht oder nicht bestrahlbar. Helfen kann in solchen Fällen nur eine Dosiskonzentration innerhalb des Tumors unter Strahlen-Schonung des gesunden Gewebes, wie sie am besten mit Protonen möglich ist.*

arbeit der Harvard-Universität in den USA hingewiesen (siehe Anlage 1: Gray Lecture).

Die im Folgenden gezeigten (Abb. 19) Dosisverteilungsbilder entsprechen somit exakt auch dem Umfang der Nebenwirkungen der Bestrahlung. Dabei ist die rote Farbe immer auf 100 Prozent, auf die Tumordosis bezogen. Schon aus diesen Bildern lässt sich ableiten, dass gerade mit dem VVM-SPT-Verfahren eine Überhöhung der Tumordosis bei geringeren Nebenwirkungen möglich ist, *verbesserte Heilungschancen und geringere Nebenwirkungen damit Hand in Hand gehen!*

Zurecht haben die Patienten Angst vor der *Strahlenkrankheit.* Das ist nicht eine Krankheit, die aus dem Untergang des Tumors resultiert: Dessen Zellen werden von der Bestrahlung nicht unmittelbar getötet, sie besitzen nur keine lebenserhaltende DNA mehr. Sie können sich nicht mehr teilen, sie sterben ab, wenn die geschädigte DNA ihnen nicht mehr die Informationsablesung für die Synthese lebenswichtiger Enzyme oder den Teilungsvorgang gewährleistet. Absterben und Vernarbung eines Tumors nach Bestrahlung sind somit immer graduell und dauern in Größenordnungen von mehreren Wochen. Sie sind meist nicht mit Krankheitssymptomen behaftet. Die Strahlenkrankheit resultiert vielmehr aus der fehlgezielten Bestrahlung *gesunden* Gewebes. Dessen Volumen und damit die insbesondere bei Röntgen darin absorbierte Dosis ist immer sehr viel höher als das Tumorvolumen und die Gesamtdosis des Tumors (Integraldosis im Tumor) (Abb. 20). Es ist die Umgebungsbestrahlung, die für viele Patienten die Strahlentherapie so schwer erträglich macht.

Die typischen Röntgen-Nebenwirkungen richten sich nach den bestrahlten Zonen (Abb. 21). Besonders für Kinder und Jugendliche ist ein weiterer Strahlungs-»Kollateralschaden« entscheidend wichtig: das Auftreten von durch die Bestrahlung mit subletalen – also nicht für die Zellen tödlichen – Dosen ausgelösten, sich später entwickelnden *Sekundärkarzinomen.* Diese Wahrscheinlichkeit ist exakt proportional der Gesamtdosis im Gesunden, also den rot hinterlegten Zahlen in Abb. 20. Die Wahrscheinlichkeit eines solchen strahlungsinduzierten Zweittumors kann ein Prozent pro Lebensjahr betragen. Kinder *müssen* daher, nach heute welteinheitlicher Meinung, wenn überhaupt, mit Protonen bestrahlt werden.

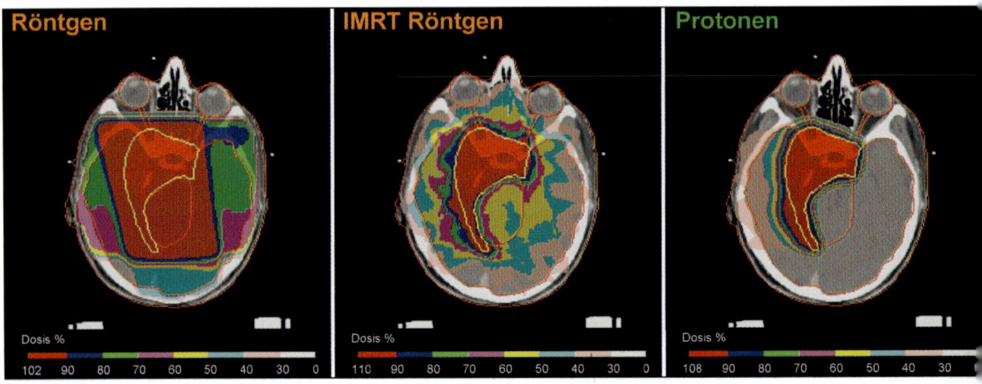


*Abb. 19a: Patient mit Meningeom der Schädelbasis. Gelb gezeichnet Tumorgrenze. Die konventionelle Bestrahlung (links) resultiert in einer unakzeptablen Dosisbelastung des Hirnstammes und der Sehnerven sowie des umgebenden normalen Hirngewebes. Das Photonen-IMRT-Verfahren (Mitte) bringt nur graduelle Verbesserungen. Die Protonen (rechts) zeigen hier besonders die Vorteile der Bragg-Peak-gestützten Bestrahlung, die zu einer nur sehr geringen Belastung der Risikostrukturen führt und Nebenwirkungen vermeidet. Damit bieten sich ideale Voraussetzungen für die Behandlung dieses Patienten mit guter Prognose. (Lomax A. J., et. al.: Radiother Oncol 1999; 51: 257–271)*

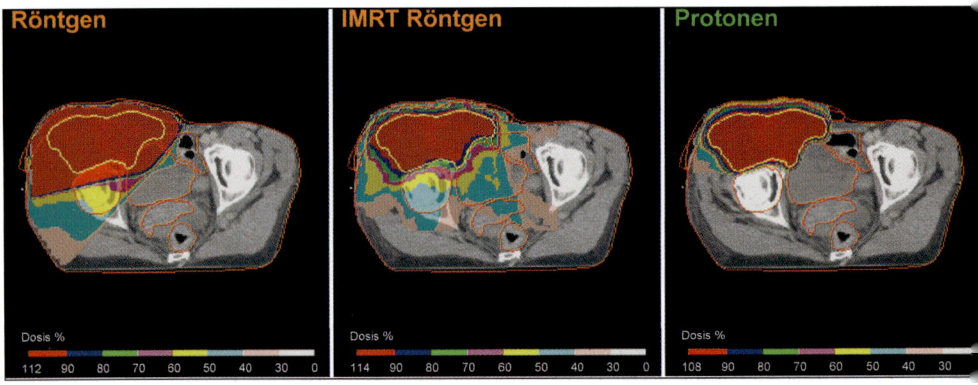


*Abb. 19b: Das Beispiel zeigt eine 64-jährige Frau mit einem malignen Melanom in der Leiste. Das Zielvolumen liegt vor der Harnblase, Teilen des Darmes und dem Hüftkopf. Mit der Protonenbestrahlung können im Gegensatz zur Photonenbestrahlung diese Strukturen komplett geschont werden. (Lomax A. J., et. al.: Radiother Oncol 1999; 51: 257–271)*

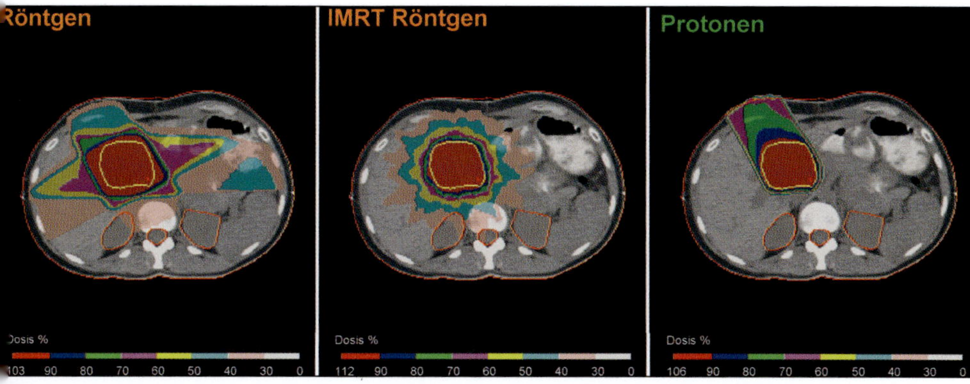


bb. 19c: Klatskin-Tumoren, wie in diesem Beispiel dargestellt, können mit konventio-
eller Bestrahlung kaum geheilt werden, weil das angrenzende Darmgewebe zu stark ge-
chädigt würde. Durch die Protonenbestrahlung lassen sich der Darm und die anderen
isikostrukturen besser schonen. Somit ist die Protonenbestrahlung wesentlich besser
rträglich und kann deshalb in der überwiegenden Zahl der Patienten ambulant durch-
eführt werden. (Lomax A. J., et. al.: Radiother Oncol 1999; 51: 257–271)

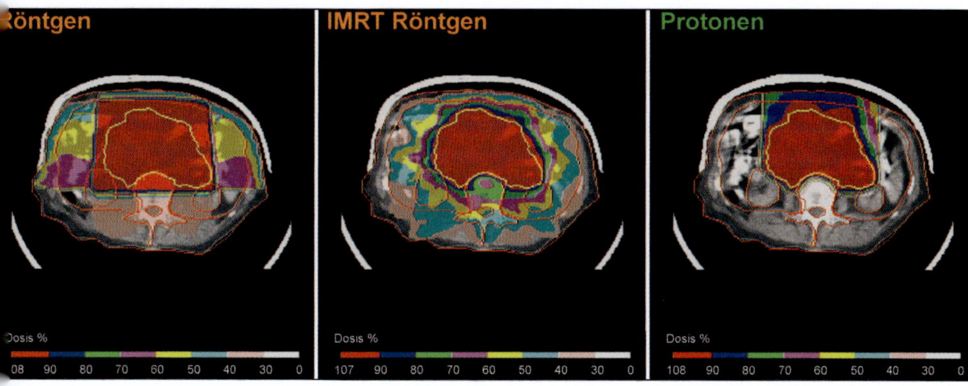


bb. 19d: Der Vorteil der Protonenbestrahlung gegenüber der konventionellen Photo-
nbestrahlung wird bei größeren Volumina noch deutlicher. Dies zeigt sich besonders
dem hier gezeigten Beispiel, einem Patienten mit Metastasen eines Prostatakarzi-
oms, welches unter laufender Hormontherapie progredient war und deshalb bestrahlt
erden sollte. Die konventionelle Photonenbestrahlung und auch die IMRT belasten in
akzeptabler Weise die Nieren und ein großes Volumen des Darmes. Die Protonenbe-
rahlung kann die genannten Strukturen schonen. (Lomax A. J., et. al.: Radiother Oncol
99; 51: 257–271)

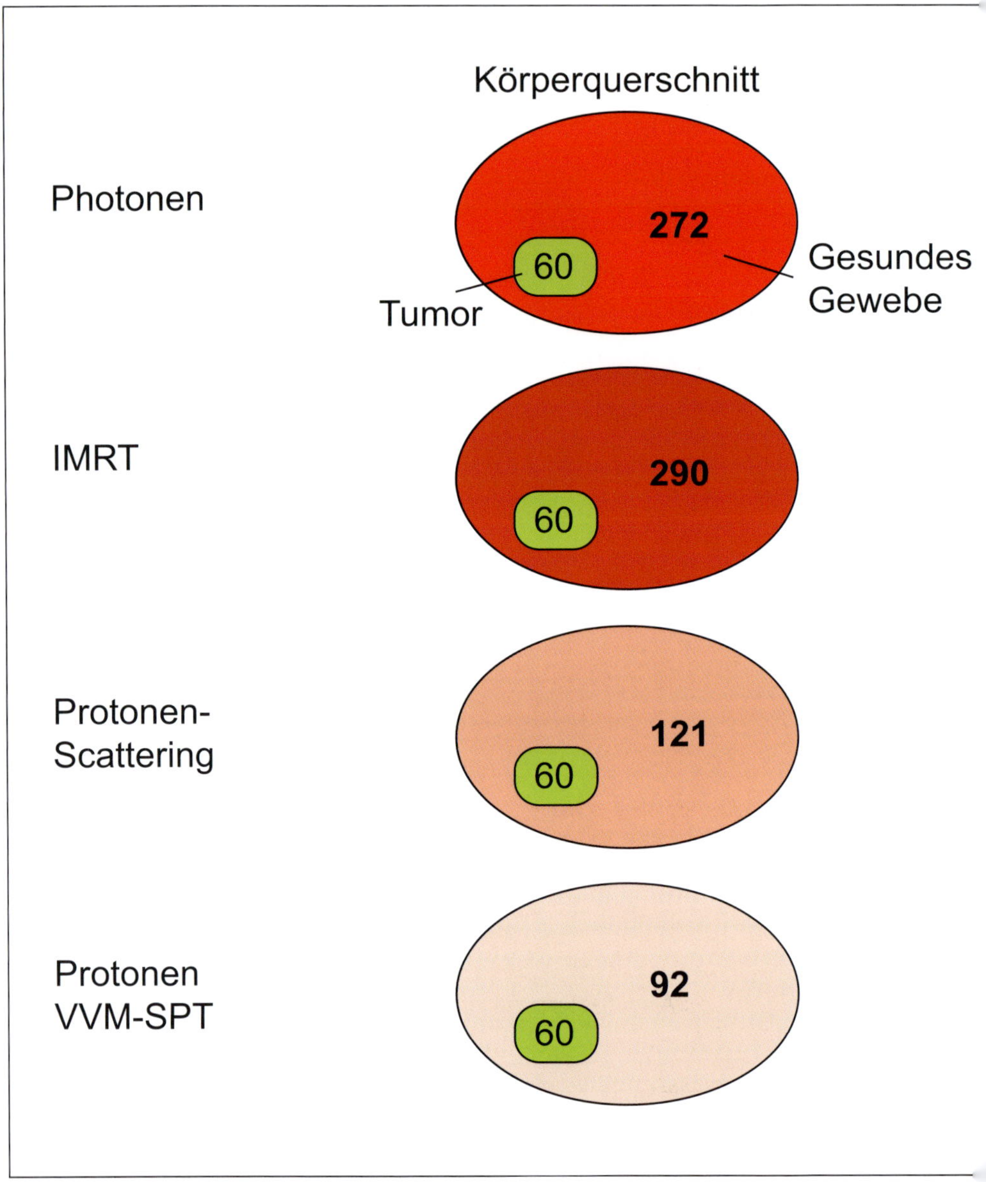


*Abb. 20: Verteilung Nutzstrahlendosis im Tumor zu Schadensstrahlung im Gesunden. T pische identische Tumorgrößen. Dosiswerte der verschiedenen Strahlenarten in Cobalt Gray-Energien verglichen.*

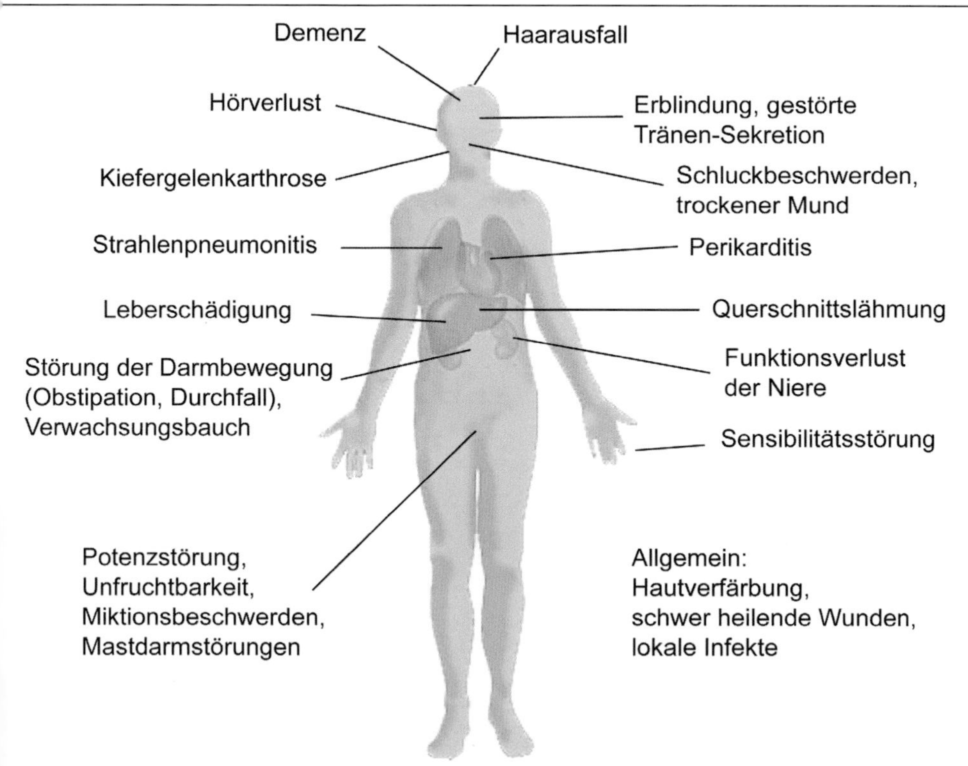


***bb. 21: Organbezogene Strahlenschäden: Kurzzeit- und Langzeitschäden sind hier zuammengefasst, ihre Ausprägung ist immer von der Dosishöhe im Gesunden abhängig. inzu kommt das generalisierte Risiko der Bildung von Sekundärkarzinomen über einen ngeren Zeitraum.***

Die Protonentherapie wurde zunächst (Universitätsklinik Loma Linda bei Los Angeles) zumeist mit identischen Tumordosen wie Röntgen gefahren. Man hat sich darauf verlassen, durch die dabei erzielte massive Verringerung der Nebenwirkungen die Klinik für Patienten attraktiv zu machen. Dies war schon deshalb notwendig, da es sich hier um das erste große Pionierunternehmen mit Protonen handelte. Aus heutiger Sicht ist eine Kombination von Tumordosiserhöhung *und* Verringerung der Nebenwirkungen anzustreben: Das therapeutische Fenster hierfür ist weit genug,

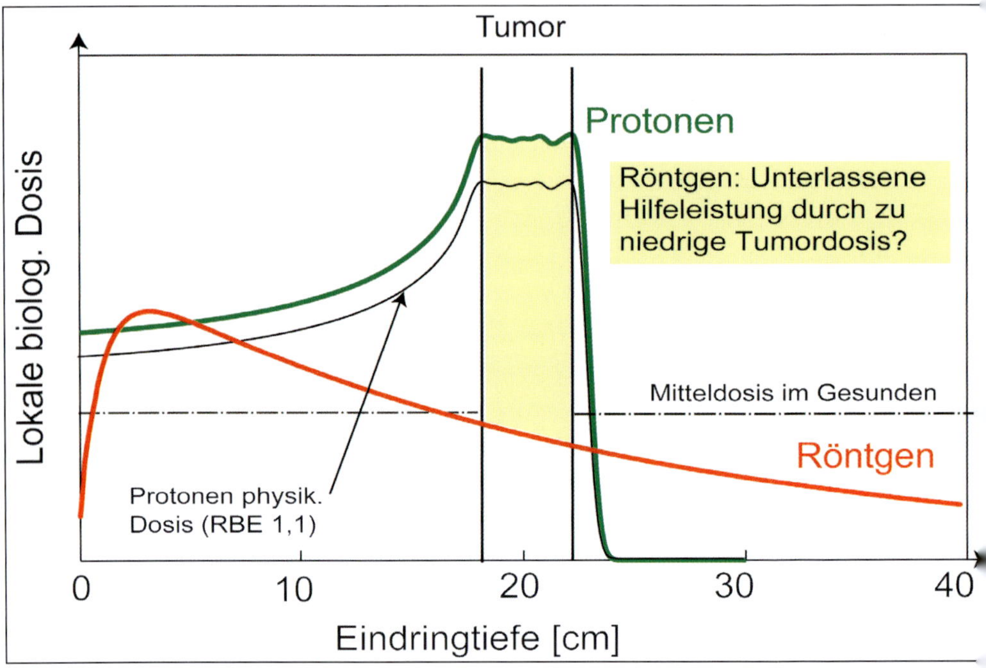


***Abb. 22:** »Isotoxische« Behandlungsmethode mit Protonen. Das heißt, es wird eine in etwa gleiche Strahlenbelastung gesunden Gewebes angestrebt, wie sie bei der Röntgenbehandlung auftreten würde. Exakt ist dies nicht möglich, weil im Gegensatz zur Röntgenbehandlung bei Protonen die Zone hinter dem Tumor völlig strahlungsfrei bleibt. Die deutlich höhere erzielbare Tumordosis ist evident. Protonen- und Röntgendosis sind zueinander korrekt eingezeichnet; die Protonendosis ist um die relative biologische Effizienz (RBE) erhöht, siehe im folgenden Abschnitt »Umrechenbarkeit der Wirkdosis«. Diese Betriebsform von Protonenanlagen wird im Regelfall nicht praktiziert werden, genügend Überhöhungen der Tumordosis können auch mit im Röntgen-Vergleich niedrigeren Strahlenbelastungen im Gesunden erzielt werden.*

zeigt die Abb. 22 doch den großen Spielraum durch die Protonen-typische Reduktion der Dosis im Gesunden. Eine Tumordosisüberhöhung mit Protonen um ein Drittel, die meist die gewünschten Therapieerfolge verspricht, ist im Nebenwirkungsbereich immer noch hochgradig vorteilhaft.

Dabei muss man sich vor Augen halten, dass diese Dosiserhöhung im Tumor mittels Protonen durchaus nicht den evidenzgesicherten Erfahrungsbereich verlässt. Sie wird weitgehend durch zwei Effekte erzielt: Zum Ersten werden die Röntgen-typischen lokalen Dosisinhomogenitäten – die Dosistäler – im Tumor durch das exakte, ebene Bragg-Plateau, wie in Abb. 13 dargestellt, vermieden. Zum Zweiten können wegen der gegenüber Röntgen, IMRT eingeschlossen, verringerten Nebenwirkungen die Tumor-Idealdosisniveaus mit Protonen wesentlich öfter realisiert werden. Bei Röntgenverfahren zwingen die Kollateralschäden den Radiotherapeuten meist, unterhalb der im Individualfall als klinisch optimal gesicherten Tumordosishöhe zu bleiben.

Von der dreidimensional gezielten, hochpräzisen Protonenbestrahlung profitiert der Patient – gegenüber Röntgen – somit *mehrfach*:

- Die Strahlenkonzentration im Tumor erhöht die Heilungssicherheit, das heißt, die Chance einer Wiederkehr des Tumors, eines Lokalrezidivs, wird verringert.
- Der Strahlen-Stopp im Tumor macht vorher undurchführbare Behandlungen oft erst möglich.
- Der Strahlen-Stopp im Tumor entlastet dahinter liegende Organe völlig.
- Trotzdem auftretende Nebenwirkungen, die lokalen Schäden wie die allgemeine Strahlenkrankheit, gehen um über die Hälfte zurück, Sekundärkarzinome eingeschlossen.
- Die Behandlungszeiten sind meist kürzer, die Behandlung ist in der Regel ambulant möglich.

## Klinische Vorteile – für alle Menschen

Von öffentlicher Seite werden Statistiken publiziert (Abb. 23), die eine Gesamtstrahlenbelastung von 4,1 Millisievert – die für niedrige Dosierungen verwandten Dosiseinheiten – pro Bürger und

Jahr ausweisen. Während Atomkraftwerke, Reste aus oberirdischen Kernwaffenversuchen und der Reaktorkatastrophe in Tschernobyl nur etwa ein Prozent dieser Gesamtdosis stellen, entstehen die 4,1 Millisievert pro Jahr etwa zur Hälfte aus natürlicher Strahlung wie Höhenstrahlung, aus dem Radongas der Granitgesteine und des Trinkwassers, und zur Hälfte »aus Medizin«. Das hieße immerhin, dass unsere Spezies gegenüber der vortechnischen Umwelt aufgrund der medizinischen Bemühungen die doppelte Strahlenbelastung zu ertragen hat.

Dieses Bild beschönigt; die wirkliche Belastung ist weit höher (Abb. 24). Nicht die vielbeklagten Computertomographien, sondern die *therapeutische* Bestrahlung an 200 000 bis 250 000 Men-

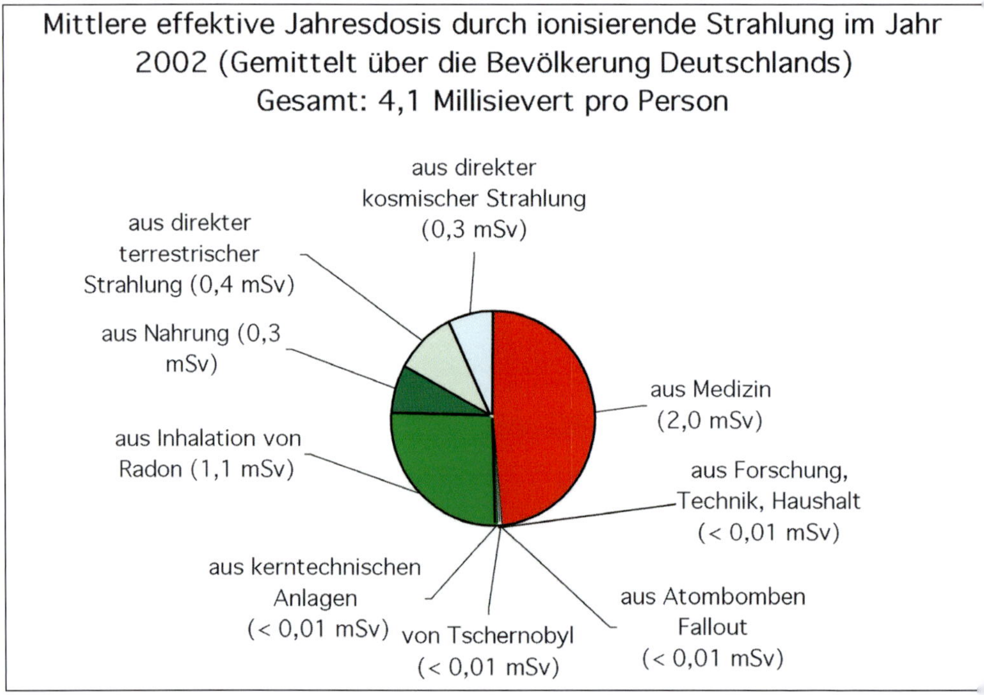


*Abb. 23: »Öffentliche« Dosisverteilung. Jahresdosis für alle Bürger im Schnitt. Millisievert ist eine für niedrige Dosen verwandte Größenordnung. Quelle: Bundesministerium für Umwelt, Naturschutz und Reaktorsicherheit, 2002*

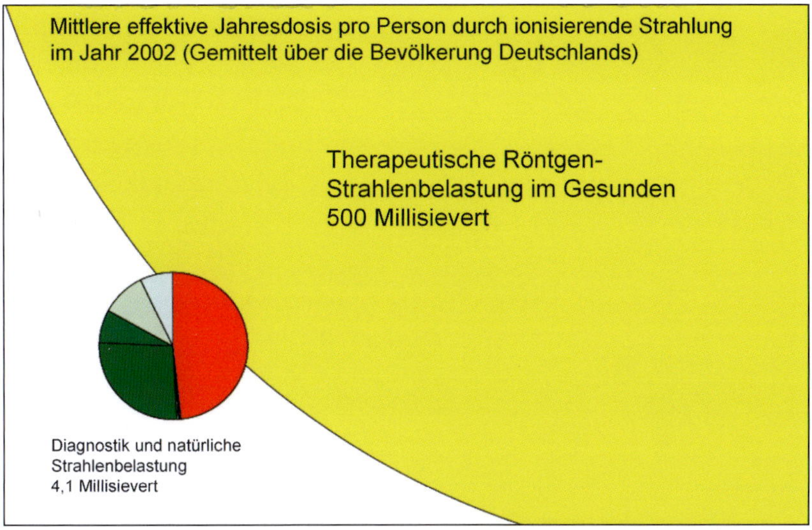


*Abb. 24: Wirkliche Durchschnitts-Jahresdosis unter Einberechnung der therapeutischen Bestrahlung. Es zählt die Fläche.*

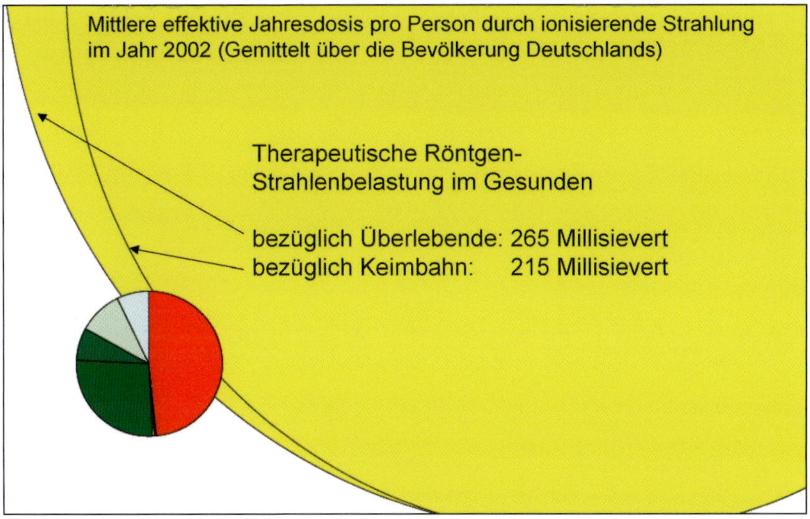


*Abb. 25: Rückrechnung auf Überlebende und Fortpflanzungsfähige.*

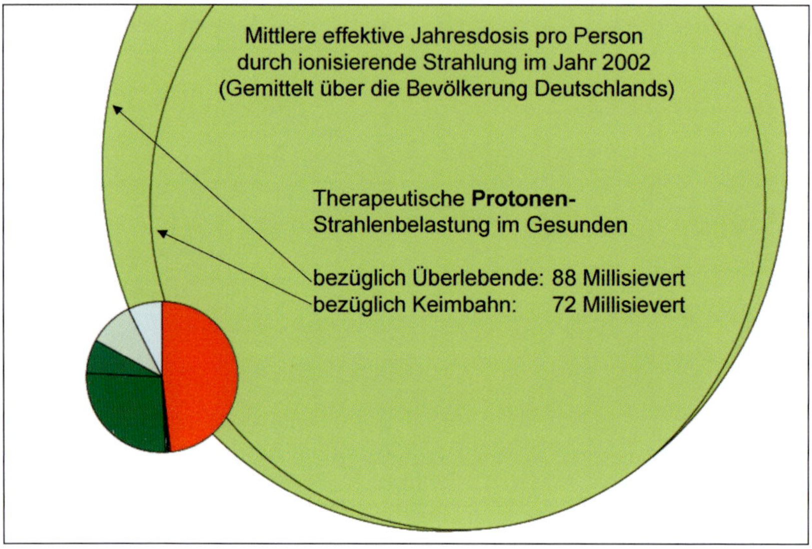


*Abb. 26: Situation nach Umstellung auf Protonentherapie.*

schen jährlich in der Bundesrepublik mit ihren Dosen, die das weit über 3000-fache der Diagnostik ausmachen, sind es, die jeden Bürger rechnerisch mit im Schnitt jährlich 500 Millisievert belasten. Das Argument, dass die meisten der bestrahlten Patienten »ja an ihrem Krebsleiden sterben würden«, ist nicht nur ethisch und juristisch schon angesichts der obengenannten strahleninduzierten Sekundärkarzinome fraglich: Eine Analyse der für unsere Spezies so wichtigen Keimbahnbelastung, also die Belastung der Keimdrüsen bei sich noch fortpflanzenden Patienten, mildert die Zahlen nicht hinreichend: Das Bild ist nach wie vor verheerend (Abb. 25). Selbst eine völlige Umstellung von der veraltenden Röntgentherapie auf Protonen ermöglicht es noch nicht, sich jeder Sorge ledig zu fühlen: Ein mächtiger Schritt auf dem Weg zu einer niedrigeren Strahlendosis für die gesamte Menschheit ist sie dennoch (Abb. 26).

## Klinische Vorteile – aus der Sicht des Gesetzgebers

Angesichts dieser Zahlen, angesichts der Bedeutung für Einzelpersonen und Bevölkerung insgesamt, nimmt es nicht Wunder, dass der Gesetzgeber im Rahmen der allgemeinen Strahlenschutzgesetzgebung zutiefst in die ärztlichen Behandlungsmöglichkeiten und -aufgaben bei jedem Einsatz einer Therapie mit ionisierender Strahlung eingreift. Die gesetzliche Basis bilden bereits längere Zeit zurückliegende Atomgesetze sowie neue europäische Richtlinien. Das Ergebnis war – nicht überraschend – eine unter betont umweltschützerischem Ideengut formulierte Strahlenschutzverordnung (StrlSchV) vom Juli 2001. Dieses Gesetz stellt *absolute Minimierungsgebote* gegenüber jeglicher ionisierender Strahlung – sowohl Protonen wie Röntgen und andere – auf. Diese Minimierungsgebote gelten sowohl in der industriellen Anwendung, wie auch »im Rahmen der Heilkunde« (siehe Anlage 2: Strahlenschutzverordnung).

Der Gedanke einer Minimierung jeglicher Strahlendosis ist natürlich nicht neu. Von alters her verwendeten die Ingenieure das »ALARA«-Prinzip (as low as reasonable achievable). Das hieß in einem Atomkraftwerk zum Beispiel, wenn ein halber Meter mehr Beton weiteren Strahlenschutz brachte, aber nicht allzu viel kostete, wurde er dazubetoniert. Neu ist, dass der Begriff »reasonable«, der immer interpretiert wurde als vernünftiger Aufwand oder zumutbare Kosten, im Gesetz entfallen ist. Die Forderung zur Dosisminimierung ist in dieser Gesetzgebung absolut. Toleranzwerte, ohnehin schon erniedrigt, gelten damit nur mehr in Ausnahmefällen, zum Beispiel für Angestellte, die mit ionisierenden Strahlen zu tun haben. In der Heilkunde aber erzwingt das Gesetz die Dosisminimierung *unkonditioniert* und *unlimitiert* für das gesunde Gewebe bestrahlter Patienten.

Gegenüber den verschiedenen Heilverfahren hat dieses Gesetz die – gewollte? – Folge, dass jeweils die Heilmethode zu bevorzugen ist, die die niedrigste Belastung im Gesunden gewährleistet. Und das ist, wie rechnerisch im Individualfall nachzuweisen, die Protonentherapie. Eine unnötige Überdosierung von Strahlung kann als Körperverletzung strafbar sein (vgl. z. B. Urteil des Bundesgerichtshofes BGH, AZ: 2 StR 397/97). Die Verantwortung für die Auswahl der dosissparenden Methoden trägt der behandelnde Arzt. Das Gesetz stellt all diese Forderungen selbst an Vergleichsstudien Protonen/Röntgen im Rahmen von Forschungsvorhaben: Bis zur Drucklegung dieses Buches wurde noch keine einzige derartige Studie genehmigt. Die um das circa dreifache höhere Dosis im Gesunden bei der Vergleichsgruppe mit Röntgen erscheint nicht als zulassungsfähig.

Nun können die technisch extrem aufwändigen und teuren Protonentherapieanlagen nicht schnell wie Semmeln gebacken werden. Es wird eine Übergangszeit geben, in der Krebs sowohl mit den vorhandenen Röntgenanlagen, den Linearbeschleunigern, wie auch in den neuen Protonencentern behandelt werden muss. Die Kapazität der Protonenanlagen in Deutschland – vor Betriebsaufnahme der Münchener Anlage – genügte aber allenfalls für die Therapie von bösartigen Tumoren des Auges. Für alle anderen Körperregionen reichen die Protonen-Behandlungsplätze derzeit noch nicht aus. Kann für die Übergangszeit überhaupt eine gesetzeskonforme und das Interesse der Patienten abwägende Zuteilung – die so genannte Triage – zwischen den beiden Methoden Röntgen und Protonen getroffen werden?

## Triage

Eine verbreitete, wenn auch fehlgeleitete Idee war, die Protonentherapie mangels zur Verfügung stehender Anlagen – und vielleicht auch aus wirtschaftlichen Interessen heraus – auf bestimmte Tumortypen zu beschränken. Nun gibt es zwar Tumore, die, gerade wenn sie schnell wachsend sind, strahlenempfindlicher sind als andere, und Tumore, die eine höhere Dosis verlangen. Diese Sensibilitätsunterschiede laufen jedoch für Protonen und Röntgen parallel. Der Dosisverteilungsvorteil der Protonen bleibt in allen Fällen erhalten, hieraus entsteht keine Differenzierungsbasis zugunsten gewisser Tumorarten.

Ein Differenzierungsgrund könnte die besprochene Wahrscheinlichkeit der Auslösung von Sekundärkarzinomen im bestrahlten gesunden Volumen sein: Diese Wahrscheinlichkeit mit bis zu einem Prozent pro Lebensjahr spielt bei der Behandlung von Kindern natürlich eine große Rolle. Die Bevorzugung von Kindern für die Protonen wird deshalb weltweit als Standard gesehen. Das Problem ist, eine letztlich aus wirtschaftlichen Gründen bestimmte Grenze in einem willkürlichen Alter zu setzen.

Es zeigte sich auch, dass die, wie oben geschildert, nur multivariat zu klassifizierenden Tumore nicht in zweifelsfrei definierte so genannte – in missbräuchlicher Verwendung des medizinischen Begriffs – »Indikationen« für und wider Protonen einzuteilen waren. »Indikationen«, die dann entschieden hätten, ob etwa die Krankenkassen bezahlen oder nicht. Solche Indikationsbeschränkungen würden es jedem Patienten ermöglichen, für eine Protonenbehandlung, die zugunsten von Röntgen aufgrund irgendwelcher Gesichtspunkte bei der Kostenübernahme abgelehnt wird, zu prozessieren: Aufgrund der Strahlenschutzverordnung; wegen niedrigerer Heilungschancen oder höherer Schäden im Gesunden bei Röntgen im Verstoß gegen die gesetzlichen Dosisminimierungsgebote.

Der Begriff »klinische Evidenz« ist derzeit ein Modewort, das eine immer politischere und aus der Sicht des Medizinwissenschaftlers immer bedenklichere Rolle bei der Durchsetzung wirtschaftlicher Einflüsse gegenüber medizinischen Behandlungsmethoden wie zum Beispiel der Protonentherapie ausübt. Die beste Evidenz ist jene, die auf Kausalbeziehungen beruht, wie sie die Naturgesetze offen legen: Eine solche Kausalbeziehung kann in der Medizin aufgrund der extremen Komplexität der Lebewesen oft nicht abgeleitet werden. Heutige Medikamente werden oftmals gemäß stereochemischer Prinzipien theoretisch entwickelt. Aber neben dem solcher Art logisch hergeleiteten, »deduzierbaren« Wirkungsmechanismus kann jedes Pharmakon noch an vielen Tausenden von anderen Stellen des Stoffwechsels einwirken – dies ist nur »empirisch« testbar. Daher wird Medizin als empirische Wissenschaft bezeichnet.

Empirische Testung bedeutet randomisierte prospektive Vergleichsstudien im Tierversuch, notfalls im Menschenversuch. Damit soll ersatzweise eine statistische Evidenz geschaffen werden, die Wahrscheinlichkeiten *ohne* darstellbare Kausalbeziehung aussagt. Solche Wahrscheinlichkeitsaussagen – in der Medizin in der Regel mit Irrtumswahrscheinlichkeiten von 2–5 Prozent behaftet – sind nur ein unvollständiger *Ersatz* für kausale Tatsachen. Das goldene, ideologisch als »Erfahrungsmedizin« verbrämte Ei sind sie nicht.

In Bezug auf Protonentherapie liegen klinische empirische Auswertungen bei nunmehr über 40 000 Patienten weltweit vor. Diese Zahl erhöht sich laufend und liefert immer mehr Erfolgsnachweise. Befriedigend ist sie trotzdem nicht: Viele Patienten, gerade in der Pionieranlage Loma Linda, wurden mittels zu Röntgen identischen Tumordosen, somit ohne höhere Heilungschancen, allerdings mit massiv erniedrigten Nebenwirkungen mit Protonen behandelt. Dies wurde durch die in der Aufbauphase notwendige defensive Position erzwungen. Bessere Heilungsnachweise wurden auf diese Weise in den ersten Jahren – mittlerweile schon – natürlich nicht erzielt. Schließlich fehlen in vielen Studien wiederum die Vergleiche mit der konventionellen Röntgentherapie, weil sich Patienten einfach nicht bereit fanden, jene veraltete Behandlungsform über sich ergehen zu lassen. Schließlich ist es die Strahlenschutzverordnung selbst, die zumindest in

Deutschland, wie schon oben dargelegt, Vergleichsstudien Röntgen/Protonen unterbindet. *Nirgendwo* aber gibt es eine Studie, die für Protonen im Vergleich zu Röntgen mehr Nebenwirkungen oder weniger Heilungen nachgewiesen hätte.

## Umrechenbarkeit der Wirkdosis

Eine vollständige, deckende klinische Empirie – modisch »Evidenz« – existiert bereits für die Umrechenbarkeit der medizinischen Wirkungen der Röntgen- zur Protonendosis, jeweils bezogen auf die physikalisch messbare und der Planung zugrunde gelegte absorbierte Strahlungsenergie. Siehe hierzu mehrere Stellungnahmen auf Anforderung des Bundesamtes für Strahlenschutz (siehe Anlagen 3–6: Zulassungen, Gutachten). Dem Umrechnungsfaktor liegt die Tatsache zugrunde, dass bei Röntgenstrahlung durch andere physikalische Effekte neben der in Abb. 14 gezeigten Ionisation ein gewisser Energieanteil verloren geht. Auch ist die mikroskopische räumliche Verteilung der Entstehung der chemischen Radikale in Bezug auf die räumliche Verteilung der DNA anders. Protonen sind daher ca. 10 Prozent biologisch wirksamer, bezogen auf die absorbierte Energie, als Röntgen. Da Röntgen historisch bedingt die definierte Effizienz von »1« hat, bedeutet das für Protonen eine Relative Biologische Wirksamkeit von 1,1 (relative biological effectiveness, RBE). Ganz entscheidend ist, dass dieser an Gewebeproben sowie Versuchstieren erforschte und von der klinischen Empirie am Menschen mit dem Wert 1,1 als beste klinische Näherung gesicherte Umrechnungsfaktor – siehe die Stellungnahmen – in allen Fällen eine Dosisumrechnung von Röntgen zu Protonen erlaubt. Dies heißt nichts anderes, als dass die dosisbezogene biologische Wirkung von Protonen, sowohl im Gesunden als Schadenswirkung wie auch im Tumor als Sterilisationseffekt, unter Nutzung der Röntgenerfahrungen und dieses Umrechnungsfaktors eindeutig und klinisch getestet hergeleitet werden kann. Die klinische Empirie/Evidenz hat damit für die Überlegenheit der Protonenbestrahlung an heute über 40 000 Patienten genau das bestätigt, was die physikalisch messbare, naturgesetzliche Dosisverteilung *kausal* bewiesen hatte.

Die Behörde hat dementsprechend der ersten europäischen in allen Lokalisationen des Gesamtkörpers einsetzbaren Protonenanlage – in München – die volle Erlaubnis für die Durchführung *aller bekannten* bisherigen Röntgentherapien nunmehr mit Protonen erteilt. Der Dosisumrechnungsfaktor, RBE 1,1, wird hierbei eingesetzt. Die bessere Dosisverteilung mit höheren Tumorsterili-

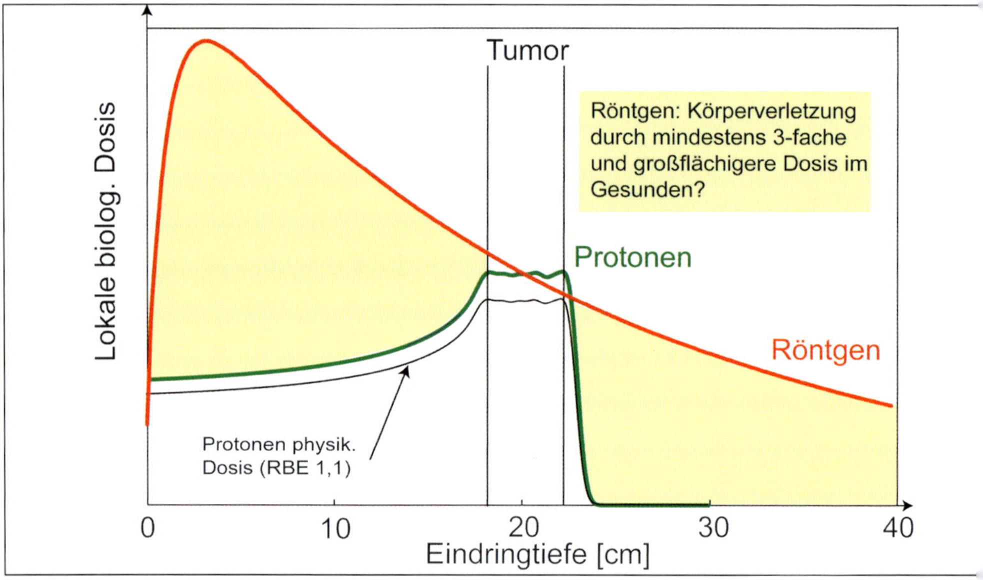


*Abb. 27: Protonen versus Röntgen unter dem Gesichtspunkt der Strahlenschutzverordnung. Hier ist ein »Tumor-Isodosis«-Verfahren dargestellt. Das heißt, die Protonendosis wird so gewählt, dass sie im Tumor gleich hoch ist wie die Röntgendosis, die Überlebenswahrscheinlichkeit somit bei beiden Methoden als identisch erwartet werden könnte. Der massive Dosisüberstand des Röntgenverfahrens im Gesunden, sowohl der Dosishöhe sowie der bestrahlten Fläche nach, ist evident. Die Strahlenschutzverordnung von 2001 charakterisiert diesen Dosisüberstand als »Verlust der rechtfertigenden Indikation« und indirekt damit als Körperverletzung.*

sationschancen bei zugleich geringeren Nebenwirkungen kann zur Anwendung gebracht werden (siehe Anlage 3: Zulassungen).

Aus Sicht des Gesetzgebers, der eine überhöhte Bestrahlung im Gesunden über den Begriff »Verlust der Rechtfertigenden Indikation« im § 80 StrlSchV mit dem Vorwurf einer möglichen Körperverletzung gegen den Bestrahler verbindet, sieht die rechtliche Zulassungssituation für Protonen gegenüber Röntgen, wie in Abb. 27 gezeigt, höchst eindeutig aus.

Hier ein nochmaliger Hinweis bezüglich dieser vielen Berechnungen: *Alle Bestrahlungsverfahren* – ob Röntgen oder Protonen – arbeiten mit Dosis-Voraus-Berechnungen im Rahmen der Therapieplanungen. Erkennt der Radiologe während der Bestrahlungsserie – ganz im Gegensatz zum Chirurgen – doch noch keine Wirkung der Therapie! Alle Bestrahlungen werden somit »theoretisch« abgewickelt, nach der vorher berechneten Dosis, nicht Effekt-bezogen.

## Wann Protonen, wann Röntgen?

Protonenbestrahlung ist diesen Ausführungen zufolge als Methode erster Wahl immer der Röntgenbestrahlung vorzuziehen. Wirtschaftliche Gesichtspunkte, so sie überhaupt bestehen, oder gar wirtschaftliche Interessen dürfen nach dem Willen des Gesetzgebers hierauf keinen blockierenden Einfluss ausüben. Die höchstrichterliche strafrechtliche Rechtsprechung unterstützt diese Auffassung (z. B. BGH, Urteil vom 03.12.1997 – 2 StR 397/97).

Lediglich eine *Nichtverfügbarkeit* von Protonenanlagen rechtfertigt noch die Röntgenbestrahlung. Als begrenzte Ressource muss die Protonenbestrahlung heute wissenschaftlich und ethisch korrekt und transparent zugeteilt werden. Mehr dazu in den Folgeabschnitten »Wann kann mir eine Protonenbestrahlung helfen?« und »Wer bezahlt heute Protonentherapie?«.

# ALTERNATIVEN ZUR PROTONENTHERAPIE UND ZU RÖNTGEN?

Manches Unerklärliche wird veröffentlicht: Viele Hoffnungen werden in den Medien geweckt, die sicher nicht in unserer Generation, wahrscheinlich auch nicht bei unseren Kindern, zum Tragen kommen. Manche Behauptung kann man nur erklären, wenn man sich vor Augen führt, dass Ankündigungen der Entwicklung neuer Krebstherapiemethoden keineswegs nur Kranken nützen, sondern auch Forschungsmittel locker machen können und gute PR-Maßnahmen darstellen.

Der wohl exotischste Vorschlag ist es, *Antimaterie* in Form von Antiprotonen einzusetzen. Die Physik lehrt uns und kann dies auch demonstrieren, dass neben unserer »Materiewelt« eine Antimateriewelt existiert, die sich nicht nur in Vorzeichenumgekehrten elektrischen Ladungen unterscheidet. Eine Berührung dieser beiden Materiearten führt zur vollständigen explosionsartigen Umwandlung der gesamten Masse in Energie. Dies nach der Einstein'schen Gleichung $E = m \cdot c^2$, das heißt, der Energieumsatz auf die Masse bezogen ist der Tausendfache einer Atombombe. Trotzdem ist Antimaterie im Vakuum herstellbar. Einer der Mitautoren dieses Buchs (Hauffe) war Mitglied eines Teams, das an dem Beschleuniger CERN in Genf genau dies geschafft hat. Für den vielleicht 100-fachen finanziellen Aufwand könnte man Protonen in der Therapie durch Antiprotonen ersetzen. Auch diese würden einen Bragg-Peak zeigen. Allerdings, die Explosion eines jeden einzelnen Antiprotons wäre so heftig, dass die Zielgenauigkeit, die mit Protonen durch die geschilderten vergleichsweise subtilen Effekte erzielt wird, wieder zunichte gemacht würde: Die biologische Wirkung solcher »Annihilationen« ist unbekannt. Aus ärztlicher Sicht ist der Vorschlag nicht mehr als ein PR-Gag.

*Neutronen* waren die ersten Strahlungsteilchen, die zur Behandlung von Tumoren vorgeschlagen worden waren. Der Grund hierfür war an sich ein Fehlschluss: Jedes einzelne Neutron generiert im Gewebe einen Schauer langsamer, also dem Bragg-Peak naher Protonen. *Ein* Neutron wirkt daher wesentlich stärker ionisierend als *ein* Proton. Dies ist allerdings kein Vorteil: Die Beschleunigung der Protonen ist das Teure, nicht die Herstellung einer großen Protonenzahl. Die Strahlenquellen moderner Protonenanlagen, die Zyklotrone, sind so ausgelegt, dass eine Bestrahlungssitzung nur ca. 60–120 Sekunden dauert. Die Protonenmenge könnte ohne weiteres erhöht werden, nur wünscht niemand eine die Kontrollsysteme noch mehr fordernde Abwicklung der Einzelbestrahlung in einem Zehntel der Zeit. Das Problem der Neutronen ist, dass sie diese starke Wirkung auch im Gesunden entfalten. Neutronentherapie ist klinisch nach anfänglichen Versuchen in den 50er- und 60er-Jahren weltweit aufgegeben worden. Aus heutiger Sicht ist dies nicht überraschend, ihre unsteuerbare Dosisverteilungskurve (Abb. 28) ist eben denkbar unattraktiv und hat keine Vorteile gegenüber Röntgen.

Neutronen könnten sehr einfach hergestellt werden: Indem man Protonenstrahlung mittlerer Energie auf ein Beryllium-Target prallen lässt. Es gibt aber weltweit keine therapeutische Protonenanlage, in der die Installation einer derartigen Neutronenquelle (spallative Neutronen) für sinnvoll erachtet wurde. Neutronen werden auch in Atomreaktoren erzeugt. In München ist beabsichtigt, mit dem neuen stadtnahen Reaktor Patienten zu behandeln.

Unter *Heavy-Ions* (so genannte Schwerionen) versteht man im medizinischen Zusammenhang alle Atomkerne, die schwerer als Wasserstoff sind. Im Gegensatz zu Wasserstoff bestehen diese nicht aus einem Proton, sondern aus mehreren Protonen und einer mindestens gleichen Zahl von ladungsfreien Neutronen. Während die Nation mit der größten Erfahrung in therapeutischer Partikelbestrahlung, die USA, derzeit keine Heavy-Ion-Therapieanlagen betreibt oder erbaut, sondern ausschließlich Protonenanlagen, gibt es solche in Japan und bei der Gesellschaft für Schwerionenforschung (GSI) in Darmstadt für Therapieforschungszwecke. Eine Anlage mittlerer Kapazität entsteht in Heidelberg. Mehrere europäische Länder planen Heavy-Ion/Protonen-Kombinationsanlagen als jeweils zentrales nationales Therapieinstitut (zum Beispiel das Austron-Projekt in Österreich, das Tera-Projekt in Italien, das Etoile-Projekt in Frankreich).

Heavy-Ions stellen aus heutiger Sicht ein interessantes Forschungsobjekt für die Zukunft dar. Die Autoren dieses Buches erwarten allerdings nicht, dass in absehbarer Zeit – binnen einem Dutzend Jahren – eine Bevölkerungsversorgung mit Heavy-Ions

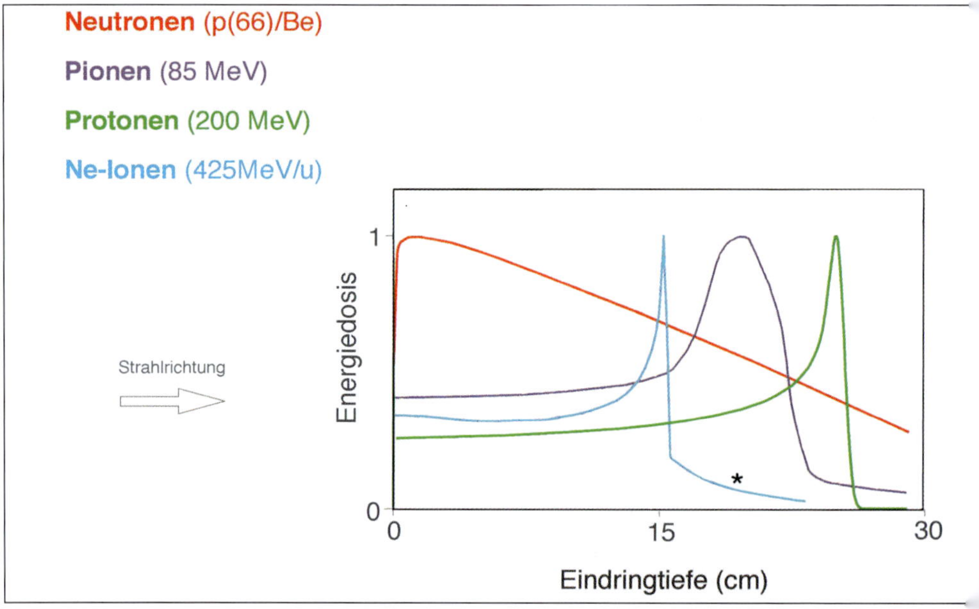


*Abb. 28: Dosisverteilung verschiedener Strahlenarten. Ne(on)-Ionen sind ein Beispiel fü Heavy-Ions. * kennzeichnet den »Radioaktivitätsschwanz« durch Kernzertrümmerung.*

möglich ist, wenn überhaupt. Zu viele Fragestellungen sind offen:

Wie erläutert, werden die therapeutischen Partikel mit elektromagnetischen Feldern und Magnetfeldern beschleunigt, gelenkt und fokussiert. Die Heavy-Ions, gedacht wird an Atome bis hinauf zu Kohlenstoff mit 6 Protonen und 6 Neutronen im Atomkern, haben die auf elektromagnetische Felder nicht reagierenden »blinden Passagiere« Neutronen bei sich. Sie benötigen, da sie auch noch für gleiche Eindringtiefen auf höhere Energie beschleunigt werden müssen, deshalb einen vielfach größeren technischen Aufwand: Ein Protonen-Zielgerät (Gantry) zur Erfassung aller Körperregionen wiegt 150 Tonnen. Entwürfe für Heavy-Ions belaufen sich auf 600 Tonnen Gesamtgewicht. Die Gesamtinstallationskosten für eine klinisch verwendbare Protonenanlage liegen zwischen 138 (München) und 180 (baugleiche zukünftige Anlage in Köln-Merheim) Millionen Euro. Für die Kosten von Heavy-Ion-Anlagen gibt es zahlreiche Behauptungen, aber noch keinen unterzeichneten Gesamtbauauftrag. Die Kostenspar-Idee, auf Zielgeräte zu verzichten, stattdessen mit einem Feststrahl, der unbeweglich ist, zu arbeiten, betreibt Rosinenpickerei für einen Teil der Tumore beziehungsweise zerstört die meisten Ziel- und Dosisvorteile der Partikelbestrahlung.

Ein immer wieder behaupteter Vorteil der Heavy-Ions ist die durch ihre größere Masse geringere Aufstreuung im Patienten. Protonen streuen im Schädelbereich, gemessen am seitlichen Dosisabfall, 80/20 Prozent Dosisreduktion, um 1,0 (Scattering) bis 3,9 mm (Scanning). In der Körpertiefe um 7,8 mm. Für Kohlenstoff lauten die Analogwerte 3,4 mm (Scanning) und 4,2 mm. Dies *scheint* ein Vorteil zu sein. Jedoch zerplatzen die komplexen Atomkerne der Heavy-Ions auf ihrem gesamten Weg im Körper, was einen »Radioaktivitätsschwanz« nach dem Bragg-Peak auslöst (Abb. 28). Dieser zerstört den Präzisionsvorteil wieder. Außerdem verwenden Bestrahlungsverfahren in der Regel zusammengesetzte

Felder. Ein völlig rechteckiger Dosisabfall würde die Gefahr von einzelnen unbestrahlten Zellen an den Nahtstellen mit sich bringen: Man muss somit die Aneinanderreihungen der Einzelfelder immer überlappend gestalten. Das führt dann wieder zu Dosisverdoppelungen, die unerwünscht sind. Tatsächlich werden unter bestimmten Geometrieumständen bereits bei Protonen die Bragg-Peaks künstlich aufgeweitet, um ein glattes zusammengesetztes Dosisniveau zu erzeugen. Bei Heavy-Ions wäre dies wesentlich schwieriger.

Der erhoffte Vorteil von Heavy-Ions ist: Sie könnten *nur* dann besser sein, wenn ihr RBE, die oben erörterte relative biologische Wirksamkeit, *allein* in der Nähe des Bragg-Peaks höher wäre als im Anlaufbereich der Strahlen, der im gesunden Gewebe liegt. Ein solches Phänomen tritt bei Protonen in mikroskopischen Größenordnungen auf, auf den letzten 0,2 Millimetern kann sich die biologische Effizienz der Protonen bis auf das Zweifache erhöhen. Das führt zu – nachteilsfreien – Overkills einzelner Zellgruppen im Tumor. Das RBE-Überhöhungsphänomen tritt bei Heavy-Ions dagegen in unklar *variabler* Höhe über dem *gesamten* Strahlbereich auf. Mit Heavy-Ions würde damit eine Dosisverringerung im Gesunden möglich, die in der Abb. 20 circa 60–70 Gray gegenüber 92 bei Protonen entspräche, wenn die niedrigste im Tumor auftretende relative biologische Effizienz mindestens um einen Faktor 2 höher wäre als die höchste im Gesunden auftretende! Da es sich beim RBE um einen »biologischen« Messwert handelt, ist dieser nicht berechenbar, sondern nur im Versuch am lebenden Organismus nachzuweisen. Nun gibt es wenige Versuchstiere, die die menschliche Geometrie wiedergeben. Menschen andererseits können nach der Bestrahlung nicht mikroskopisch aufgearbeitet werden. Die bisherige Datenlage wird vielerorts – zum Beispiel in den USA – skeptisch gesehen. Die Heidelberger Anlage müsste mehrere Jahre Patienten bestrahlen, deren Lebensläufe müssten dann in der Regel fünf Jahre abgewartet werden, um vielleicht um

2015 die behaupteten Vorteile gegenüber Protonen empirisch verifiziert zu haben.

## Protonen sind heute einsatzfähig

Dabei sollte aus Sicht der Patienten dringend die derzeit anflutende Diskussion zu den klinischen Vor- und Nachteilen verfügbarer (Röntgen konventionell; Röntgen IMRT; Protonen-Scattering; Protonen VVM-SPT), in Zukunft eventuell entwickelbarer (Heavy-Ions) und eher fernliegender (Antimaterie, Neutronen) Bestrahlungsalternativen wissenschaftlich gestrafft werden: Ist sie heute doch nicht frei von patientenfernen wirtschaftlichen Interessen oder gar einem Erbhofdenken. Zu fordern ist für alle Strahlentherapieeinrichtungen, ob universitär, an Kliniken oder im Niederlassungsbereich eine vollständige Offenlegung aller *Primär-Daten* zu Tumordosis und Bestrahlungsregionen, zu methodisch bedingter Schadensstrahlung und ebenso zu den Ergebnissen der Nachuntersuchungen, die beim Einsatz ionisierender Strahlung gesetzlich vorgeschrieben sind. Erst derartige unveränderte Daten ermöglichen einen wirklichen Leistungsvergleich.

Bisher hat allein das Münchener Center, das über ein vollelektronisches »papierfreies« Datenmanagement verfügt, eine *Veröffentlichung aller patientenbezogenen Bestrahlungsdaten* vorgesehen: Die Daten gehen, streng anonymisiert, an einen allen wissenschaftlichen Instituten zugänglichen public server. Dieser Qualitätssicherung sollten sich alle Bestrahlungseinrichtungen anschließen, sei es freiwillig oder aufgrund gesetzlicher Forderungen.

# WANN KANN EINE PROTONEN-BEHANDLUNG HELFEN?

Grundsätzlich kann Protonentherapie *alle* Krebsformen mit den ihr zu eigenen Dosierungsvorteilen behandeln, die bisher einer Röntgentherapie unterzogen worden waren. Eine – unvermeidbar unvollständige – Übersicht ist in Abb. 29 angeführt.

Darüber hinaus kann die Protonentherapie Krebslokalisationen oftmals noch angehen, die wegen zu hoher Nebenwirkungen mit Röntgen nicht behandelbar waren. Sie kann auch eingesetzt werden, wenn der Patient nach konventioneller Röntgentherapie bereits die Toleranzgrenze der Nebenwirkungen erreicht hat.

Wegen der verringerten Nebenwirkungen bietet die Protonentherapie auch Vorteile gegenüber konkurrierenden Therapieformen wie einigen Operationsverfahren, siehe Abb. 30.

Schließlich ist die Protonentherapie wegen der verringerten Chance von Sekundärtumorauslösungen bei Kindern zwingend vorzuziehen.

## Wo wird Protonentherapie betrieben?

Derzeit wird Protonentherapie weltweit in einer größeren Zahl von Forschungsinstituten vorgenommen, allerdings, da diese Strahlenquellen ursprünglich für andere Zwecke als medizinische Anwendungen gebaut worden waren, unter höchst unterschiedlichen Bedingungen, mit unterschiedlichen Einsatzmöglichkeiten und teilweise sehr niedrigen Patientenzahlen. Abb. 31 gibt eine Übersicht.

**Hirntumore**
Gliom
Meningeom
Medulloblastom
Astrozytom
Ependymom
Hypophysenadenom

**Augentumore**
Retinoblastom
Aderhautmelanom

**Kopf-Hals-Tumore**
Tumor der Orbita
Ästhesioneuroblastom
Lippenkarzinom
Mundhöhlenkarzinom
Nasopharynxtumor
Oropharynxkarzinom
Hypopharynxkarzinom
Larynxkarzinom
Karzinom der Speicheldrüsen
Karzinom der Nasennebenhöhlen

**Lungentumore**
Nichtkleinzelliges Bronchialkarzinom
Kleinzelliges Bronchialkarzinom

**Mediastinaltumore, Pleuramesotheliom**
Malignes Thymom
Malignes Pleuramesotheliom

**Brust**
Mammakarzinom (postoperative Nachbestr.)

**Gastrointestinale Tumore**
Ösophaguskarzinom
Magenkarzinom
Pancreaskarzinom
Karzinom der Gallenwege
Kolorektales Karzinom
Analkarzinom

**Tumore des männlichen Genitales**
Hodentumor
Prostatakarzinom
Peniskarzinom

**Tumore des weiblichen Genitales**
Zervixkarzinom
Korpuskarzinom (Endometriumkarzinom)
Vaginal- und Vulvakarzinom
Ovarialkarzinom

**Harnwegstumore**
Nierenzellkarzinom
Harnblasenkarzinom

**Tumore endokriner Organe**
Schilddrüsenkarzinom
Nebennierenrindenkarzinom
Karzinoidtumor

**Knochen- und Bindegewebe**
Knochensarkom
Weichteilsarkom

**Lymphome**
Morbus Hodgkin
Non-Hodgkin-Lymphom
Plasmozytom und multiples Myelom
Kutanes Non-Hodgkin-Lymphom
MALT-Lymphome

**Tumore im Kindesalter**
Neuroblastom
Nephroblastom (Wilms-Tumor)
Rhabdomyosarkom
Ewing-Sarkom
Langerhans-Zell-Histiozytose (Histiocytosis X)

**Haut**
Maligner epithelialer Hauttumor
Malignes Melanom

*Abb. 29: Unvermeidbar unvollständige – siehe Abb. 6 bezüglich der Schwierigkeiten der Tumorklassifikation – Liste mit Röntgen oder gemäß der dargestellten Dosisverteilung vorteilhaft mit Protonen bestrahlbarer Tumore.*

| Lokalisation Protonentherapie | Kompetitive Therapie |
|---|---|
| **Kopfbereich** | |
| Chondrom | Operation |
| Chondrosarkom | Operation |
| Pinealistumor | Operation |
| Akustikusneurinom | Operation |
| Retinoblastom | Enukleation (Entfernung des Auges) |
| Aderhautmelanom | Enukleation (Entfernung des Auges) |
| HNO-Tumore | Operation |
| Hirntumore | Operation |
| Hirnmetastasen | Operation |
| **Lungentumore** | |
| Nichtkleinzelliges Bronchialkarzinom | Operation |
| **Gastrointestinale Tumore** | |
| Hepatocelluläres Karzinom | Operation |
| Lebermetastasen | Operation, Thermoablation |
| Pankreaskarzinom | Operation |
| Karzinom der Gallenwege | Operation |
| **Tumore des männlichen Genitales** | |
| Prostatakarzinom | Operation, Brachytherapie |

***Abb. 30: Verfahrenskonkurrenz Protonenbestrahlung versus Operation oder operationsähnlichen Methoden. Welches Verfahren im Individualfall vorzuziehen ist, entscheiden sowohl Detailumstände wie auch die Erfahrungsgewinnung im laufenden Methodenvergleich.***

Große, nicht nur der Forschung, sondern in erster Linie der Patientenversorgung gewidmete Zentren, die allgemein zugänglich sind, gibt es derzeit nur in den USA an der Loma Linda University bei Los Angeles (Abb. 32) sowie ebenfalls in den USA in Boston am Massachusetts General Hospital der Harvard University (Abb. 33). In Deutschland existiert außer dem Rinecker Proton Therapy Center (RPTC) (Abb. 34) in München zur Zeit noch das Hahn-Meitner-Institut (HMI) in Berlin (Abb. 35), das allerdings der begrenzten Leistungsfähigkeit der Strahlenquelle wegen nur Tumorbehandlungen am Auge vornehmen kann.

Zahlreiche Zentren sind derzeit weltweit im Bau oder in fortgeschrittenen Planungsstadien, siehe Abb. 36, die auch Heavy-Ion-Anlagen anführt. Mit Ausnahme des RPTC in München sowie der

Forschungsinstitute Paul-Scherrer (PSI) in Villigen in der Schweiz und Gesellschaft für Schwerionenforschung (GSI) in Darmstadt arbeiten alle Anlagen derzeit noch mit der schablonenkontrollierten »Scattering«-Methode.

| Zentrum | Strahlenenergie (MeV) | Behandlungs-zeitraum | Patienten | Statistik bis |
|---|---|---|---|---|
| Berkeley, USA | (740) | 1954–57 | 30 | |
| Uppsala, Sweden | 185 | 1957–78 | 73 | |
| Harvard, USA | 180 | 1961–2002 | 9116 | April 02 |
| Dubna, Russland | (680) | 1967–74 | 84 | |
| Moskau, Russland | 200 | 1969– | 3663 | Dezember 03 |
| St. Petersburg, Russland | 1000 | 1975– | 1029 | Juni 98 |
| Chiba, Japan | 70 | 1979– | 145 | April 02 |
| Tsukuba, Japan | 70 | 1983–2000 | 700 | Juli 00 |
| PSI, Schweiz | 72 (Augen) | 1984– | 4000 | Februar 04 |
| Dubna, Russland | 200 | 1987– | 191 | November 03 |
| Uppsala, Schweden | 200 | 1989– | 311 | Januar 02 |
| Clatterbridge, England | 62 | 1989– | 1287 | Dezember 03 |
| Loma Linda, USA | 250 | 1990– | 8626 | November 03 |
| Louvain-la-Neuve, Belgien | 90 | 1991–93 | 21 | |
| Nizza, Frankreich | 65 | 1991– | 1951 | Juni 02 |
| Orsay, Frankreich | 200 | 1991– | 2157 | Januar 02 |
| iThemba Labs, Südafrika. | 200 | 1993– | 446 | Dezember 03 |
| MPRI, USA | 200 | 1993– | 34 | Dezember 99 |
| UCSF, USA | 60 | 1994– | 448 | Juli 02 |
| TRIUMF, Kanada | 72 | 1995– | 77 | Dezember 02 |
| PSI, Schweiz | 230 | 1996– | 166 | Dezember 03 |
| HMI Berlin, Deutschland | 72 | 1998– | 437 | Dezember 03 |
| Kashiwa, Japan | 235 | 1998– | 230 | November 03 |
| Tsukuba, Japan | 270 | 2001– | 327 | November 03 |
| Hyogo, Japan | 230 | 2001– | 210 | Dezember 03 |
| Wakasa Bay, Japan | 200 | 2002– | 8 | August 03 |
| Catania, Italien | 60 | 2002– | 52 | Juli 03 |
| NPTC Harvard, Boston, USA | 230 | 2003– | 607 | Dezember 03 |
| RPTC München, Deutschland | 250 | 2005– | geplant 4000 jährlich | |

***Abb. 31:** Chronologische Übersicht der Protonenbestrahlungs-Zentren. Lediglich Loma Linda, später Boston waren von Anfang an als klinische Anlagen zur Patientenversorgung ausgelegt. Zur Erfassung aller Tumorlokalisationen am Körper sind Mindeststrahlenergien von 230 MeV notwendig. Quelle: PTCOG Mai 2004*

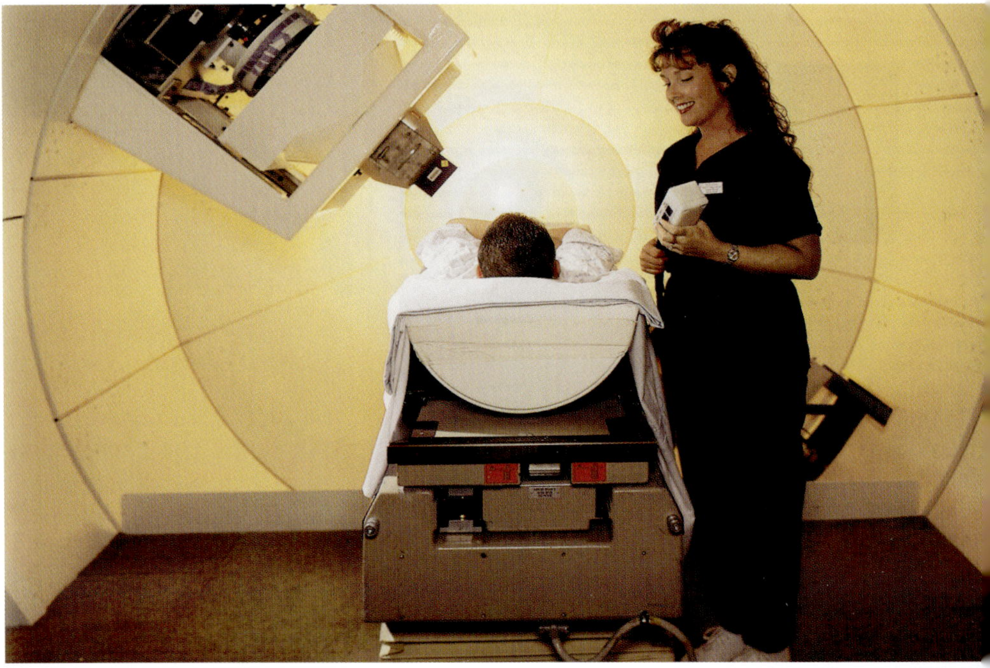

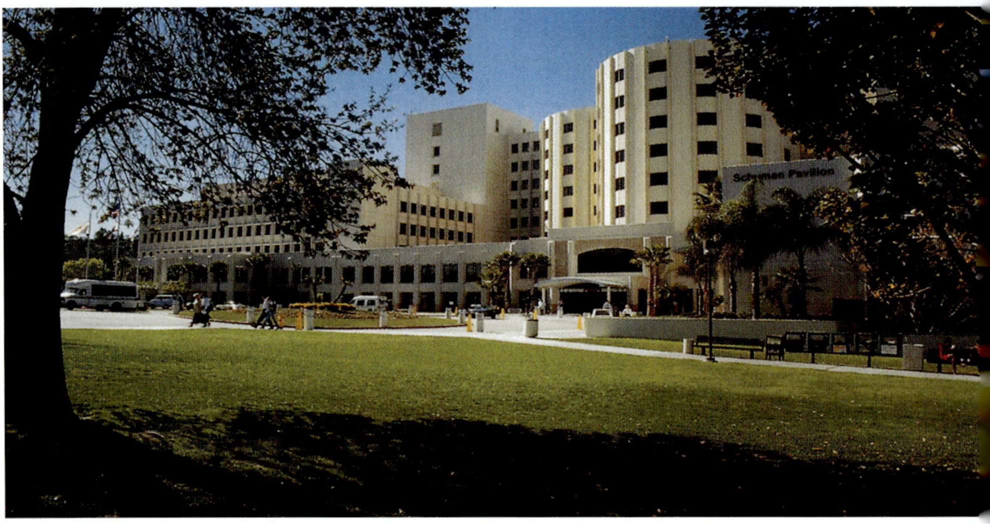

*Abb. 32: Eine Art von Protonen-happy-hour an der Loma Linda University bei Los Angeles.*

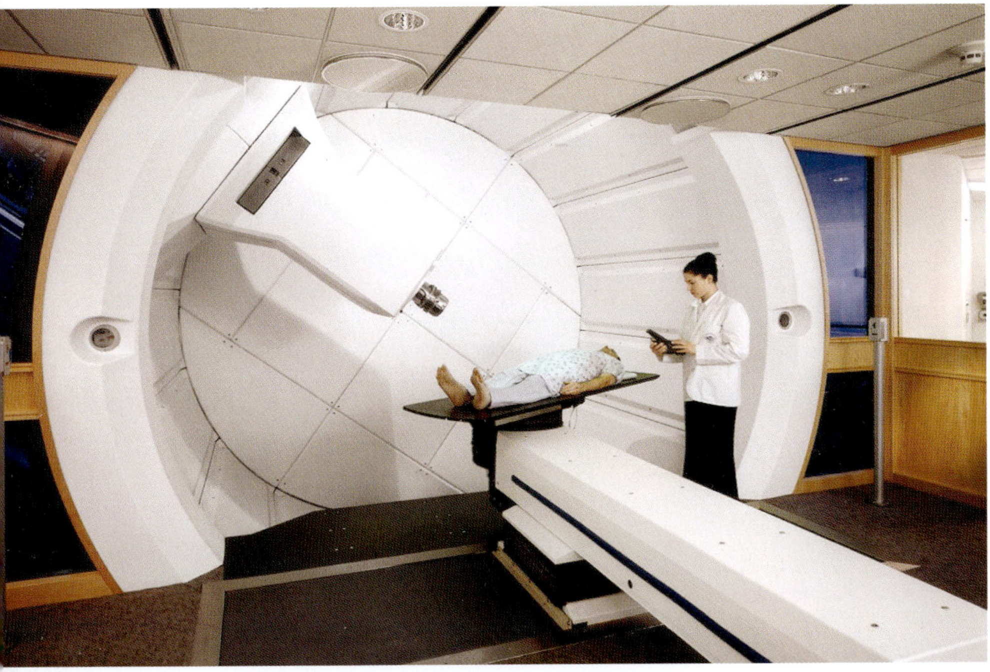

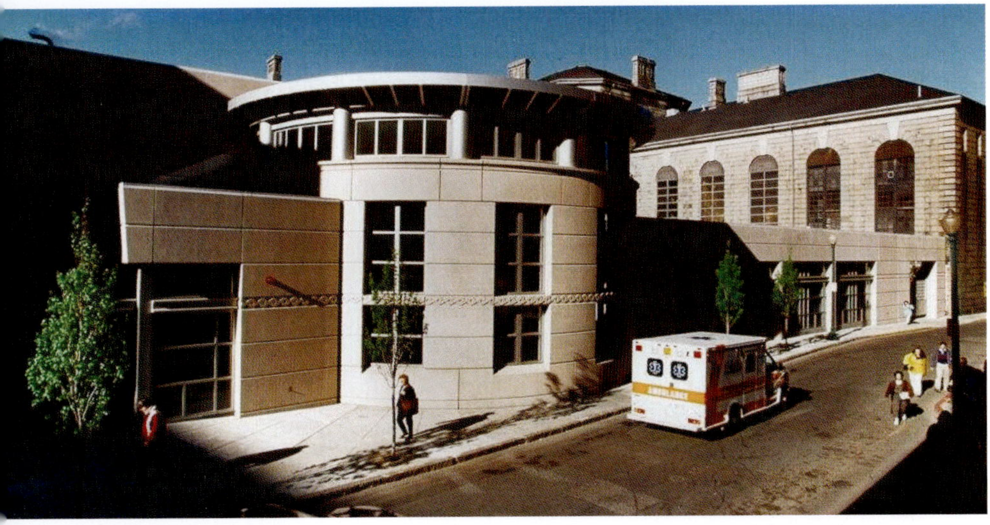

Abb. 33: Die Protonenanlage der Harvard University im berühmten Massachusetts General Hospital in Boston.

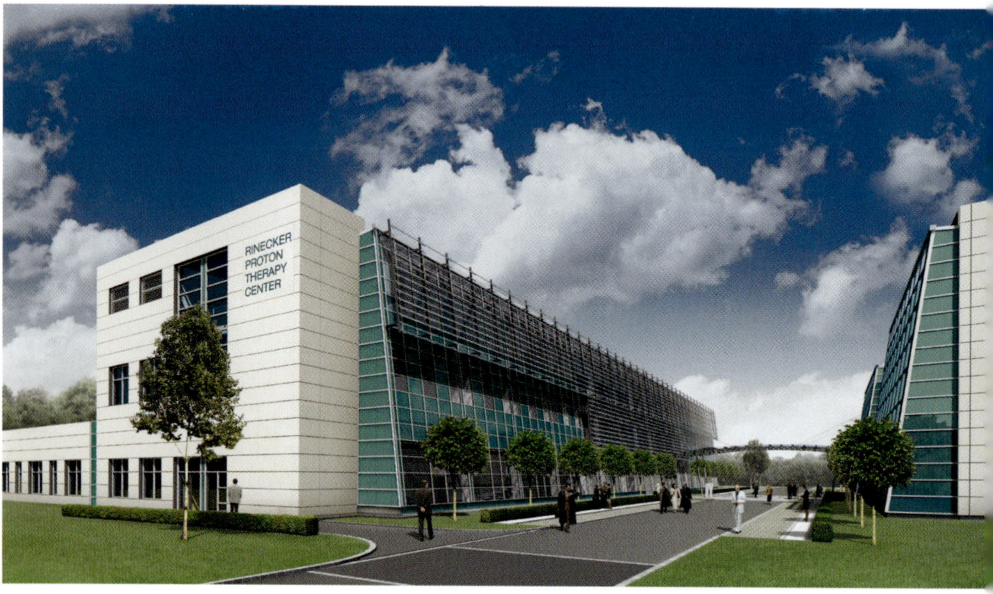


*Abb. 34: Das Rinecker Proton Therapy Center in München. Links das Bestrahlungscenter, rechts das Gästehaus (Computersimulation: zur Drucklegung blühten die Bäume noch nicht).*

| Projekt | Teilchenart Strahlenergie (MeV) | Behandlungsräume (Gantries + Horizontalstrahl) | Erste Behandlung geplant |
|---|---|---|---|
| PSI, Villigen, Schweiz | p, 250 | 2 + 1 | 2005–2006 |
| NCC, Seoul, Korea | p, 235 | 2 + 1 | 2005 |
| FPTI, Florida, USA | p, 230 | 2 + 1 | 2005 |
| Wanjie, Zibo, China | p, 230 | 3 + 1 | 2005 |
| Heidelberg/GSI, Deutschland | p, Ionen, 430/u | 1 + 2 | 2006–2007 |
| Xi'an, Shanxi, China | p, 235 | ? | 2006 |
| M.D. Anderson, Houston, USA | p, 250 | 3 + 1 | 2006 |
| Med-AUSTRON, Österreich | p, Ionen | 2 + 1 | 2008 |
| Trento, Italien | p, 250 | 1 + 1 | 2008 |
| CNAO, Mailand, Italien | p, Ionen | 2 + 1 | 2008 |
| iThemba Labs, Südafrika | p, 230 | 1 + 2 | 2006 |
| Shizuoka, Japan | p, 235 | 2 + 1 | 2005 |
| MPRI, Indiana, USA | p, 200 | 2 + 1 | ? |

*Abb. 36: Derzeit (Herbst 2004) in Angriff genommene oder geplante Zentren für Partikelbestrahlung. Aufgeführt sind sowohl Protonenbestrahlungscenter (»p«) wie auch Heavy-Ion-Zentren (»Ionen«). Quelle: PTCOG*

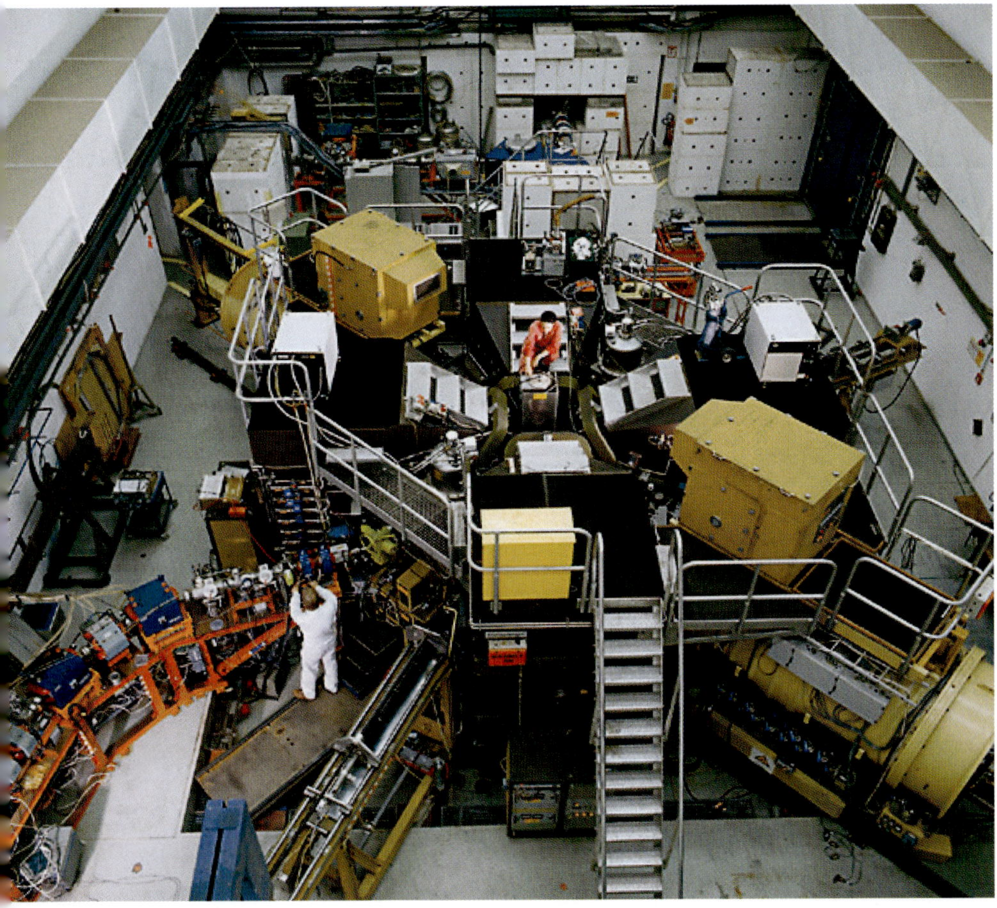

*Abb. 35: Viel Technik für 70 MeV und 4 cm Eindringtiefe. Die Anlage am Hahn-Meitner-Institut in Berlin.*

## Behandlungsspektren der deutschen Anlagen

Das RPTC ist derzeit europaweit die einzige Anlage, die mit einer 250 MeV-Strahlenquelle (Abb. 37) mit 38 cm Eindringtiefe, vier beweglichen und einem fixierten Zielgerät (Abb. 38) Krebs in allen Körperlokalisationen behandeln kann. Es setzt für alle größeren Tumore das »Scanning«-System der Abtastung ein, das die er-

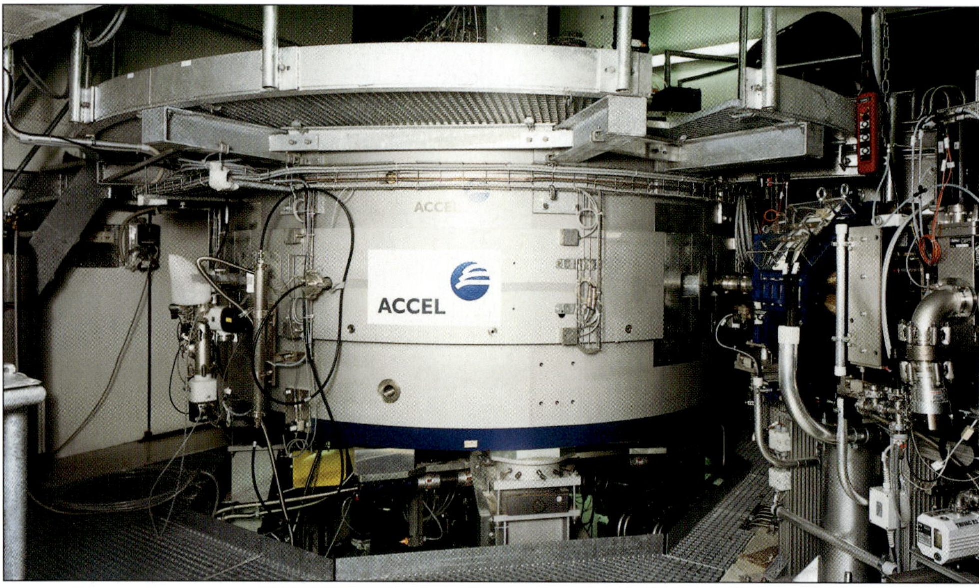


*Abb. 37: Strahlenquelle (Zyklotron): Installation in München. Das tonnenförmige Gerät ist eng von Strahlenschutz-Betonmauern umgeben. Die im Bild prominente Wartungsplattform ist ein Rundlauf hauptsächlich für Physiker. Rechts von der Bildmitte ist das Rohr des Strahlaustrittes zu erkennen, das in dem komplexen Geräteaufbau der Strahlführung verschwindet.Quelle: ACCEL Instruments*

wähnten optimalen Dosisverteilungen zwischen Tumor und Gesundem erlaubt. Das Zentrum enthält auch die modernsten diagnostischen Einrichtungen für die Krebs- und Metastasenerkennung einschließlich zweier Ganzkörper-Kernspintomographen, zweier Ganzkörper-Computertomographen und eines Positronenemissions-Computertomographen (CT-PET) (Abb. 39). Die Funktionsweise dieser Geräte wird im Abschnitt »Was ist, wie funktioniert …« erklärt. Diese technische Auslegung war es auch, die das Bundesamt für Strahlenschutz und das Landesamt für Umweltschutz veranlasste, die Anlage in München zur Bestrahlung aller durch die Haut bestrahlbaren Tumore zuzulassen, die bisher mit Röntgen behandelt wurden (siehe Anlage 3: Zulassungen).

Die beiden erwähnten weiteren Anlagen in Deutschland: Das

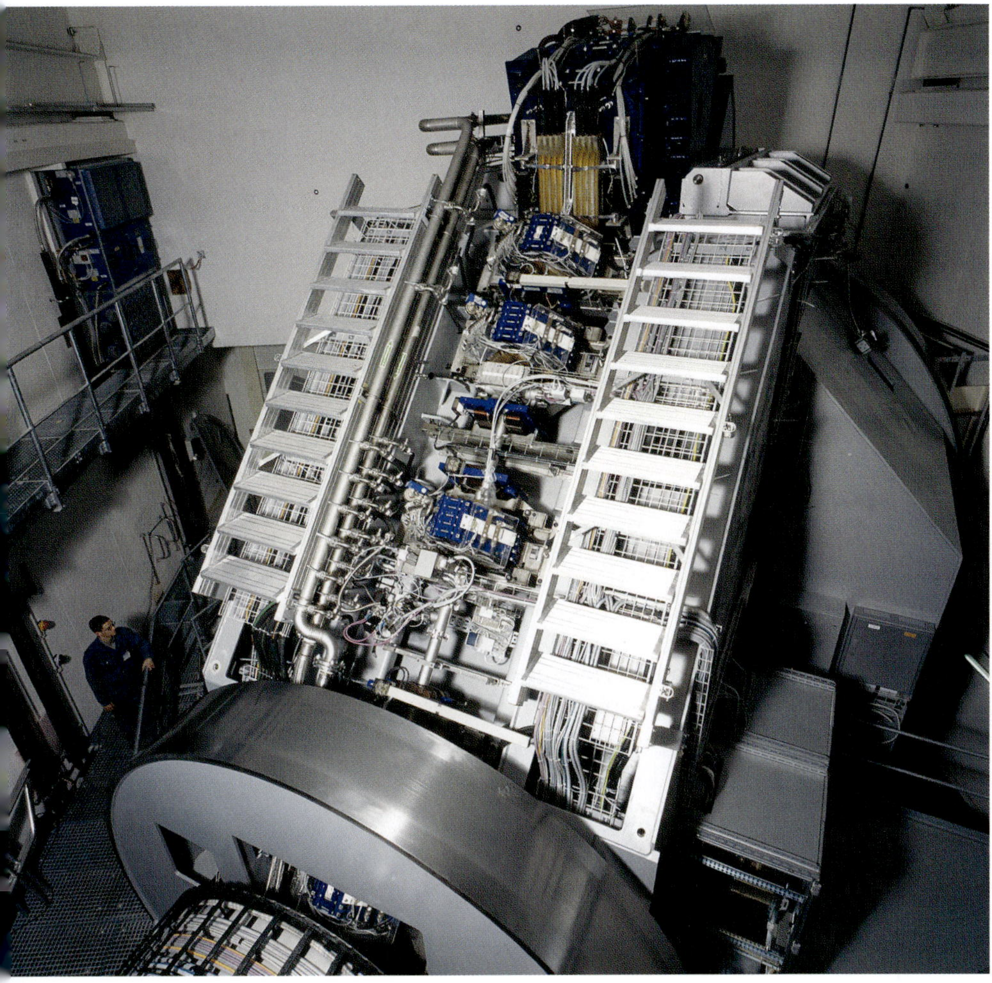

\bb. 38: Hinter den Kulissen der Protonentherapie: Eines der vier Zielgeräte (Gantries) ler Münchener Anlage; die für den Patienten sichtbare Vorderseite ist in den Abbildunen 46 und 55 wiedergegeben. Am linken Bildrand unten ist – zum Größenvergleich – ein Aonteur zu sehen. Das Bild verdeutlicht den riesigen Aufwand für das dreidimensionale ielen: Die ganze sichtbare Maschinerie dreht sich 360° um ihre eigene Achse, im Vorlergrund ist eine der Rollbahnen hierfür erkennbar. Die blauen Teile auf der Gantry sind lie Biegemagnete für den Protonenstrahl, der in der Achse des Gerätes am unteren linen Bildrand eintritt, nach oben abgelenkt und schließlich senkrecht in die Drehachse urückgeführt wird. Dadurch, dass sich das Gerät um sich selbst drehen kann, können 'atient und Tumor aus allen Richtungen bestrahlt werden. Quelle: ProHealth AG

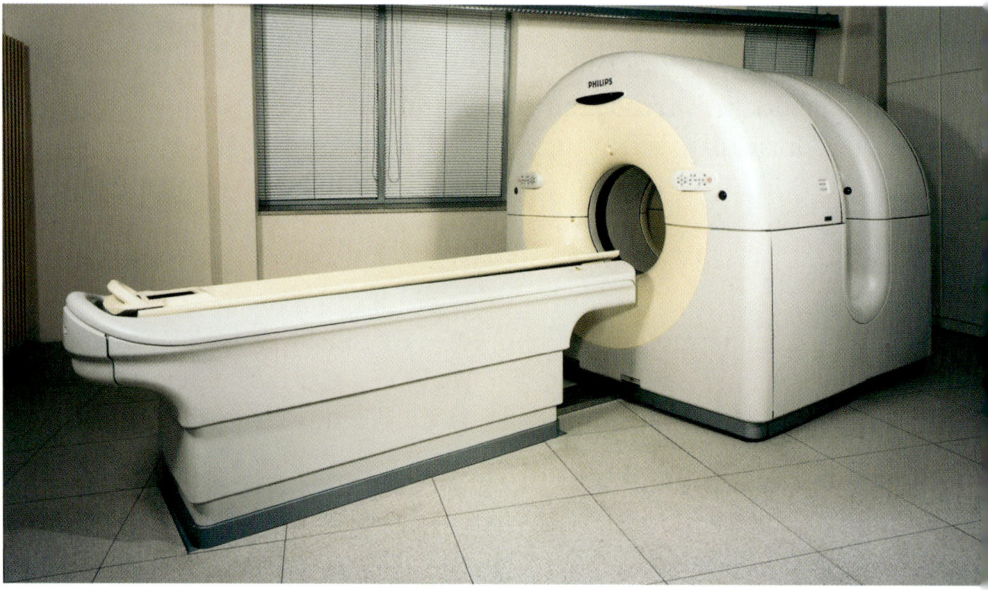


*Abb. 39: Kombinationsgerät Computertomograph/Positronen-Emissionstomograph (CT-PET-Scan). Vorne das verkleidete CT-Gerät, dann ein Freiraum zum Durchatmen für den Patienten, dahinter der identisch verkleidete CT-PET-Scan. Ein Highlight der Industriearchitektur in der Medizin. Quelle: ProHealth AG*

HMI in Berlin besitzt eine Bestrahlungszulassung für Protonen zur Bestrahlung von Augen. Die Schwerionen-Versuchsanlage GSI in Darmstadt arbeitet aktuell (Herbst 2004) mit einer Forschungszulassung für Heavy-Ions und Übergangsregelungen für einzelne Tumore.

## Die Grenzen der Protonentherapie heute

Die in der Tabelle gelisteten Forschungsinstitute weisen durchwegs nicht nur die Zahl, sondern auch das Spektrum oder die Qualität der Behandlungen limitierende technische Begrenzungen auf.

Die Anlagen von Loma Linda und Harvard waren vom Investitionsvolumen her in mehreren Eigenschaften – zum Beispiel Scanning-Verfahren – beschränkt.

Das RPTC, die identischen Protonenbestrahlungs-Folgeanlagen in zunächst Köln und Leipzig, ebenso wohl in Bau genommene Anlagen des M. D. Anderson Centers in Houston, Texas, der Indiana University, Bloomington, und der Universitätsklinik in Jacksonville, Florida, sind erstmals technologisch All-out-Einrichtungen, bei denen die Protonentechnologie, ebenso die zugehörige Diagnostik, an die Grenzen des Machbaren getrieben wurden.

Eine detaillierte Analyse (Abb. 40) verdeutlicht, dass innerhalb der eingesetzten Technik bei der Protonenbestrahlung, mittlerweile aber auch in der Tumorlokalisationsdiagnostik, überwiegend

| System | Leistung RPTC | Bewertung |
|---|---|---|
| Strahlenquelle Zyklotron | Protonengeschwindigkeit mit 250 MeV 180 000 km/sec | Mit über 38 cm Eindringtiefe Bedarfsgrenze übertroffen |
| | gelieferte Protonenzahl max. $6 \cdot 10^{13}$/sec | Intensität erlaubt 60–120 Sekunden Bestrahlungszeiten, Verkürzung klinisch nicht erwünscht |
| | Strahlstabilität betreffend Energie Intensität, Richtung | Besser als biophysikalischer Bedarf im Scanning-System |
| | Maximale Feldgröße 30 x 40 cm | Entspricht klinischem Bedarf |
| Strahlführung, Strahlaufbereitung | Zielgenauigkeit in Längsachse per Energievariation in 0,2 mm-Schritten | Besser als geometrisch zur Erzielung eines Spread-Out-Bragg-Peaks erforderlich |
| | Seitliche Streuung bei 80/20 % Dosisabfall in Hautebene kleiner 3,4 mm (Scanning) kleiner 1,0 mm (Scattering) | Damit Streuung hauptsächlich (naturgesetzlich) im Körpergewebe |
| Positionsgenauigkeit | Röntgengesteuerte Patiententischpositionierung +/– 0,5 mm in allen Dimensionen | Genauer als innere Organbeweglichkeit |
| Therapieplanungsgenauigkeit Computertomograph + Kernspintomograph | Auflösung bis max. 0,2 mm erzielbar | Auflösungsgrenze zumeist durch »Quantenrauschen« gegeben, verbesserbar nur unter Strahlendosis-Erhöhung bzw. Verlängerung der Untersuchungsdauer |
| Ungezielte Streustrahlenbelastung Patient | Kleiner 1 Promille der Therapiedosis | Fast ausschließlich im Körper generiert, (naturgesetzlich) |

*Abb. 40: Erreichung der naturgesetzlichen Entwicklungsgrenzen bei der Protonentherapie: Die klinischen Ziele werden entweder erreicht oder sind, da durch die Physik vorgegeben, nicht besser zu erfüllen.*

nicht weiter hinausschiebbare physikalische, also naturgesetzliche Limits erreicht wurden. Für die absehbare Zukunft wird die »Lernkurve« der technischen Entwicklung der Bestrahlungstherapie leider flach verlaufen.

Wie sieht es mit der »Lernkurve« der Radiotherapeuten aus? Wie erläutert, erlaubt die Röntgen/Protonen-Dosisumrechenbarkeit mittels RBE-Werten die Nutzung der gesamten Erfahrungen aus dem Röntgenbereich. Protonenbestrahlung ist somit keine experimentelle Medizin! Erfahrung muss allerdings noch gewonnen werden, in welchem Maße Protonenbestrahlung zum Beispiel operative Lungenresektionen bei Bronchialkarzinomen, in wieweit zum Beispiel sie die Isotopennadel-Spickung des Prostatakarzinoms vorteilhaft zu ersetzen vermag.

Gewiss ist bereits heute jeder bisher mit Röntgen bestrahlbare Tumor ein Protonen-Kandidat. Nicht zugänglich der Bestrahlung bleiben mobile Tumore – die des höheren Dickdarms, sowie solche, in denen auch großflächige Strahlenapplikationen, zum Beispiel auf das Knochenmark, nicht hilfreich sind, wie zahlreiche Leukämien.

# DIE THERAPIE
# IN DEN KLINIKEN

# WIE KOMME ICH ZU EINER PROTONENBEHANDLUNG?

Die Tabelle (Abb. 41) zeigt Telefonnummern und Internetzugänge für die im vorlaufenden Abschnitt erwähnten Behandlungszentren.

## Praktische Erreichbarkeit der Zentren

Wie schon aus den Tabellen hervorgeht, ist in praxi derzeit (2005) der Großteil der verschiedenen Protonen- und Heavy-Ion-Anlagen im Patientenzugang beschränkt: Begrenzte Eindringtiefe des Strahls (unter 230 MeV bei Protonen), Belastung mit Forschungsaufgaben (PSI, GSI), Politik und Lage (Volksrepublik China, Japan), hohe, von Versicherungen nicht ohne weiteres übernommene Behandlungspreise (USA) behindern einen regelhaften Patientenzugang. Das 2005 in Betrieb gehende RPTC in München jedoch ist auf die Bestrahlung aller Tumorlokalisationen bei allen Patienten ausgelegt. Die Aufnahmeprozedur bei einem für *alle* Tumorlokalisationen bei Privat- und gesetzlich Versicherten tätigen Protonencenter sollten Sie sich so vorstellen:

Sie können per Telefonanruf mit Identifikation Ihrer Person sich per E-Mail, Fax oder Post einen auf Ihren Namen ausgestellten *Anmeldebogen* zusenden lassen. Dessen vollständig ausgefüllte Rücksendung reserviert für Sie persönlich eine Registriernummer, die nach einem First-Call/First-Service-System Ihre Behandlungspriorität sichert. Abweichungen von dieser zeitlichen Priorität, die Sie natürlich noch nicht zu einer Behandlung verpflichtet, dürfen nur in Notfällen durch eine Ethikkommission vorgenommen werden.

**PAUL-SCHERRER-INSTITUT (PSI), Villigen (Schweiz):**
Tel: +41 (0) 56-310 35 24
email: radmed@psi.ch

**HAHN-MEITNER-INSTITUT (HMI), Berlin:**
Tel. +49 (0) 30-84 45 23 31
email: info@hmi.de

**GESELLSCHAFT FÜR SCHWERIONENFORSCHUNG (GSI), Darmstadt in Zusammenarbeit mit dem DEUTSCHEN KREBSFORSCHUNGS-ZENTRUM (DKFZ) und der Universität Heidelberg:**
Tel: +49 (0) 62 21-56 82 00
email: nicht publiziert

**LOMA LINDA UNIVERSITY MEDICAL CENTER (LLUMC), California (USA):**
Tel: +1 909 558-42 88
email: Referral@dominion.llumc.edu

**NORTHEAST PROTON THERAPY CENTER (NPTC), Massachusetts (USA):**
Tel: +1 617 726-51 30
email: infonptc@partners.org

**RINECKER PROTON THERAPY CENTER (RPTC), München:**
Tel: +49 (0) 89-66 06 80
email: patient@rptc.de

*Abb. 41: Kontaktmöglichkeiten erwähnter Protonen-Behandlungs- oder -Forschungszentren.*

Das Center wird Sie nach Rücklauf Ihres Anmeldebogens seinerseits umgehend kontaktieren.

Wenn Sie bereits zu einer konventionellen Röntgenbestrahlung vorgesehen sind, kann man im Center auf Wunsch Ihre Therapieplanung – auf deren Aushändigung in Kopie Sie in Deutschland gemäß geltender Rechtsprechung Anspruch haben – zu einer *vergleichenden Dosisberechnung* des Ihnen vorgeschlagenen Röntgenverfahrens mit dem Protonenverfahren erweitern. Die Zusendung der Röntgenplanung auf Datenträger ist hierzu erforderlich. Sie erhalten dann Vergleichsbilder und Tabellen (Abb. 42), die es Ihnen selbst gestatten, Sitzungszahl, Bestrahlung gesunder

**Patienteninfo Individueller Leistungsvergleich**

Nur zur Information. Vergleich auf der Basis identischer Strahlrichtungen, so weit möglich.
Bildbeispiel typische Schicht. Dosiseinheiten Gray (Gy).
Gesamtdosis = Integraldosis. Tumor gelb gestrichelt umrandet.

Röntgen

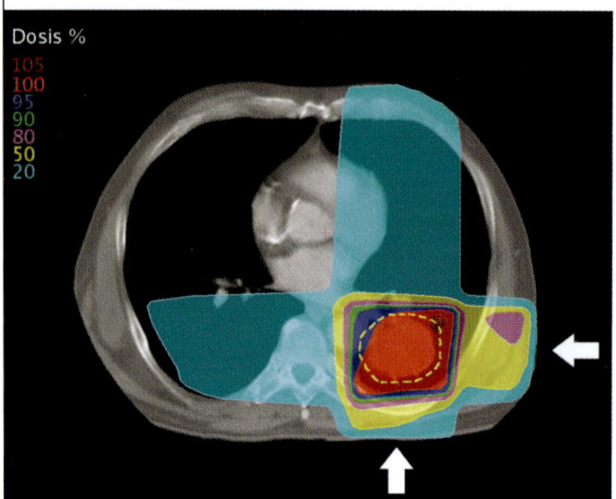


Protonen

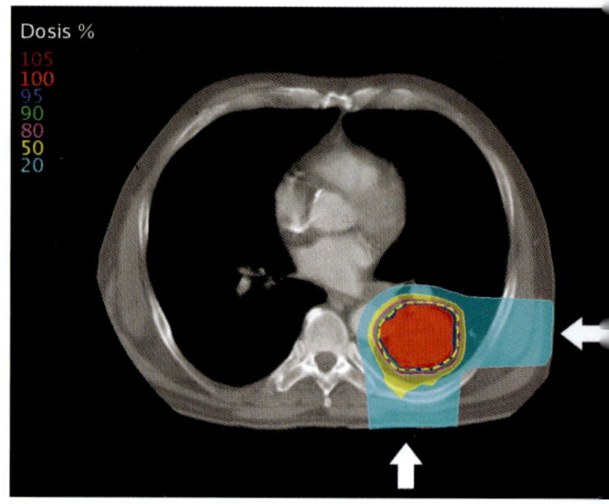


Mustermann, Hans, geb. 00. 00. 00 Datum: 00.00.00

| | Röntgen | Protonen |
|---|---|---|
| Tumor-Gesamtdosis | 48 | 60 |
| Tumor-lokale Mindestdosis | 45 | 58 |
| Gesundes Gewebe – Gesamtdosis | 339 | 58 |
| Gesundes Gewebe – lokale Höchstdosis | 44 | 29 |
| Minimale Fraktionszahl | 16* | 11** |
| Tagesdosis im Gesunden - lokale Höchst ... | 2,8 | 2,6 |
| Tagesdosis im Gesunden - Gesamt ... | 21 | 5 |

* Berechnungsgrundlage nach konventionellen Regeln < 3 Gy/Tag im Tumor.

** Berechnungsgrundlage Unterschreitung der Röntgentagesdosis im Gesunden.

*Abb. 42: Individueller informatorischer Leistungsvergleich Röntgen/Protonen. Die niedrigste Dosis im Tumor mit Protonen ist um ein Viertel höher als bei Röntgen. In der Geometrie der Lunge wirkt sich die Protonen-Dosisreduktion im Gesunden vorteilhaft aus. Somit entsteht auch die Möglichkeit, die Sitzungszahl zu verringern. Quelle: ProHealth AG*

Gewebe und Organe und die Tumordosis zu beurteilen beziehungsweise Ihren betreuenden Ärzten zur Beurteilung vorzulegen.

## Einweisung durch behandelnde Ärzte

Ihrem Arzt stehen die gleichen Anmeldungsmodalitäten zur Verfügung wie Ihnen persönlich. Auch hier erfolgt die Prioritätswahrung über die Patientenidentifikation mittels *Anmeldebogen*.

Nach deutschem Recht muss jeder behandelnde Arzt Sie über alle alternativen Therapiemethoden aufklären. Das heißt – gegebenenfalls unter Zuhilfenahme eines Kollegen – Ihnen verständlich erläutern, welche operativen, chemotherapeutischen oder radiotherapeutischen Methoden zur Verfügung stehen. Für alle Fälle, in denen eine teleradiologische – wie oben erklärt, durch die Haut wirkende – Radiotherapie mit Röntgen möglich ist, ist der Arzt zur Aufklärung auch über Protonen verpflichtet. Das Gleiche gilt für jene Fälle, in denen Bestrahlung, systemische Therapie oder Operation in Konkurrenz stehen. Oder in denen eine *Kombinationstherapie* aus diesen Verfahren anzuraten ist.

Sie können sich auch hier vom Protonencenter eine Second Opinion einschließlich Therapieplanung einholen.

## Kombinationsbehandlungen

Bestrahlungstherapie – auch mit Protonen – wird oftmals mit Operationen oder Chemotherapie kombiniert. Siehe hierzu unten den Abschnitt »Kombinationsbehandlung und seelische Betreuung«. Da in der Regel die Protonentherapie der zeitkritische Faktor ist, müssen Operationen, Chemotherapie und Protonentherapie zunächst terminlich *immer am Protonencenter* abgestimmt werden.

Postoperative Bestrahlungen werden in der Regel nach einer kurzen Erholungsphase, 8 Tage nach dem Eingriff, eingeleitet. Sie müssen also schon vor der Operation eingeplant sein. Dies gilt sowohl für eine Behandlung in einer Hand – am Center zusammen mit der jeweiligen Kooperationsklinik – oder beim Wechsel von einem auswärtigen Haus.

Eine gleichzeitige Chemotherapie wird immer an der Chemotherapie-Einheit einer benachbarten Klinik durchgeführt werden müssen. Auch in diesem Fall muss das Center eine vorläufige Terminabstimmung veranlassen.

# WER BEZAHLT HEUTE PROTONENTHERAPIE?

Die Protonentherapie im Hahn-Meitner-Institut wird von der Ortskrankenkasse (AOK) Berlin bezahlt.

Die AOK Bayern hat am 30. 6. 2004 als erste gesetzliche Krankenversicherung mit der Chirurgischen Klinik Dr. Rinecker für Protonenbestrahlung im Rinecker Proton Therapy Center (RPTC) einen *Versorgungsvertrag* für ihre Versicherten abgeschlossen. Protonentherapie in München am RPTC ist damit eine Leistung der gesetzlichen Krankenversicherung. Andere Krankenkassen in Bayern und in anderen Bundesländern übernehmen dieses Leistungsangebot ihrerseits: Das RPTC übermittelt Ihnen auf Anforderung eine jeweils aktualisierte Liste der möglichen Kostenträger für Protonentherapie. Bei Drucklegung bestehen bereits Verträge mit zahlreichen Betriebskrankenkassen (BKKen) und der Landwirtschaftskasse Bayern. Für außerbayerische AOKen übernimmt die bayerische AOK eine fallbezogene »Clearingfunktion«. Grundsätzlich kommt dem gesetzlich Versicherten zugute, dass er seit Beginn 2004 ein Wahlrecht bezüglich des Leistungserbringers – also eines Protonencenters – hat und auch von seiner lokalen Versicherung grundsätzlich eine Kostenerstattung verlangen kann (§ 13 (2,3) SGB V).

Auch für Patienten aus EU-Mitgliedsstaaten gelten die Grundsätze der Dienstleistungsfreiheit mit der Konsequenz, dass sie sich auch in Deutschland ambulante Behandlungsleistungen gegen Kostenerstattung zu Lasten des jeweiligen ausländischen Versicherungsträgers selbst beschaffen können. Ein nationales Sachleistungssystem hindert den Kostenerstattungsanspruch nicht. Demnach kann ein Patient aus einem EU-Mitgliedsstaat grundsätzlich Kostenerstattung beanspruchen, wenn er sich in

Deutschland einer Protonenbestrahlung unterzieht. Dies gilt auch für im EU-Ausland wohnende Patienten, die nur zum Zwecke der Behandlung nach Deutschland einreisen. Für die Abwicklung der Behandlung gibt es zwischen der ausländischen und der betreffenden deutschen Krankenkasse ein formalisiertes Abrechnungsverfahren. Das ausländische Versicherungssystem kann bestimmte vom Patienten einzuhaltende formale Obliegenheiten vorsehen (z. B. die Behandlung darf erst nach Überweisung eines Hausarztes erfolgen), die aber weder diskriminieren noch die Dienstleistungsfreiheit behindern dürfen.

Bei der Privaten Krankenversicherung gilt natürlich der individuelle Versicherungsvertrag. Dabei sollten Sie wissen, dass die Versicherungen zur Zahlung von Therapien wie der Protonenbestrahlung generell insbesondere durch ein Urteil des Bundesgerichtshofes (BGH) vom 12. 3. 2003 AZ IV Z R 278/01 verpflichtet sind.

Die Protonentherapie steht damit sowohl *gesetzlich Versicherten* wie *Privatpatienten* zur Verfügung. Insoweit die Kapazität der Anlagen überlastet ist, werden die Zentren nach biophysikalischen Kriterien eine Auswahl durchführen müssen: Sie berechnen beim individuellen Fall vergleichend die Protonen- und die Röntgentherapie, siehe Abb. 42 oben. Die Kosten der Protonentherapie werden dann von den gesetzlichen Krankenkassen übernommen, wenn deren rechnerisch beim einzelnen Patienten ermittelte Leistungsfähigkeit, relativ zu Röntgen, bei der Dosisverteilung oberhalb gewisser Auswahlkriterien liegt. Das heißt, wenn die Protonentherapie zugleich eine

- höhere Tumormindestdosis,
- niedrigere Höchstdosis im Gesunden,
- niedrigere Integraldosis (Gesamtdosis) im Gesunden erzielt, und das mit
- höchstens gleichviel oder weniger Einzelbestrahlungen.

Diese Auswahlkriterien werden der zur Verfügung stehenden Kapazität angepasst werden – müssen.

# DIE ANREISE UND UNTERBRINGUNG

Die folgenden Beschreibungen des Therapieverlaufs gelten naturgemäß nur für auf Patientenversorgung – nicht Forschung – optimalisierte Protonencenter neuer Konstruktion.

## Die Anreise

Beim telefonischen Kontakt kann das Center Ihnen per E-Mail oder Fax eine Routenempfehlung zukommen lassen. Ein Büro am Center unterhält einen weitergehenden Service, der Sie gegebenenfalls von den Einreiseformalitäten über die Flugbuchungen, Abholung am Flughafen bis hin zur Unterbringung betreut.

Bei gesetzlich versicherten Patienten werden die Fahrtkosten von den Kassen innerhalb der Stadt und des Landkreises übernommen. In allen anderen Fällen sollten Sie mit Ihrem Kostenträger vorher Rücksprache nehmen.

Selbstverständlich arbeitet das Center auch mit Kliniken zusammen und steht auch für Patienten bereit, die in Rollstühlen oder liegend anreisen. Telefonische Voranmeldung ist notwendig.

## Die Unterbringung

Das Bestrahlungscenter unterhält, entsprechend der geringen Belastung durch die Bestrahlung, ein Gästehaus mit Ein- oder Zweibettzimmern und einigen Suiten. Sie können sich aber auch in ein

Hotel einbuchen, auch hier ist Ihnen das Vermittlungsbüro behilflich.

Wichtig ist allerdings eines: Ihre täglichen Bestrahlungstermine müssen punktgenau eingehalten werden. Das ist so ähnlich wie die berühmten »Slots« für startende Flugzeuge. Ein versäumter Termin muss aus strahlenbiologischen und organisatorischen Gründen am Ende des gleichen Tages nachgeholt werden, was zu erheblichen Kostenmehrungen und Personalbelastungen führen könnte. Gemeinsam mit dem Center müssen Sie auf alle Fälle nach einer Lösung suchen, die das pünktliche Erscheinen zu den Bestrahlungsterminen sicherstellt, wo auch immer Sie wohnen.

Bei gesetzlich Versicherten übernehmen die Kassen die Kosten für die Unterbringung in Zweibettzimmern des Gästehauses in allen Fällen, in denen die Anreise, beim Beispiel München, außerhalb von Stadt- und Landkreis erfolgt. Darüber hinaus, mit medizinischer Begründung auch bei Patienten, deren Situation ein sicheres Erscheinen ohne Unterbringung vor Ort nicht erlaubt.

Während die Protonentherapie wegen ihrer geringen Nebenwirkungen selbst keine stationäre Unterbringung in einem Krankenhaus verlangt, stehen für geschwächte Patienten Krankenhausbetten in nahe gelegenen Krankenhäusern zur Verfügung. Das Center organisiert auch diesen Fall.

# DER ABLAUF DER DIAGNOSTIK

Der Diagnose- und Behandlungsverlauf ist *im Prinzip* in allen Anlagen ähnlich, wenn im Einzelnen auch aufgrund der unterschiedlichen Auslegungen und Ausrüstungen Abweichungen auftreten. Die derzeit jüngste Anlage kann daher hier nur als grundsätzliches Beispiel für den Therapieverlauf dienen.

Die Diagnostik beginnt unverzüglich nach dem Eintreffen, oder nach dem Einchecken im Gästehaus.

## Der betreuende Arzt

Das Wichtigste zuerst: Sie lernen den Sie während der gesamten Behandlungszeit betreuenden Arzt kennen. Er wird alleine in seinem eigenen Büro mit Ihnen sprechen.

Ihre mitgebrachten Befunde wird er durchsehen und, falls eine Behandlungsaufnahme in Aussicht steht, einscannen lassen: Das Center ist ein rein elektronisches Krankenhaus – die extremen Datenmengen bei der Diagnostik, der Hochpräzisions-Lokalisation und Positionskontrolle sowie bei der Dokumentation der Bestrahlung machen anderes unmöglich. Der Arzt wird sich bemühen, wichtige und entscheidende Teile der auswärtigen Diagnostik in die eigene Dokumentation aufzunehmen. Bringen Sie also alles, was Sie an diagnostischen Unterlagen auf *Datenträgern* haben, auf alle Fälle mit.

Im Arztgespräch (Abb. 43) wird zunächst ein *Therapievorentscheid* getroffen. Das heißt, der Arzt bespricht gemeinsam mit Ihnen, ob und in welcher Form, ob alleine oder als Kombinationstherapie – siehe unten Abschnitt »Kombinationsbehandlungen und seelische Betreuung« – die Protonenbestrahlung für Sie in Frage kommt.

## Die Umgebungsuntersuchung

Wird eine Protonenbestrahlung geplant, werden Sie zuerst einer *Staginguntersuchung* unterzogen. Das heißt, der *gesamte* Körper wird nach Tumormanifestationen und Metastasen abgesucht. Die Gründe hierfür sind offensichtlich: Nur in Kenntnis aller Tumorausbreitungen kann man Ihnen die richtige Therapie – auch Mehr-Ziel-Bestrahlung oder Kombination – vorschlagen und etwas zu ihrer Prognose aussagen. Das erläuterte Scanningsystem erlaubt es auch, mehrere Metastasen oder Tumorlokalisationen *gleichzeitig* zu bestrahlen, die Anlage hat eine so genannte »multitargeting capability«. Ältere Anlagen, die noch mit Schablonen arbeiten, besitzen diese nicht.

Die Staginguntersuchung wird mit einem Ganzkörper-Kernspintomographen, gegebenenfalls einem Ganzkörper-Computertomographen und einem CT-PET-Scan (Positronenemissionstomograph) durchgeführt – aber keine Angst, die Untersuchungen sind »non-invasiv«; sie sind schmerzlos. Alle die genannten Geräte können in einem einzigen Untersuchungsgang von maximal 30 Minuten Dauer den gesamten Körper abstreichen. Die Untersuchung kann jeweils mit oder ohne injiziertes Kontrastmittel durchgeführt werden. Der CT-PET-Scan wird immer mit einem Computertomogramm kombiniert, um die Millimeterpräzision der Computerdarstellung mit der hohen Tumorsensitivität des CT-PET-Scan zu kombinieren. Alle Geräte werden unten im Abschnitt »Was ist, wie funktioniert ...« erklärt.

Der Sie betreuende Arzt wählt den optimalen Untersuchungsgang aus: Vorgezogen wird das Kernspingerät, da es frei von Strahlenbelastungen ist. Der CT-PET-Scan dagegen arbeitet mit einer

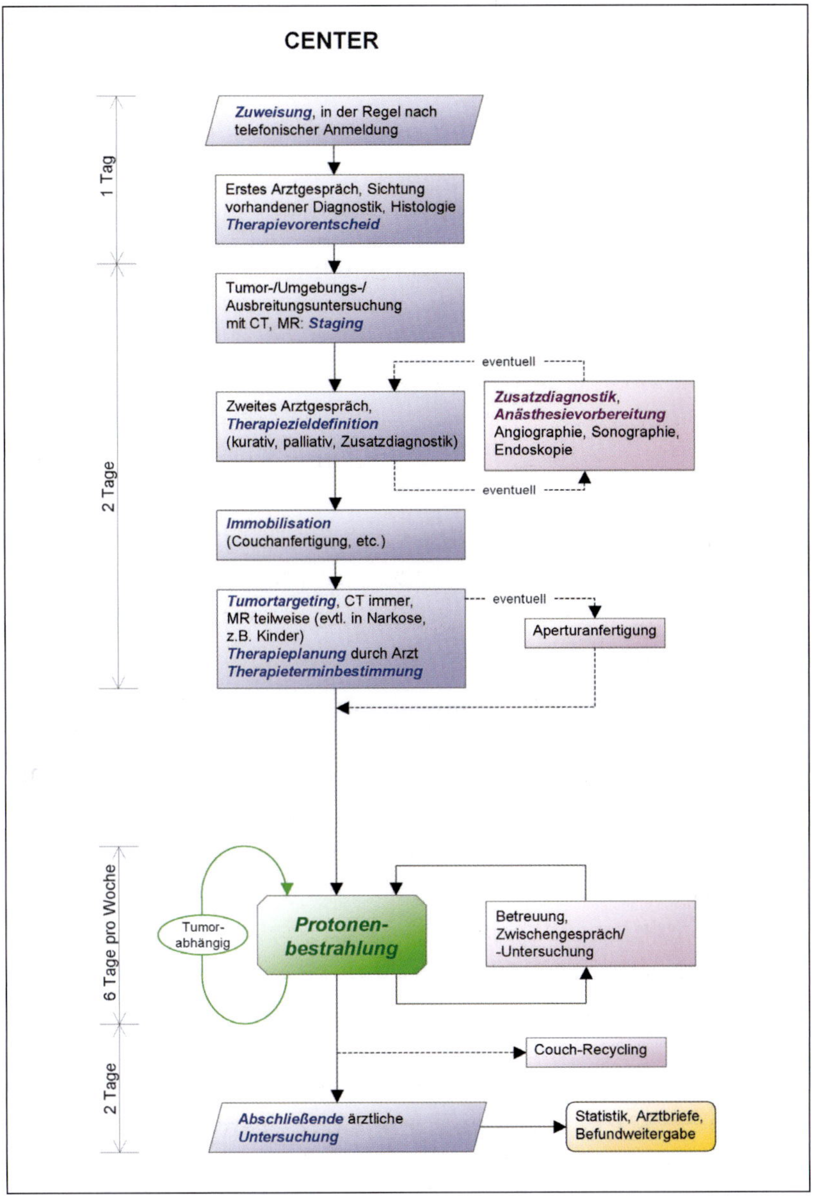


*Abb. 43: Ablaufschema Protonenbehandlung. Der Bestrahlungsteil wird wiederholt, siehe hierzu unten den Abschnitt »Der Tagesablauf bei der Bestrahlung«.*

Injektion kurzlebigen radioaktiven Materials, er wird lediglich in Zweifelsfällen eingesetzt. Das gelieferte Bildmaterial ist äußerst umfangreich – ein Computertomogramm oder Kernspintomogramm zum Beispiel liefert bei 0,5 Zentimeter »Schnittentfernung« ca. 360 Bilder pro Person. Das diagnostische Radiologieteam spielt sich die Bilder daher zunächst filmartig im Ablauf vor. Das menschliche Auge hat die Fähigkeit, bei diesen »Reisen durch den Körper« krankhafte Befunde mit erstaunlicher Präzision zu erkennen.

## Zweites Arztgespräch Therapiezieldefinition

Nach der Staginguntersuchung ist die Ausbreitung des Tumors, sind seine eventuellen Tochterabsiedelungen (Metastasen) bekannt, der Arzt wird Ihnen das sich so erhellende Therapieziel erläutern. Dabei wird er auch auf die Meinungsbildung im Tumorboard zurückgreifen, sehen Sie dazu unten den Abschnitt »Das Tumorboard der Spezialisten«.

In Einzelfällen muss die nähere Umgebung des Tumors, müssen die Blutgefäße zum Beispiel noch weiteren diagnostischen Maßnahmen unterzogen werden. Das Center ist mit einer Endoskopieausrüstung ausgestattet, Angiographien werden nach neuen Methoden, und teilweise ohne Kontrastmittel, im Kernspintomographen oder im Computertomographen vorgenommen. Natürlich ist auch eine Sonographieeinheit vorhanden.

## Immobilisation

Im Gegensatz zur Röntgenbestrahlung ist die Protonenbestrahlung – glücklicherweise – eine Hochpräzisionsbestrahlung. Die Strahlen sind so genau, dass sie mit Abweichungen von weniger als 1,0 Millimeter in kritische Zonen des Körpers – wie das Gehirn – gezielt werden können. Dies bedeutet – leider – auch eine möglichst präzise Immobilisation des Patienten. Der Tumor, darauf aufbauend das Zielgebiet, muss in der Diagnostik so exakt definiert werden, und dieses Zielgebiet muss in den Bestrahlungsgeräten so exakt wiedergefunden werden können, dass tatsächlich nur die gewünschte Region und diese auch mit der gewünschten Dosis lückenlos bestrahlt wird. Der Aufwand dazu ist erheblich.

Da die Strahlung selbst schmerzfrei ist und nicht bemerkt wird, wird Sie die Immobilisation zur Diagnostik und Bestrahlung zweifellos am meisten an all den Prozeduren in der Protonentherapie beeindrucken. Zögern Sie nicht, sollten Sie an Platzangst leiden, mit Ihrem betreuenden Arzt zu sprechen. Dieser wird gegebenenfalls auch einen Psychologen zuziehen. Man kann Sie dann mit Worten oder Medikamenten beruhigen. Übrigens: Das Gerücht, dass für äußerste Notfälle wenigstens bei der Diagnostik ein Glas Cognac bereit steht – stimmt.

Die einfachste Immobilisation geschieht mittels einer *Konturmatratze*. Der Patient wird für Diagnostik und Bestrahlung in ein »Erdnussbett« gelegt – die Erdnüsse sind in Wirklichkeit kleine Styroporkügelchen, die in einer luftdichten Plastikfolie untergebracht sind –, das dann leergepumpt wird. Die Kügelchen passen sich dem Körper an, bilden dann aber im Vakuum eine unverändert modellierende Kontur. Zusätzlich wird der Körper mit einer ebenfalls entlüfteten Ansaugfolie in der Matratze »fixiert«. Dieses »persönliche« Bett bleibt während der gesamten Behandlungsperiode für den Patienten reserviert.

Für Bestrahlungen im Schädelbereich wird ein *Oberkieferabdruck* angefertigt, wie Sie ihn wahrscheinlich vom Zahnarzt her schon kennen. Dieser fixiert den Kopf so exakt, dass nur wenige zusätzliche Abstützungen notwendig sind. Bei Patienten mit etwas weniger Zähnen allerdings muss noch eine Art Nasenabdruck angelegt werden; die abschreckenden Gesichtsmasken kommen nicht zum Einsatz.

Das Zielen bei der *Augenbestrahlung* erfordert einen noch größeren technischen Aufwand, der in dem Abschnitt »Die Bestrahlung am Auge« erläutert wird.

Die *Diagnostik in Fixation* wird den Tumor im Verhältnis zum dann unbeweglichen ihn umgebenden knöchernen Skelett örtlich fixieren und die röntgenologische dreidimensionale Erkennung der Stellung des knöchernen Skelettes – und damit indirekt des Tumors – in der Bestrahlungsapparatur ermöglichen. Dieses Zielgebungsverfahren ist hochzuverlässig, zugleich aber extreme Hightech. Es wird unten im Abschnitt »Die Präzisionszielgebung bei der Bestrahlung« ausführlich dargestellt.

Ein Sonderfall: Diagnostik und Bestrahlung in *Kurznarkose*. Gerade bei Kindern soll das Bestrahlungsfeld auf das absolute Minimum beschränkt werden. Sie halten aber nicht still. Deshalb werden sie in der Regel in einer leichten und gründlich überwachten Kurznarkose sowohl diagnostiziert und bestrahlt. Bewegungen – in Form der Atembewegungen – spielen auch bei Tumoren der Lunge und der Leber, die sich über 1,5 Zentimeter bei den Atmungsexkursionen mitbewegt, eine erhebliche Rolle. Versuche, die Diagnostik und die Bestrahlung beim Atemanhalten oder zwischen den – vielleicht nervösen – Atemzügen vorzunehmen, sind auch bei Erwachsenen nur mäßig effektiv und in ihrem Erfolg schwer dokumentierbar (siehe Anlage 1: Gray Lecture). Auch hier führt man Diagnostik und Bestrahlung in Kurznarkosen durch, wobei die Lunge für beide Verfahren mit Sauerstoff in einen kontrolliert geblähten Zustand gebracht wird, der die exaktest mögliche Erfassung des Tumors ohne Bewegungsartefakte erlaubt. Die Anlage verfügt über alle Narkosegeräte, Monitore und eine Aufwachstation mit Intensivabteilungs-Qualität. Im Team sind entsprechende Fachanästhesisten.

## Zielplanung

Das *Tumortargeting* ist die letzte Untersuchung vor der Bestrahlung. Sie wird immer mit einem Computertomographen durchgeführt, der nunmehr aber nicht über den ganzen Körper hinwegstrahlt, sondern mit Höchstpräzision zum Beispiel zwei Millimeter dicke Schichten röntgt. Diese Bilder, die dann dreidimensional als Datensatz gespeichert und bearbeitet werden, benutzt der Arzt, um dreidimensional das Zielgebiet und die Zugangswege der Bestrahlung festzulegen. Dies geschieht immer mit Hilfe von Medizinphysikern und stellt den Hauptteil der ärztlichen Arbeit bei den Bestrahlungen dar, auch wenn Sie dies nicht direkt sehen. Aber natürlich können Sie sich in einer Besprechung mit Ihrem Arzt *bildlich* die Bestrahlungsgebiete und Zugangswege darstellen lassen!

Dabei wird immer ein CT eingesetzt. Sollte man den Tumor in einem Kernspingerät besser sehen, werden die Kernspinbilder den CT-Bildern elektronisch überlagert, gegebenenfalls werden auch die CT-PET-Scan-Bilder eingespielt. Ein CT wird deshalb benutzt, weil dieses die Bildgebung – sei sie schwarzweiß oder in Farbe – auf den Unterschieden der lokalen Elektronendichte des Gewebes aufbaut. Und diese Elektronendichte ist es, die den Verzögerungseffekt auf die Protonen ausübt. Die Aufsummierung der Elektronendichte wird bei der Therapieplanung durch einen Computeralgorithmus automatisch eingewertet, so dass die schwierigere Durchdringbarkeit von zum Beispiel dichtem Knochengewebe durch eine etwas höhere Einstellung der kinetischen Energie bei der Bestrahlung, beim Scannen, berücksichtigt wird. Damit kommen die Bragg-Peaks ungeachtet der Dichte des Umgebungsgewebes immer genau dorthin zu liegen, wo man sie haben will.

Mit dem Abschluss der Diagnostik – rechnen Sie zwei bis drei Tage – haben Sie das Schlimmste überstanden. Unmittelbar danach wird die Therapiezielplanung durch die Ärzte vorgenommen, wird Ihr Fall gegebenenfalls im Tumorboard diskutiert. Bei sehr kleinen Tumoren, etwa am Auge oder am Hirnstamm, werden statt der Scanningmethode dünnste Strahlen eingesetzt, die durch Schablonen dem Tumorzielgebiet angepasst werden. Diese werden in numerisch gesteuerten Fräsmaschinen während der kurzen Wartezeit hergestellt. Jedenfalls werden Sie möglichst bald in den Terminablauf der Bestrahlung aufgenommen.

Um Ihnen zu zeigen, wie die Therapiezielplanung, die immer durch Ihren Strahlentherapeuten und durch den Medizinphysiker gemeinsam freigegeben wird, aussieht, noch das folgende Bild (Abb. 44).

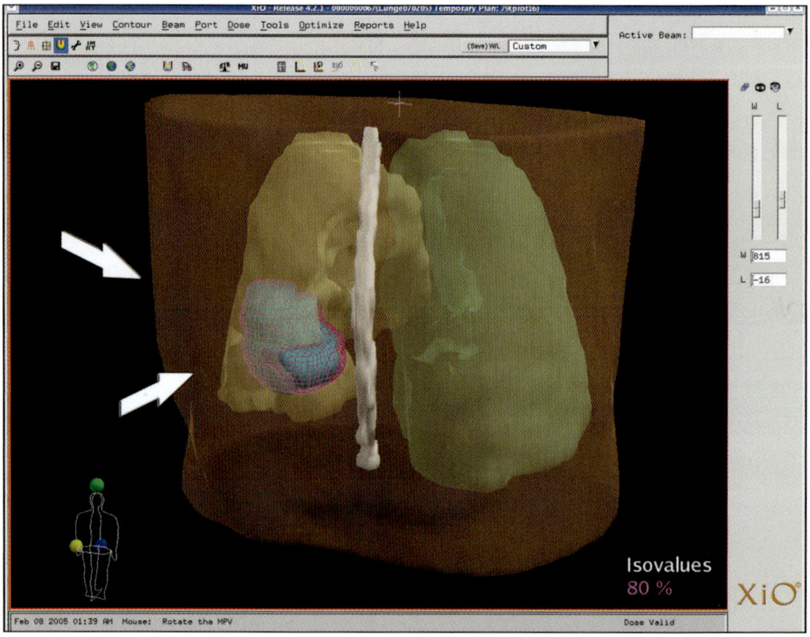


*Abb. 44: Illustration der individuellen Protonentherapieplanung eines Patienten. Gleiches Beispiel wie Abb. 42. Tumor und Strahlrichtungen sind in der dreidimensionalen Darstellung angedeutet. Violett ist die 80-Prozent-Dosisfläche eingezeichnet, die den Tumor umhüllt, der teilweise (helleres Blau) innerhalb der Lunge sitzt, sie teilweise überschreitet (kräftigeres Blau). Quelle: ProHealth AG*

# DAS TUMORBOARD DER SPEZIALISTEN

Die Onkologie – übersetzt: die Wissenschaft, die sich mit den bösartigen Tumoren befasst – verteilt sich schon traditionell, aber auch methodisch bedingt, auf viele verschiedene Spezialisten: der Methodik nach auf die Internisten, die Strahlentherapeuten und die Chirurgen. Den befallenen Organen nach auf die Gynäkologen, Neurochirurgen und Neurologen, Urologen, Gastroentorologen, Hals-Nasen-Ohren-Ärzte und Augenheilkundler. Es liegt deshalb nahe, mit Schwergewicht auf ungewöhnliche Fälle und Verläufe, *alle* von der Behandlungsmethodik her, vom befallenen Organ her, beteiligten Spezialisten auch gemeinsam die Behandlung leiten zu lassen. Andererseits dürfen nicht »zu viele Köche den Brei verderben«.

Die Tumorboard-Konsultation ist deshalb straff organisiert: Der Sie betreuende Arzt darf Sie als Patient niemals aus den Augen oder aus der Verantwortung verlieren.

Das Organisationsschema des Tumorboards ist daher recht kompliziert. Gehen wir es von Anfang an durch (Abb. 45): Tumorboard hin oder her, weder der Patientenwille noch die Fremdbefunde noch die Gesamtheit der im Center selbst erhobenen Befunde dürfen zwischen den verschiedenen Spezialisten verloren gehen: Der betreuende Facharzt für Radiotherapie hat alle diese Aspekte gemeinsam zu würdigen. Dabei hat er gemäß den Qualitätsrichtlinien des Centers vorzugehen. Er steht immer unter der Aufsicht der Fallrevision durch das Tumorboard. Und es ist seine Aufgabe, bei einer Einweisung durch einen behandelnden Arzt oder eine behandelnde Klinik mit diesem oder mit dieser Rücksprache zu nehmen.

Das Ergebnis dieser Überlegungen des betreuenden Facharztes für Radiotherapie besteht in einer von vier Entscheidungen:

- *Protonentherapie nicht sinnvoll:* Der Sie betreuende Arzt darf dann nicht einfach »den Fall ablegen«. Es ist verpflichtet, eine alternative Betreuung, an Ihrem Heimatort oder wo auch immer und durch wen auch immer, einzuleiten.
- *Protonentherapie sinnvoll als Alleintherapie:* Wie bereits besprochen, wird dann die Therapieplanungsindikation gestellt, die Behandlung bleibt in den Händen der Protonen-Spezialisten. Eine Einzelbesprechung im Tumorboard erfolgt dann nicht, allerdings wird das Tumorboard im Sinne einer Qualitätssicherung alle diese Fälle revidieren und auf Einhaltung der Standards prüfen.
- *Protonentherapie sinnvoll, alternative Therapie steht jedoch in Konkurrenz*: Dies ist eine typische Situation für eine Diskussion des Falles im Tumorboard vor Beginn der Bestrahlung.
- *Protonentherapie sinnvoll, aber in Kombination mit einer weiteren Therapieform*: Also zum Beispiel Chemotherapie oder Operation. Alle diese Fälle werden im Tumorboard vor der endgültigen Therapiefestlegung ausführlich besprochen.

Im Tumorboard *anwesend* sind immer Fachärzte für Radiotherapie, Fachärzte für Radiodiagnostik – diese beiden Subspezialisierungen haben sich in der Medizin getrennt –, Fachärzte für Chirurgie, für Onkologie der Inneren Medizin und für Pathologie.

*Fakultative Mitglieder des Tumorboards* sind Mitglieder des wissenschaftlichen Beirats, jeweilige Fachvertreter gemäß dem betroffenen Organ und, wenn immer möglich, die Einweiser. Das Center stellt, um die Beteiligung auch Ihrer heimatlichen Ärzte zu ermöglichen, seinerseits die Technik für eine Videokonferenz zur Verfügung.

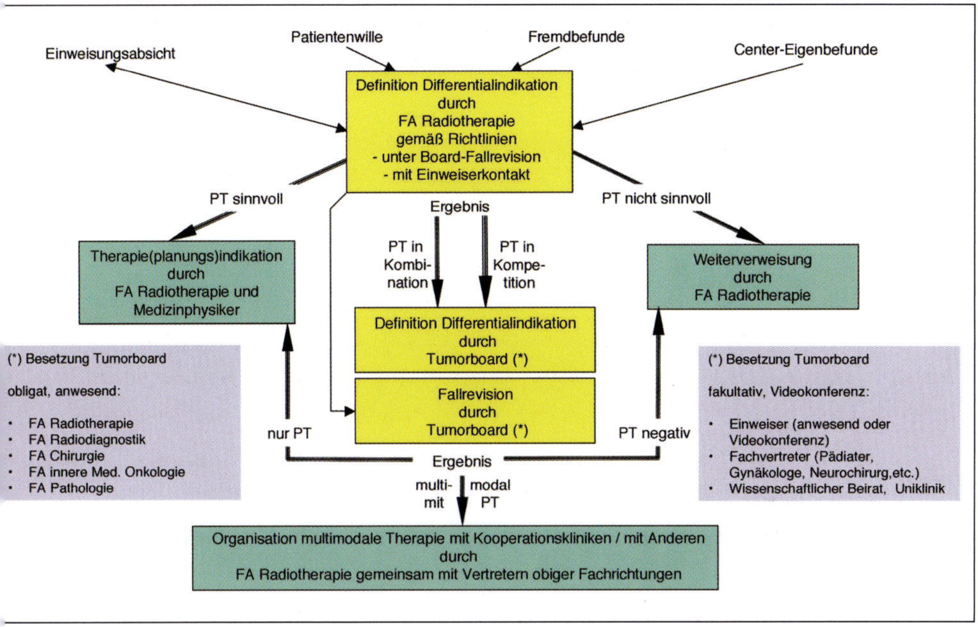


*bb. 45: Organisations- und Ablaufschema Tumorboard. PT = Protonentherapie, A = Facharzt.*

Die Ergebnisse der Tumorboarddiskussion sind natürlich wiederum eine Ablehnung einer Therapie, die Bestätigung einer reinen Protonentherapie oder die Bestätigung einer »multimodalen« Kombinationstherapie. Von letzterer mehr im Abschnitt »Kombinationsbehandlungen und seelische Betreuung«.

# DER TAGESABLAUF BEI DER BESTRAHLUNG

Theoretisch kann man Tumore mit einer einzigen Bestrahlung abtöten. Dies wird aber nur bei sehr kleinen Tumoren in der so genannten »stereotaktischen« Methodik gemacht. Eine einmalige Tumorbestrahlung wäre an sich durchaus verträglich: Sterben die Zellen doch keineswegs sofort ab, sondern erst dann, wenn sie zerstörte Zonen ihres genetischen Materials zu Stoffwechselzwecken ablesen, und vor allem dann, wenn sich die Zellen wieder zu teilen versuchen. Auch eine einmalige Strahlendosis würde dementsprechend nur zu einem verträglichen schrittweisen Abbau des Tumors durch eindringende körpereigene »Fresszellen« führen, der über wenige Wochen abläuft.

In der konventionellen Röntgenologie werden trotzdem die Bestrahlungen immer in einzelne Sitzungen – so genannte Fraktionen – aufgeteilt. Die Zahlen schwanken weit und reichen von 4 bis zu 35 Sitzungen, zumeist eine pro Tag.

Der Grund für diese Fraktionierung ist der Umfang der Gewebeschädigung *im Gesunden* durch Röntgen. Dieses Gewebe erholt sich eher, wenn man die Tumordosen auf 1,8 bis 2 Gray im Röntgenverfahren beschränkt hat. Dieses übliche, die Strahlenkrankheit – erinnern wir uns an die Abb. 42 mit der Dosisverteilung ins Gesunde – und die Spätschäden limitierende Verfahren ist sozusagen historisch gewachsen: Die Daumenregel 1,8 bis 2 Gray in den Tumor pro Tag und Sitzung berücksichtigte die relative Tumorgröße nicht und damit weder die tatsächlichen Gesamtdosen im gesamten bestrahlten gesunden Gewebe (Integraldosis im Gesunden) noch die eben dort auftretenden lokalen Höchstdosen. Die Gründe für diese Unexaktheit waren einfach: Früher, vor der

Computerära, konnten diese Dosen nicht berechnet werden. Heute ist die Berechnung bei der Therapieplanung exakt. Zudem wird die saubere räumliche Trennung zwischen Tumor und gesundem Gewebe durch die hohe Präzision der Protonenbestrahlung wesentlich erleichtert.

Die Dosierung der Schadensstrahlung im Gesunden liegt bei der Voxel-to-Voxel Modulated Scanning Proton Therapy (VVM-SPT) um 50 bis 70 Prozent niedriger als bei Röntgen. Dies kann ausgeschöpft werden: Bei jedem Fall werden alle lokalen Höchstdosen auch im Gesunden berechnet und die Integraldosis dort. Die Fraktionierungszahl, also die Sitzungszahl der Protonentherapie, wird dann so eingestellt, dass analog für eine Röntgenbestrahlung berechnete tägliche Höchstdosen, wiederum sowohl lokal wie integral, im Gesunden unterschritten werden. Das Resultat ist eine für Protonen typische *Erniedrigung der Sitzungszahl*, die von Fall zu Fall individuell optimiert wird. Ihr betreuender Arzt wird Sie informieren, welche Sitzungszahl und damit welche *Gesamtbehandlungszeit* notwendig ist.

Die solcherart mit Hilfe von Dosisberechnungen ermittelte Fraktionierungszahl – sprich Sitzungszahl und Gesamtbehandlungsdauer – muss allerdings bei einzelnen Patienten erhöht werden: Immer dann, wenn Tumorzellen und erhaltenswertes gesundes Gewebe räumlich so innig verwoben sind, dass der Strahl sie nicht zu trennen vermag. Eine Situation, die aufgrund der hochpräzisen Protonen-Zielbarkeit allerdings seltener geworden ist. Bei einer derartigen Vermengung kranker und gesunder Zellen, zum Beispiel bei manchen Hirntumoren, wird versucht, durch Aufspaltung der Dosis in eine höhere Zahl von – kleineren – Einzelfraktionen (Hyperfraktionierung) die in manchen Tumor-Gewebe-Konstellationen höhere Reparaturfähigkeit der gesunden Zellen gegenüber Strahlenschäden auszunutzen und diesen eine Erholungschance zu geben.

Die Konzentration der Bestrahlung auf wenige Einzelfraktionen ist in Bezug auf die Heilungschance von erheblichem Vorteil: Bei Erhöhung der Fraktionszahl, damit Erniedrigung der Dosis pro Einzelfraktion, erholt sich auch der Tumor zwischendurch: Die für den gleichen Sterilisationseffekt benötigten Dosen liegen bei hohen Fraktionszahlen zwischen 18 bis 22 Prozent höher als bei niedrigen Fraktionszahlen.

Die Fraktionierung, die Aufteilung der Gesamtdosis in mehrere Einzelbestrahlungen, hat naturgemäß noch automatisch einen wesentlichen Sicherungseffekt: Bei *keiner einzigen* Bestrahlungssitzung wird der Patient einer Dosishöhe ausgesetzt, die selbst bei einer – unvorstellbaren – völligen Fehlzielung lebensgefährlich oder schwer verletzend wäre.

Sie werden täglich bestrahlt, mit Ausnahme von Sonntag – in der konventionellen Therapie sind auch 5 Tage pro Woche üblich. Der Sonntag wird benötigt, um die Anlage zu warten und zu kontrollieren. Dafür ist das Center an allen anderen Tagen, Feiertage eingeschlossen, mindestens 12 Stunden täglich von 07 bis 19 Uhr im Einsatz. Sollten Sie das Unglück haben, zu einer Ihnen nicht ganz liegenden »nachtschlafenden« Zeit bestrahlt zu werden, bitte bedenken Sie, dass Sie damit einen Tribut an andere erkrankte Patienten leisten.

Nun, was tun Sie an einem Bestrahlungstag: 23,5 Stunden lang – was Sie wollen. Ihr Aufenthalt im Bestrahlungsgerät dauert ca. 15 Minuten, davon wird zwischen 60 und 120 Sekunden bestrahlt, der Rest ist Ein- und Ausschleusen, präzise Einstellung der Patientenliege und der Gantry auf die Tumorpositionen. Werden mehrere Tumorlokalisationen gleichzeitig bestrahlt, werden diese Einstellungen alle während einer Sitzung vorgenommen.

Und was fühlen Sie von der Bestrahlung? – nichts. Die Bestrahlung ist völlig schmerzfrei und auch nicht spürbar. Man hat einen Summton installiert, um Sie zu informieren.

Praktisch wickelt sich die Bestrahlung so ab: *Exakt* vor Ihrem Termin gehen Sie in das Erdgeschoss des Centers, Ihnen wird ein

Umkleideraum freigestellt; Sie warten ein paar Minuten auf der Couch vor dem Raum und werden dann aufgerufen.

Im Umkleideraum müssen Sie sich entkleiden. Nur dann kann Ihr Körper optimal präzise mit Ihrer persönlichen Konturliege in die richtige Position gebracht werden. Außerdem dürfen keine Fremdmaterialien eingebracht werden. Ein eigener Kleiderspind ist vorhanden. Auf die Garderobe folgt der Immobilisationsraum, wo Mitarbeiter Ihnen helfen, sich in aller Ruhe in die Liege mit Ihrem anmodellierten Vakuumbett zu positionieren. Das an Sie angepasste Bett bleibt für die gesamte Bestrahlungszeit für Sie reserviert. Sie werden dann in einen der 5 Therapieräume geschoben (Abb. 46). Die technischen Mitarbeiter sind dort, mit Ausnahme der kurzen Bestrahlungszeit, immer anwesend, die Einstellbewegungen des Patiententisches – die Anlage wird unten im Abschnitt »Die Protonentechnik« besprochen – werden nur im Beisein der Betreuer durchgeführt. Aktiv müssen Sie während der Zeit nichts tun.

Schon nach den wenigen Minuten des Bestrahlungsvorganges werden Sie in einen Mobilisationsraum geschoben, dort wird Ihnen beim »Aussteigen« geholfen, Sie gehen in eine Ankleidegarderobe, wo Sie die andere Seite Ihres Durchreichespindes entdecken. Das wär's.

Wie Sie Ihren sonstigen Tag gestalten: Erholen Sie sich!

## Ihr Tagesablauf

Beim Essen und Trinken sollen Sie je nach Bestrahlungszone auf eine eventuell notwendige Schleimhautschonung Rücksicht nehmen. Sie werden darüber informiert – na ja, der nächste Biergarten sollte erst nach der Bestrahlung genutzt werden. Im Gästehaus steht Ihnen eine Gymnastikabteilung zur Verfügung.

Eine wesentliche Beeinträchtigung Ihres Wohlbefindens, eine so genannte *Strahlenkrankheit*, haben Sie in der Regel bei einer alleinigen Bestrahlung mit Protonen ohne Kombinationstherapie nicht oder nur in limitiertem Umfang zu erwarten. Für Geschäftsleute: Sie bleiben praktisch immer arbeitsfähig.

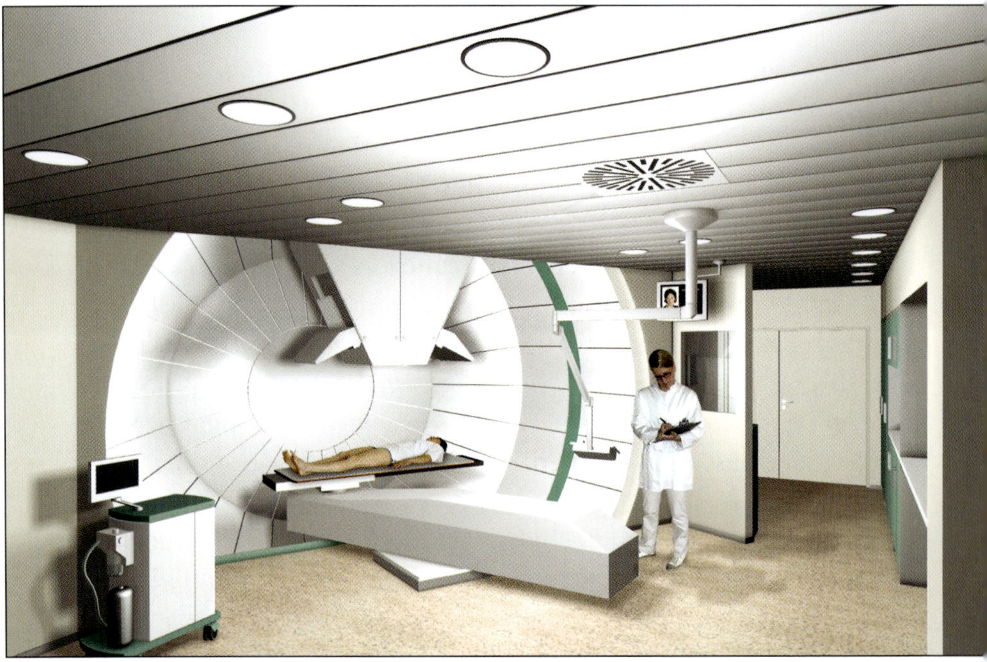

*Abb. 46: Zielgerät Gantry aus Patientensicht. Eines von vier identischen am RPTC.*

# KOMBINATIONSBEHANDLUNGEN UND SEELISCHE BETREUUNG

In den Anfangsabschnitten wurden ausführlich die verschiedenen Methoden der Krebsbehandlung erläutert.

Es gibt die *lokalen* Methoden wie Operation und Bestrahlung, ergänzt durch »operationsähnliche« Hilfsmethoden wie Thermoablation bei Lebermetastasen oder Hochenergieultraschall bei Prostataoperationen. Vorteil aller lokalen Methoden ist, dass Resistenzbildungen der Tumorzellen nicht vorkommen. Der Nachteil ist, dass manche Lokalisationen, vor allem eine weite örtliche Verteilung von Metastasen, bei Eingriffen, ja auch bei Bestrahlungen, viel Flurschaden erzwingen würden oder aber es einfach technisch unmöglich machen, jede Tumorzelle zu erfassen.

Die *systemischen* Methoden werden – Ausnahmen und Übergangsformen gibt es – auf den gesamten Körper wirkend ausgeübt. Das heißt, das Chemotherapeutikum oder das Immunmolekül muss zwischen Tumor- und gesunden Zellen differenzieren. Dieser Sachverhalt erlaubt es den schnell mutierenden Tumorzellen grundsätzlich, mit etwas Glück oder statistischer Regelmäßigkeit Resistenzen gegen das eingesetzte Therapeutikum zu entwickeln.

Warum also nicht kombinieren? Der Sinn der lokalen Verfahren kann sein, ohne Mutationschance den Großteil der Tumorzellen zu entfernen, hiervon stammt der Begriff »bulk-reduction«. Und alles, was nicht durch lokale Methoden erfassbar ist, kann einer Chemotherapie unterzogen werden. Im Prinzip kann nahezu jede Therapiemethode mit jeder anderen kombiniert werden. Eine Chemotherapie parallel zur Bestrahlung zum Beispiel kann überdies die Strahlenempfindlichkeit von manchen Krebszellen erhöhen, sie sensibilisieren. Die große Frage ist immer, ob die Heilwirkung sich mehr wechselseitig potenziert als sich die Nebenwirkungen addieren, Letzteres ist ein konkretes Problem bei der Kombination Bestrahlung und Chemotherapie, beispielsweise.

Eine Bestrahlung kann sowohl prä- wie postoperativ angewandt werden. Die präoperative Bestrahlung – ihr Sinn lässt sich nicht so leicht logisch begründen wie bei der postoperativen Bestrahlung – soll der geometrischen Verkleinerung des Tumors dienen. Oder ein Tumor, der interoperativ stark manipuliert wird, soll so vorgeschädigt werden, dass er nicht durch die operative Manipulation metastasierende Zellen aussendet. Eine postoperative Bestrahlung wird immer dann eingesetzt, wenn der Chirurg, zum Beispiel bei einer Operation am beweglichen Darm, Lymphabflussgebiete, die Tumorzellen tragen können, nicht erfassen kann. Dann kann er gezielt seinen Eingriff durch eine postoperative Bestrahlung ergänzen. In der Regel wird diese binnen 8 bis 10 Tagen nach der Operation vorgenommen, wenn der Patient sich schon etwas erholt hat und wieder beweglich ist.

Sowohl Bestrahlungen wie Operation werden mit Chemotherapien kombiniert, die dann meist unter dem Begriff »adjuvant« laufen. Die Therapien können zeitlich synchron vorgenommen werden. Die wechselseitigen Nebenwirkungen sind bei der Dosierung zu beachten.

Es gibt viel Erfahrung, viel Empirie über diese Behandlungskombinationen. Es ist eine der Aufgaben des Tumorboards, diese Kombinationsbehandlungen, die ja von verschiedenen Spezialisten gleichzeitig durchgeführt werden, zu organisieren.

Werden Sie einer *postoperativen Bestrahlung* unterzogen, wird das Center die Übernahme aus der Chirurgie organisieren. Die Anlage hat eine eigene Anfahrt für Liegendpatienten in Betten, mit eigener Rezeption. Sollte ein weiterer stationärer Aufenthalt notwendig sein, der nicht im Gästehaus vorgenommen werden kann, bieten die nahebei gelegenen Kliniken neben dem Zentrum eine stationäre Versorgung an.

Bei einer *adjuvanten Chemotherapie* steht Ihnen die benachbarte onkologische Ambulanz zur Verfügung. Diese kooperiert eng mit dem Center. Chemotherapien werden heute meist tagesklinisch oder ambulant vorgenommen, können also durchaus mit den Bestrahlungsterminen kombiniert werden. Sollte Sie dies zu sehr beanspruchen, stehen die genannten Klinikbetten auch hierfür zur Verfügung.

Ganz im Vordergrund steht auch die Notwendigkeit einer *seelischen Betreuung*. Der Autor konnte es in seiner chirurgischen Praxis nie ertragen, wenn jüngere Kollegen Patienten mit Krebs als »depressiv« bezeichneten. Diese fälschlich als Depression gewertete Stimmungslage ist schließlich keine Erkrankung, sondern eine natürliche seelische Reaktion auf den Zustand. Man muss sich ihrer spezifisch annehmen: Es gibt heute *Psychoonkologen*. Kollegen also, die spezielle Erfahrung in der Betreuung von Krebskranken haben. Ein solcher ärztlicher Dienst steht im Rahmen der onkologischen Ambulanz bereit. Sie sollten davon wirklich Gebrauch machen.

# NACHUNTERSUCHUNGEN UND ERHOLUNG

Auch sollten Sie sich auf alle Fälle eine Erholungsphase gönnen. Nach einer Kombinationsbehandlung ist diese sogar unabdingbar. Ihr betreuender Arzt wird Sie zudem über eventuell notwendige Hautpflege im Bestrahlungsgebiet – mit Pflegesalben – aufklären und Ihnen Rezepte ausstellen. Von der Bestrahlung her jedoch gibt es keinerlei spezifische Vorschriften, welche Kuren, Schonung oder was immer sonst Sie hinterher tun sollen. Werden spezielle körperliche Rücksichtnahmen bei der Bestrahlung einzelner Organe und spezifischer Tumorerkrankungen notwendig, werden Sie natürlich informiert. Ansonsten raten wir Ihnen für die Erholungsphase ganz einfach, das zu tun und zu essen, was Ihnen am meisten Spaß macht.

Nachuntersuchungen sind zum einen im Rahmen der Betriebszulassung vorgeschrieben. Ihr betreuender Arzt am Protonencenter wird in Zusammenarbeit mit Ihrem Hausarzt oder dem einweisenden Arzt auf alle Fälle dieses Basisprogramm, dessen Durchführung die Bestrahlungscenter auch *sichern müssen*, organisieren.

Darüber hinaus gibt es in Abhängigkeit von der Erkrankung sehr spezifische Nachuntersuchungserfordernisse, beispielsweise bei Bestrahlung der Prostata die Vorstellung beim Urologen.

Zum Dritten gibt es relativ viele lokale Untersuchungsschemata, in Deutschland meist unter Organisationen wie dem »Tumorzentrum München« und anderen zusammengefasst. Hierin werden weitere detaillierte und wissenschaftlich begründete Nachuntersuchungsprogramme vorgeschlagen.

Sie sehen also, die Durchführung der Nachuntersuchungen ist

von Richtlinien wie Gesetzen beeinflusst, und sie wird an verschiedenen Stellen abzuwickeln sein. Sie bekommen all diese Einzelheiten bei Ihrem Entlassungs-Arztgespräch mitgeteilt. An die von Ihnen benannten persönlichen Ärzte gehen natürlich Arztbriefe, die wiederum Ihre Weiterbetreuung definieren.

Von Ihnen als Patient wird erwartet, dass Sie alles tun, Ihren Heilungsverlauf rückzumelden, wo auch immer Sie leben. Die Daten Ihrer persönlichen Nachuntersuchungen muss jedes Bestrahlungscenter erhalten: Zu Ihrer Sicherheit wie auch zu seiner Selbstkontrolle, zum Wohl zukünftiger Patienten.

# DIE TECHNIK DER PROTONENCENTER

# WAS IST, WIE FUNKTIONIERT – DIE COMPUTERTOMOGRAPHIE

Antwort: Eigentlich ganz einfach. Ihr Prinzip ist schnell erklärt. Die geniale Idee des Erfinders und – späteren – Nobelpreisträgers Sir Godfrey Newbold Hounsfield (1919–2004) war Folgendes: Er erläuterte, so wird, wahrscheinlich ein wenig geschönt, berichtet, das recht offensichtliche Prinzip der Computertomographie einem weltweiten Elektromedizingerätehersteller, dessen Namen zu nennen in Bayern überflüssig ist. Er wurde abgewiesen. Er hatte dann die *Idee*, seinen Arbeitgeber zu überreden, eine Firma, die neben ein wenig Elektronik hauptsächlich Platten mit Löchern in der Mitte herstellt, also eine Schallplattenfirma. Diese englische Firma hieß EMI, das war die mit dem Hund auf dem Aufkleber. Und Computertomographen erinnern auch heute noch an Platten mit Löchern drin, und jene bayerische Firma hat sich mittlerweile doch einen der besten Plätze am Weltmarkt erobert.

Man kann das Innere von Lebewesen mit elektromagnetischen Strahlen, also auch mit Licht, durchleuchten. Wie Sie es selbst ausprobieren können, wenn Sie Ihre Hand über eine starke Lampe halten, sind menschliche Körper ganz gut durchsichtig. Allerdings wird das langwellige, energiearme sichtbare Licht von den Molekülen des Körpers so oft gebrochen – sprich abgelenkt –, dass das resultierende Bild höchst verschwommen ist. Nicht so bei energiereicheren kurzwelligen elektromagnetischen Strahlen, Röntgen.

Die resultierenden, scharfen Abbildungen werden mit röntgenempfindlichen Folien oder sich schwärzenden Fotofilmen erfasst. Das Problem ist nun, dass die Weichteile des Körpers nur wenige Prozent der durchgesandten Röntgenstrahlen stoppen, weniger als fünf Hundertstel, während Knochengewebe einen hohen Teil der Strahlenenergie abfängt, achtzig Hundertstel oder mehr. Kein Film ist imstande, gleichzeitig im Bereich fast vollständiger Abschirmung, beim Knochen, wie fast vollständiger Durchlässigkeit, bei den Weichteilen, noch erkennbare Grauschattierungen zu liefern. Hounsfields erste Idee – neben der Auswahl von EMI, zumindest – war der Ersatz der Filme durch miniaturisierte Strahlungsmessgeräte. Deren Messung konnte man durch einen Computer beliebig in Helligkeitsstufen eines elektronischen oder zu belichtenden Filmbilds übersetzen lassen. Die Einstellung nennt man »window«, das heißt, der Arzt kann sowohl die Weichteile wie auch die Knochenstrukturen mit dem Computertomographen auf den Film oder Bildschirm bannen.

Bei Darstellbarkeit so vieler Strukturen überlagern sich diese natürlich im Bild. Daher Hounsfields zweite Idee: Lassen wir sowohl die Röntgenröhre wie die Messgeräte in einem Ring um den Patienten kreisen. Die Strahlungsintensitäten, die die Messgeräte auffangen, sind dann Quersummen der Absorptionsfähigkeit entlang des jeweiligen den Körper durchdringenden Strahles. Und aus diesen Quersummen, die nicht nur quer, sondern auch schräg und vertikal ermittelt werden, kann ein Computer mit entsprechendem Rechenaufwand mittels algebraischer Gleichungen die Absorption an jedem einzelnen Bildpunkt rückrechnen. Sie können das selbst ausknobeln, indem Sie ein Feld von $3 \cdot 3 = 9$ Bildpunkten mit beliebigen »Helligkeitszahlen« versehen, die Quersummen errechnen und dann algebraisch die einzelnen Gleichungen lösen. Sollte Ihnen das zu mühsam sein, bitte Abb. 47.

Das ist das Geheimnis der Computertomographen. Diese wurden natürlich massiv weiterentwickelt, statt seinerzeit fast zentimetergroßer Bildflecke der ersten Geräte löst man mittlerweile jedes Bild in eine Matrix von $1024 \cdot 1024$ Bildpunkten auf. Die Abtastung wird Schicht für Schicht, genannt Schnitt, vorgenommen, daher der Vorschub des Patienten, den Sie vielleicht wahrnehmen. Die feinsten heute möglichen Bildpunkte haben dann Abmessungen von 0,25 · 0,25 · 0,6 Millimetern. Mit schneller werdenden Rechnern konnte man auch den Messvorgang beschleunigen: Die modernsten Geräte kreisen fortlaufend um den Patienten; mit bis 150 Umdrehungen pro Minute. Sie generieren in den Ringen bis 12 g Fliehkraft, was zum Beispiel die Konstruktion der Röntgenröhren erheblich erschwert. Man benutzt auch ganze Batterien von Strahlungsmessgeräten im Ring, in neueren Apparaturen sind zum Beispiel 16 Zeilen von Messfühlern parallel angeordnet. Während des Vorschubs des Patienten kreist das Gerät so, dass also 16 Zeilen spiralförmig um den Körper abgelesen werden.

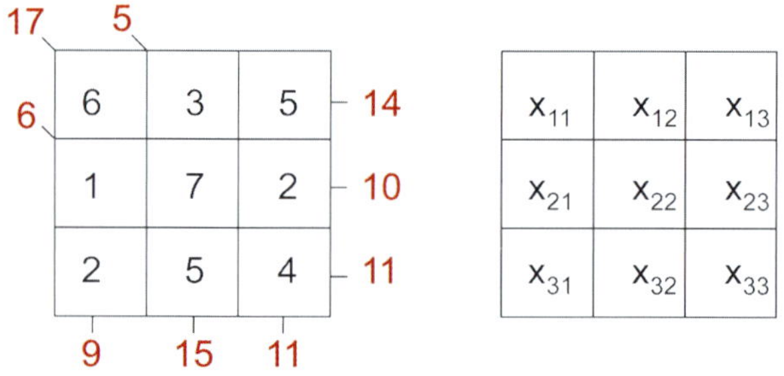


Gleichungssystem:

Gl.1: $x_{11} + x_{12} + x_{13} = 14$

Gl.2: $x_{21} + x_{22} + x_{23} = 10$

Gl.3: $x_{31} + x_{32} + x_{33} = 11$

Gl.4: $x_{11} + x_{21} + x_{31} = 9$

Gl.5: $x_{12} + x_{22} + x_{32} = 15$

Gl.6: $x_{13} + x_{23} + x_{33} = 11$

Gl.7: $x_{21} + x_{32} = 6$

Gl.8: $x_{11} + x_{22} + x_{33} = 17$

Gl.9: $x_{12} + x_{23} = 5$

*Abb. 47: Die Bild-Ausrechnung in einem Computertomographen. Allerdings um einen Faktor 100 000 vereinfacht. Bringen Sie es raus?*

Diese Art der Ablesung führt zu einem dreidimensionalen Datensatz, der beliebig wieder aufrufbar ist. Es sind somit alle Ansichten und Schnittbilder aus allen Richtungen darstellbar. Dreidimensionale Bildrekonstruktionen werden möglich. Die Bilder können auch cinefilmartig betrachtet werden, siehe oben Abschnitt »Die Umgebungsuntersuchung« in »Der Ablauf der Diagnostik«. Es können sogar perspektivische Bilder errechnet werden, siehe unten Abschnitt »Die Präzisionszielgebung bei der Bestrahlung«.

Mit einem modernen so genannten Ganzkörper-Computertomographen dauert eine Untersuchung des gesamten Körpers in 0,5 Zentimeter-Schnittbildern etwa 20 Sekunden. Kleine Felder gehen noch schneller. Die Untersuchung kann gegebenenfalls mit einem in eine Vene injizierten Kontrastmittel durchgeführt werden, um einen schwach sichtbaren Tumor noch deutlicher herauszuarbeiten. Die Strahlenbelastung eines Ganzkörper-Computertomogramms beträgt etwa 18 Millisievert, sie liegt damit bei etwa 0,1 Promille der einer typischen therapeutischen Bestrahlung.

# WAS IST, WIE FUNKTIONIERT – DIE KERNSPINTOMOGRAPHIE

Antwort: Extrem komplex. Es ist deshalb kein Wunder, wenn der – spätere – Nobelpreisträger Paul C. Lauterbur, geb. 1929, so die Gerüchte, zu der gleichen Großfirma ging, wie seinerzeit vergeblich der Entdecker der Computertomographie – und auch abgelehnt wurde. Allerdings, diesmal hatten die Elektromedizinhersteller schon Physiker an Bord, von der Computertomographie her, und entwickelten die Kernspintomographie dann bewundernswert rasch zur Marktreife. Die angedeutete Firma ist auch hier mit Weltmarktführer. Allerdings, die Kernspintomographie stützt sich auf derart viele verschiedene physikalische Prinzipien, nicht zuletzt Einstein hat auch hier wieder einmal beigetragen, dass die Nennung all ihrer Väter kaum möglich ist. Die Zuteilung des Medizinnobelpreises 2003 für die Entwicklung der Kernspintomographie beruhte denn auch weniger auf einer unstrittigen Analyse der Haupt-Vaterschaften, als vielmehr auf der Konvention, Nobelpreise auf höchstens drei Personen aufzuteilen.

Das bildgebende Prinzip der Kernspintomographie stützt sich auf eine merkwürdige Eigenschaft von Kernteilchen, nämlich wieder einmal die Protonen. Die Physiker beschreiben deren Eigenschaften als »Spin«-tragend. Spin (englisch) heißt übersetzt etwa Drehung oder Kreiselung. Nun hat nie jemand und wird nie jemand seine Hände auf ein kreiselndes Proton legen können. Auch haben diese Spins bei Protonen Kennwerte von $+ ^1/_2$ oder $- ^1/_2$. Die Bezeichnung Spin als Eigenschaftsbeschreibung ist also offensichtlich ein nur sehr abstraktes Modell. Aber es kann, neben einigen anderen Leistungen, die Basis einer Beschreibung des

Prinzips der Kernspintomographie bilden. Die verschiedenen Spins der einzelnen Kernteilchen heben sich in vielen Atomen gegenseitig auf, einen Nettospin behalten jedoch die Wasserstoffatomkerne und zum Beispiel auch die Atomkerne des im Körper ebenso vorkommenden Phosphors. Normalerweise zeigen die Drehachsen der Spins in zufälliger, gleichmäßiger Verteilung in alle Richtungen des Raumes.

Nicht so, wenn die Materie, das Gewebe mit den Spin-tragenden Atomen, in einem starken Magnetfeld liegt. Bei einer Magnetfeldstärke von einem Tesla – etwa das 25 000-fache des Erdmagnetfeldes – hat sich rechnerisch 1 ppm (part per million) der Drehachsen genau in Richtung des Magnetfeldes eingestellt. Bei einem Magnetfeld der halben Stärke, 0,5 Tesla, sind es noch halb so viele, bei entsprechend stärkeren Feldern mehr. Dieser Effekt wird zur Bildgebung, wie später erläutert, ausgenutzt. Wichtig ist, dass die Stärke der Bildsignale der Kernspintomographen, das so genannte Signal/Rausch-Verhältnis der Stärke des Magnetfeldes proportional ist. Man baut, zur Unterstützung bei Operationen etwa, »offene« Kernspintomographen mit niedrigeren Magnetfeldern, aber einer besseren Zugänglichkeit des Patienten. In der Protonentherapie geht es darum, möglichst präzise und auflösungsfähige Bilder zu erzeugen. Die verwendeten 1,5 Tesla-Kernspintomographen sind deshalb vom geschlossenen Typ; der Patient wird durch eine Art Röhre gefahren.

Derartige Magnetfelder, die, um die Bildqualität zu erhöhen, äußerst homogen sein müssen, erzeugt man heute mit supraleitenden Magneten: Das sind mit Strom geladene Spulen, die aber dem Strom keinen Widerstand entgegensetzen. Diese Supraleitung ist ein Effekt, der in bestimmten Materialien auftritt, wenn sie nahe zum absoluten Nullpunkt der Temperatur abgekühlt werden: Die Spulen sind in flüssiges Helium getaucht und haben eine Temperatur von –269 °Celsius; die gleiche Technologie, die auch, siehe unten, im Zyklotron des RPTC verwandt wird. Es entsteht damit ein von allen Schwankungen freies, dem Feld eines Dauermagneten entsprechendes Basis-Magnetfeld.

Flutet man nun das zu untersuchende Objekt über in das Kernspingerät integrierte Antennen mit einer bestimmten Radiofrequenz, absorbieren die Kernteilchen-Spins etwas Energie aus den Radiowellen. Man kann das so verdeutlichen, dass die kreiselnden Atomkerne, »angestoßen« durch die Radiowellen, eine so genannte Präzessionsbewegung beginnen; ihre Achsen bilden einen Kegel. Sie kennen das Phänomen eines präzessierenden Kreisels von einem alten Kinderspielzeug, wo ein solcher meist mit einem Ende seiner Drehachse auf einem kleinen Eiffelturm stand, angestoßen, mit dem anderen Ende der Drehachse einen freien Kreis in der Luft beschrieb.

Nach dem Ende der Beflutung mit Radiowellen geben die präzessierenden Atomkerne die aufgenommene Energie als genau identische Radiofrequenz, nach dem Erstbeschreiber Larmor-Frequenz genannt, ab.

Wenn wir uns klar machen wollen, wie aus diesem Radiosignal des Gewebes ein Bild angefertigt werden kann, müssen wir uns vorstellen, wovon genau die zurückgesandte Radiowelle abhängt:

Zunächst einmal von der Art des Spin-tragenden Atomkerns. Wasserstoff gibt – zum Beispiel bei 1,0 Tesla Basis-Magnetfeldstärke – eine Frequenz von 42,6 MHz ab, entsprechend fast der Frequenz eines UKW-Senders. Deutlich unterscheidet sich die Frequenz von Phosphoratomen mit 17,2 MHz. Der erste Bestimmungsfaktor ist somit

- die Art der untersuchten Atome.

Für die Klinik werden meist Bilder mit Wasserstoffatomen untersucht, seltener die Phosphoratome mit ihren anderen Frequenzen.

Zum Weiteren hängt die Larmor-Anregungsfrequenz wie die Larmor-Signalfrequenz von der Stärke des Basis-Magnetfeldes ab. Die beim RPTC verwendeten 1,5-Tesla-Geräte senden und empfangen UKW-Frequenzen von 63,9 MHz. Geräte mit noch stärkeren Magnetfeldern würden zwar mehr Atome zur Spin-Ausrichtung rekrutieren, die resultierenden Bildverbesserungen würden dann aber dadurch aufgehoben, dass der Körper für die immer höheren UKW-Frequenzen zunehmend undurchlässiger wird und die Bildqualität in der Tiefe wiederum abnimmt. Das zweite Bestimmungselement der Signalfrequenz ist also

- die Basis-Magnetfeldstärke.

Nun eine grandiose Idee: Im Innern der supraleitenden Spule werden, in der Wand des Tunnels, einfache aus Kupferbändern bestehende Zusatzspulen eingebaut. Mit diesen Zusatzspulen wird das Magnetfeld hintereinander entlang der X-, Y- und Z-Achse, also dreidimensional variiert, mit in der jeweiligen Achse die Intensität ändernden Zusatzfeldern (Gradienten) überlagert. Das Gerät baut zuerst den X-, nach Beendigung den Y- und am Ende den Z-Gradienten auf. Dies kostet Zeit, man versucht die Gradienten-Magnetfelder immer schneller zu schalten. Dadurch entstehen sehr steile Feldanstiege, die an den Spulen außerordentlich stark rütteln. Das ratternde Geräusch, das Sie trotz aller Schalldämmung im Kernspin wahrnehmen, stammt aus diesen sehr schnellen, mechanisch die Spulen beanspruchenden Gradientenschaltungen. Die Gradientenfelder entsprechen nur etwa zwei Prozent der Stärke des Basis-Magnetfeldes, das heißt die Larmor-Frequenz wird bei einem 1,5-Tesla-Kernspintomographen um etwa 1,3 MHz verändert. Das dritte Bestimmungselement der Signalfrequenz ist somit

- die Ortslokalisation ihrer Quelle in zeitlicher Staffelung der drei Dimensionen (Ortssignal).

Nun haben die verschiedenen Gewebe des Körpers unterschiedliche »dielektrische« Eigenschaften; sie bestehen im Extremfall nur aus Fett oder aus stark wasserhaltigem Gewebe. Diese lokale chemische Umgebung ist es, die das mikroskopische lokale Magnetfeld nochmals beeinflusst, und zwar in Größenordnungen von 1/10 000 Prozent des Magnetfeldes, entsprechend Frequenzabweichungen nur von hier 0,00006 MHz. Das vierte Bestimmungselement der Signalfrequenz ist also

- die mikroskopische Gewebeumgebung der untersuchten Atome (Bildsignal).

Die gesamte Bildinformation eines Kernspintomographen entspringt einer »Radiosendung«, die zwischen den Flutungszeiten über ein einziges Antennenkabel abgelesen werden könnte, wenn auch mittlerweile die Antennenkonstruktionen viel komplizierter geworden sind. Auf der Basis der Zeitfolge der Schaltungen für die Gradientenfelder X, Y und Z kann ein Computer den Sendeort nach den drei Bildachsen frequenzgemäß lokalisieren. Die mikroskopischen, in der Größenordnung wie gezeigt kleineren Frequenzabweichungen, überlagern dies aber. Nun gibt es, im 18. Jahrhundert von dem Mathematiker Fourier erfunden, einen mathematischen Formalismus, der es gestattet, jede stetige (das heißt, nicht springende) Funktion (Kurve) als eine Addition verschieden hoher und verschieden intensiver Sinuskurven bzw. Teilfrequenzen darzustellen. Diese Fourier-Analyse vermögen heutige Computer blitzschnell durchzuführen. Sie können damit dreidimensionalen Bildpunkt für dreidimensionalen Bildpunkt (Ortssignal) die jeweilige mikroskopische Frequenzveränderung (Bildsignal) im Bereich der genannten Tausendstel MHz zuordnen.

Und allein hieraus baut der Computer seine Bilder auf! Das war allerdings erst der Anfang, jetzt kommen die Feinheiten:

Neben diesem Energieabbau durch Erlöschen der Präzessionsbewegung der Spin-Atomkerne gibt es eine zweite Form des Energieabbaus, von den Ärzten als »T2«-Signal bezeichnet. Stellen Sie sich vor, dass nach der Radiowellen-Flutung unsere Kreisel wie die Ähren eines Kornfelds im Fußpunkt eines Tornados alle parallel kreiseln, vom gleichen Wind gelegt. Da nun aber die Magnetfelder lokal-mikroskopisch – wie erläutert – etwas unterschiedlich sind, erfolgt die Präzessionsbewegung etwas unterschiedlich schnell, ebenso ihr Abbau. Was vorher zu vergleichen war mit einer nordkoreanischen Aufstellung von Paradeturnerinnen, die sich alle zur gleichen Seite hin verbeugen, löst sich in chaotische Verbeugungen in alle Richtungen auf. Das heißt, ein geordneter Zustand geht in einen ungeordneten über, seine Entropie, wie der Physiker sagt, nimmt zu. Auch hierbei wird Energie abgegeben, das T2-Signal ist ein Entropiesignal, das andere Bilder ergibt als das T1-Signal.

Ein anderer Trick ist es, die Larmor-Anregungsfrequenz für eine Lokalisation auf den Magnetfeldgradienten zu wählen, die Ablesung aber mit einer anderen Frequenz, sprich für eine andere Lokalisation vorzunehmen. Nur Materie, die sich inzwischen von der einen Schicht zur anderen bewegt hat, wird ein Bildsignal geben: Auf diese Weise können Kernspingeräte – unter anderem – ohne Kontrastmittel Blutgefäßdarstellungen (Angiographien) durchführen.

Schließlich vermögen moderne Geräte die Signale so zu analysieren, dass sie ebenso Fett unterdrücken wie auch selbst unbewegte Flüssigkeiten im Körper darstellen können: Dies ist die Basis der ebenfalls ohne Kontrastmittel funktionierenden Kernspincholangiographie (Gallenwegsdarstellung).

Die Untersuchungsdauer hängt sehr von der Fragestellung und vom gewünschten Bildtyp T1, T2 ab. Bei Ganzkörper-Kernspintomographen beträgt sie heute um 20 Minuten. Die Strahlenbelastung ist hierbei, natürlich, null.

Sie können sich sicher sein, selbst einige Ärzte, die sich als Experten fühlen, genießen einen derartigen Wiederholungskurs in Kernspin-Technik. Einig sind sie sich aber heute in jeder gut ausgerüsteten Klinik über eines: Das letzte Diagnostikgerät, das ausfallen darf, ist der Kernspin.

# WAS IST, WIE FUNKTIONIERT – DER CT-PET-SCANNER

Sowohl die Computertomographen, die unterschiedliche Elektronendichten, letztlich also unterschiedliche Gewebedichten, messen, als auch die Kernspintomographen, die unterschiedliche mikroskopische Magnetfelder als bildgebendes Element nutzen, damit hauptsächlich fett-/wasserhaltiges Gewebe und Bewegungen unterscheiden, liefern »morphologische« Daten. Das heißt, sie liefern Bilder, bei denen Tumore letztlich an der Gestalt, an der nicht zur Umgebung passenden Form erkennbar sind. Es ist unvermeidlich, dass insbesondere kleinere Tumore damit nicht immer sichtbar sind. Es gibt aber ein zweites Prinzip, Tumore zu erkennen: Sie weisen zumeist – leider nicht immer – einen höheren Stoffwechsel als das Umgebungsgewebe auf. Der CT-PET-Scan identifiziert den Tumor durch Lokalisation zugeführter radioaktiver Zuckermoleküle, von denen sich die Krebszellen ernähren.

Eine Anhebung der Sensitivität, also der Chance, einen Tumor als solchen zu erkennen, ist durch *Kombination* von Computertomographen mit PET-Scannern beschrieben, für einzelne Tumorarten um bis zu 20 Prozent. Die Positronenemissionstomographie (PET-Scan) basiert auf dem hohen Stoffwechsel des wachsenden Tumors, wobei in der Regel der Blutzuckerstoffwechsel untersucht wird. Der im Folgenden erklärte PET-Scan hat den Nachteil, dass seine Bildschärfe weit unter dem 0,25 Millimeter-Auflösungsvermögen des Computertomographen liegt. Daher wurde ein CT-PET-Gerät entwickelt, das direkt – es sieht übrigens von außen genauso aus – hintereinander wie zwei Doppelreifen mit einem CT kombiniert ist, siehe oben

Abb. 39. Das CT liefert dann die exakte Form, der PET-Scan überprojiziert, meist farbig, im Bild die Stoffwechselaktivität und macht damit den Tumor besser erkennbar.

Sie haben bei der Besprechung der Bestrahlungs-Alternativen schon von Antimaterie gehört. Tatsächlich gibt es einen radioaktiven Zerfall, in dem – allerdings sehr massearme – Antimaterie-Elektronen produziert werden. Man nennt diesen Zerfall Beta-Plus-Zerfall, da diese Antimaterie-Elektronen, Positronen genannt, tatsächlich auch das gegenüber Elektronen umgekehrte Ladungs-Vorzeichen haben: ein positives. Die verwandten Isotope sind äußerst kurzlebig, sie haben Halbwertszeiten von 20 oder 110 Minuten. Das heißt, die radioaktive Substanz verliert die Hälfte ihrer Aktivität jeweils in einer Zeitspanne von zum Beispiel 20 Minuten, die Radioaktivität sinkt nach insgesamt 40 Minuten dann auf ein Viertel usw. Diese kurzlebigen Isotope können künstlich produziert und innerhalb einer Stadt wie München transportiert werden. Hergestellt werden sie mit einem Zyklotron der Technischen Universität München. Diese Produktionszyklotrone haben – aus der Sicht des RPTC – nur eine geringe Energieleistung mit 11 MeV statt 250, aber einen dichteren Protonenstrahl.

Die Isotope werden intravenös injiziert, der Patient muss ruhig liegen, um keine Stoffwechselerhöhung in der Muskulatur zu erzeugen, und – soll tatsächlich möglichst wenig denken, auch arbeitende Hirnareale stellen sich dar. Er wird dann gleichzeitig durch das CT und durch den PET-Scan geschoben, die Untersuchung dauert insgesamt 20–30 Minuten.

Das physikalische Prinzip des CT-PET-Scans ist faszinierend: Diese (Antimaterie-)Positronen treffen nach durchschnittlich einem Millimeter im Gewebe auf das dort häufigste Teilchen, das im Weg steht, auf ein (Materie-)Elektron. Die beiden Teilchen annihilieren sich in schöner Entsprechung zu dem physikalischen Gesetz $E = m \cdot c^2$: Sie gehen völlig in Energie auf, in Gammastrahlung einer bestimmten Frequenz. Und zwar in zwei Gammaphotonen, die Energiepakete der Gammastrahlung, die genau im 180°-Winkel in entgegengesetzten Richtungen wegsausen. Bei dem PET-Scanner ist wiederum, hinter der Karosserie, eine Batterie von miniaturisierten Strahlenmessgeräten kreisförmig um den Patienten montiert. Diese können die Gammastrahlen dieser Frequenz identifizieren, und sie ermitteln per Computer im Bereich von einer Nanosekunde die Gleichzeitigkeit – genannt Koinzidenz – der beiden mit Lichtgeschwindigkeit austretenden Gammastrahlen. Dann weiß man, dass das radioaktive im Gewebe gespeicherte Isotopenmolekül auf einer Verbindungslinie zwischen den beiden Detektoren liegt, die angesprochen haben. Noch unvorstellbarer: Der kleine Laufzeitunterschied, der entsteht, wenn die Strahlenquelle näher an einem Detektor als an dem der ande-

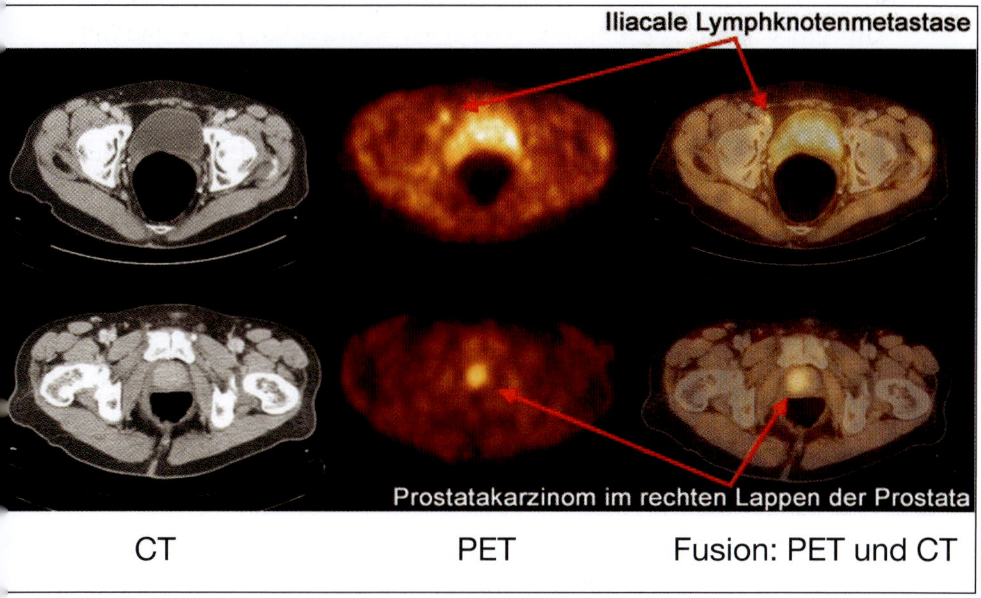


*bb. 48: Kombination der morphologischen (gestaltlichen) Tumor-Abbildung in einem omputertomographen (links) mit der funktionellen (Stoffwechselaktivität) Abbildung im ositronenemissionstomographen (Mitte). Die Fusionsbilder (rechts) zeigen die maligne ntarteten Anteile einer vergrößerten Prostata. Die iliacale Lymphknotenmetastase (obe- Pfeile) wäre im CT alleine wahrscheinlich unerkannt geblieben.*

ren Seite liegt, kann heute bereits trotz der – ungeheuer hohen – Lichtgeschwindigkeit dieser Strahlen messtechnisch erfasst werden, man weiß dann, wo auf der Verbindungslinie der radioaktive Zerfall stattgefunden hat.

Warum dann überhaupt noch eine Kombination mit einem Computertomographen? Die radioaktiven Zuckermoleküle werden wirklich ganz exakt im stoffwechselnden Tumor angereichert. Nun, der initiale Beta-Plus-Zerfall hat der Antimaterie, dem Positron, auch eine gewisse Geschwindigkeit verliehen. Und die führt dazu, dass die beiden Gammaquanten, die beiden Gammastrahlen, nicht genau entgegengesetzt wegfliegen, sondern in einer leichten V-Figur. Zudem haben manche Positronen das Glück, nicht sofort, sondern erst nach ein paar Millimetern ihren zerstörenden Partner aus der Gegenwelt zu treffen. Dies schafft die Unschärfe, die durch das gleichzeitige Computertomographiebild kompensiert wird (Abb. 48).

Die im Diagnostikum enthaltene Radioaktivität klingt sehr schnell ab, die Gesamtdosis beträgt ca. 10 Millisievert. CT-PET-Scans werden aufgrund dieser zusätzlichen Dosis nur bei gezielter Metastasensuche eingesetzt.

# WAS IST, WIE FUNKTIONIERT – DIE PRÄZISIONSZIELGEBUNG BEI DER BESTRAHLUNG

Die Hochpräzisions-Bestrahlung maligner Geschwülste mit Protonen ist bereits 1946 von Robert R. Wilson (1914–2000) vorgeschlagen worden. Einer jener Physiker, die in dem amerikanischen Manhattan-Projekt an der Entwicklung der Atombomben mitgewirkt hatten und die nach dem Doppelabwurf über Japan denn doch Gewissensbisse bekommen hatten. Wilsons Therapievorschlag lief seiner Zeit voraus. Man wusste seinerzeit ja noch nicht, wo genau die Tumore lagen! Dies konnte erst die Computertomographie beantworten, die erst Anfang der achtziger Jahre eine hinreichend hohe Auflösung hatte, hinreichend präzise war, um den Vorteil der Protonentherapie, die dreidimensionale Zielfähigkeit, unterstützen zu können.

## Zielerkennung

Die Identifikation des Tumors und damit des Zielgebietes geschieht heute immer mit einem hochauflösenden Computertomographiebild meist in 2 mm-Schichten. Die Computertomographie ist, wie dargestellt, schon deshalb notwendig, weil sie die Elektronendichte der Umgebung und damit den Verlangsamungseffekt des Umgebungsgewebes auf die Protonenpartikel erfasst.

Bildet die Computertomographie den Tumor alleine nicht exakt genug ab, sei es im abbildungstechnisch kritischen Bereich der Schädelbasis, oder sei es, weil der Tumor in einem anderen

Untersuchungsverfahren besser sichtbar ist, benutzt der Radiotherapeut immer additive Überlagerungsbilder: in elektronischer Überlagerung Computertomographie und Kernspintomographie. Oder in elektronisch/mechanischer Überlagerung Computertomographie und CT-PET-Scan. Gelegentlich bezieht der Radiotherapeut auch Zusatzinformationen aus endoskopischen und anderen Verfahren ein, beim Auge, siehe unten Abschnitt »Die Bestrahlung am Auge«, routinemäßig.

Schicht für Schicht des Schnittbildes legt der Radiotherapeut zeichnerisch – mit einem Cursor – am Bildschirm eine dreidimensionale Zielgebietsgrenze um den Tumor. Damit ist die »Kill-Area« bestimmt, das, was man früher Zielgebiet erster Ordnung nannte.

Aus der traditionellen Radiologie stammen noch der Begriff des Zielgebiets zweiter Ordnung sowie einige Modifikationen dieser Terminologie. Das waren Gebiete, in denen man Tumorzellen noch vermutete oder wusste, aber es wegen der mangelnden Strahlungspräzision nicht wagte, die Volldosis zu applizieren. Die Präzision der Protonenbestrahlung reduziert derartige Zonen prinzipiell.

Die zweite Frage bei der Zielfindung ist, wie die gewünschte und vom Radiotherapeuten nach klinischen Erfahrungswerten ausgewählte tödliche Dosis (Letaldosis) gleichmäßig und lückenlos in das Ziel gebracht werden kann, ohne empfindliche Organe zu passieren. Zusammen mit dem Medizinphysiker werden die verschiedenen Strahlungszugänge ausgewählt. Die modernen Protonenanlagen sind so ausgelegt, dass sie aus allen Richtungen strahlen können und auch nicht den kürzesten Weg Haut/Tumor erzwingen. Die Spezialisten versuchen, solche Zugangswege für die Strahlung zu finden, die die Präzision der Protoneneinwirkung und ihre Konzentration im Bragg-Peak optimal ausspielen, gleichzeitig aber Kollateralschäden im Gesunden minimalisieren.

Das Ergebnis können Sie sich von Ihrem betreuenden Arzt graphisch am Bildschirm zeigen oder auch ausdrucken lassen. In München ist es Standard, jeweils noch konventionell-radiologische Vergleichsrechnungen durchzuführen. Auch diese können Ihnen gezeigt werden. Sie können dann selber nachvollziehen, um wie viel die Dosisverteilung, die mit Protonen erzielt wird, in Ihrem Fall der Röntgentherapie überlegen ist, siehe Abb. 42.

Die Vergleichsrechnung mit Röntgen wird auch eingesetzt, um die dort auftretenden lokalen oder integralen Dosisbelastungen im Gesunden als Höchstgrenzen für die Belastung pro Einzelsitzung (Fraktion) mit Protonen zu nutzen. Das heißt, es kann Ihnen sofort die notwendige Sitzungszahl in einer erfahrungsgesicherten Weise begründet werden.

Die Umsetzung dieser gewünschten Dosisverteilung in die Maschineneinstellungsbefehle erfolgt automatisch, mit zahlreichen Plausibilitätskontrollen vor und während der Bestrahlung.

## Zielfindung im Bestrahlungsgerät

Wie wird nun gesichert, dass die Position der Zielgeräte in der Bestrahlungsapparatur (Gantries) richtig auf dieses Zielgebiet eingestellt ist, es *wieder* gefunden wird? Nun, der Computertomograph hat die knöcherne Umgebung des Tumors sehr exakt mit erfasst. Exakt besonders deswegen, weil der Patient schon in der oben dargestellten Form für die Untersuchung immobilisiert wurde: Die geometrische Beziehung zwischen Tumor in den Weichteilen und umgebendem Skelett war fixiert. In der gleichen Immobilisierungstechnik wird der Patient an das Bestrahlungsgerät herangebracht.

Das Computertomographiegerät hat mittlerweile aus seinem dreidimensionalen Datensatz zwei perspektivische Bilder ausgerechnet – zwei für jede Bestrahlungsrichtung –, die das zeigen, was konventionelle in der Gantry montierte Röntgensysteme in bestimmten Positionen sehen *sollten*.

Tatsächlich sind in überkreuzenden Positionen zwei moderne Röntgenapparaturen in die Gantry integriert. Sie wirken – dosisminimiert – auf zwei röntgenempfindliche »Flat-panels«, die heute beginnen, die Filmerfassung in der Radiologie zu ersetzen. Nun werden bei der Einbringung des Patienten in das Bestrahlungsgerät, die zunächst grob-geometrisch nach der Patienten- und Tumorposition auf der Patientenliege geschieht, die Bilddaten der Röntgenbilder aus zwei Ebenen mit den Solldaten vom Computertomographen verglichen. Computer führen dann einen so genannten »Pixel-to-Pixel-Match« durch, das heißt, sie bringen die Bilder zur Deckung und rechnen ein Verschiebekommando aus. Solche Rechenalgorithmen sind nichts Neues, sie sind mittlerweile viel besser als ihr ursprünglicher düsterer Entwicklungsgrund: die Navigation bei Cruise-Missiles, die Landkarten mit Radarbildern vergleichen. Jedenfalls wird das Verschiebekommando so lange in die Bewegungen des Patiententisches eingespeist, bis neuerliche Kontrollen eine exakte Deckung von Soll- und Ist-Bild ergeben. Dies geschieht in Sekunden, der Vorgang wird an Röntgenbildschirmen in der Gantry von anwesenden Mitarbeitern kontrolliert und jeweils freigegeben.

Dieses Verfahren im RPTC ist neu: Traditionell war einer der Röntgenstrahlen nicht schräg zum Protonenstrahl angeordnet (Abb. 49), sondern deckend, »koaxial«. Das bedeutete, es mussten Röntgenröhren in den Strahl hinein- und herausgefahren werden, ein wenig präziser Klapparatismus, der eine Positionskontrolle *während* der Bestrahlung verhinderte und darüber hinaus die Geometrie der Strahlführung verschlechterte.

Somit wird die Position während der Bestrahlung quasi kontinuierlich kontrolliert! Sollte der Patient mit einer Gewaltbewegung sich von der Idealposition entfernen, wird dies sofort entdeckt, die Bestrahlung unterbrochen, eine Korrektur wird

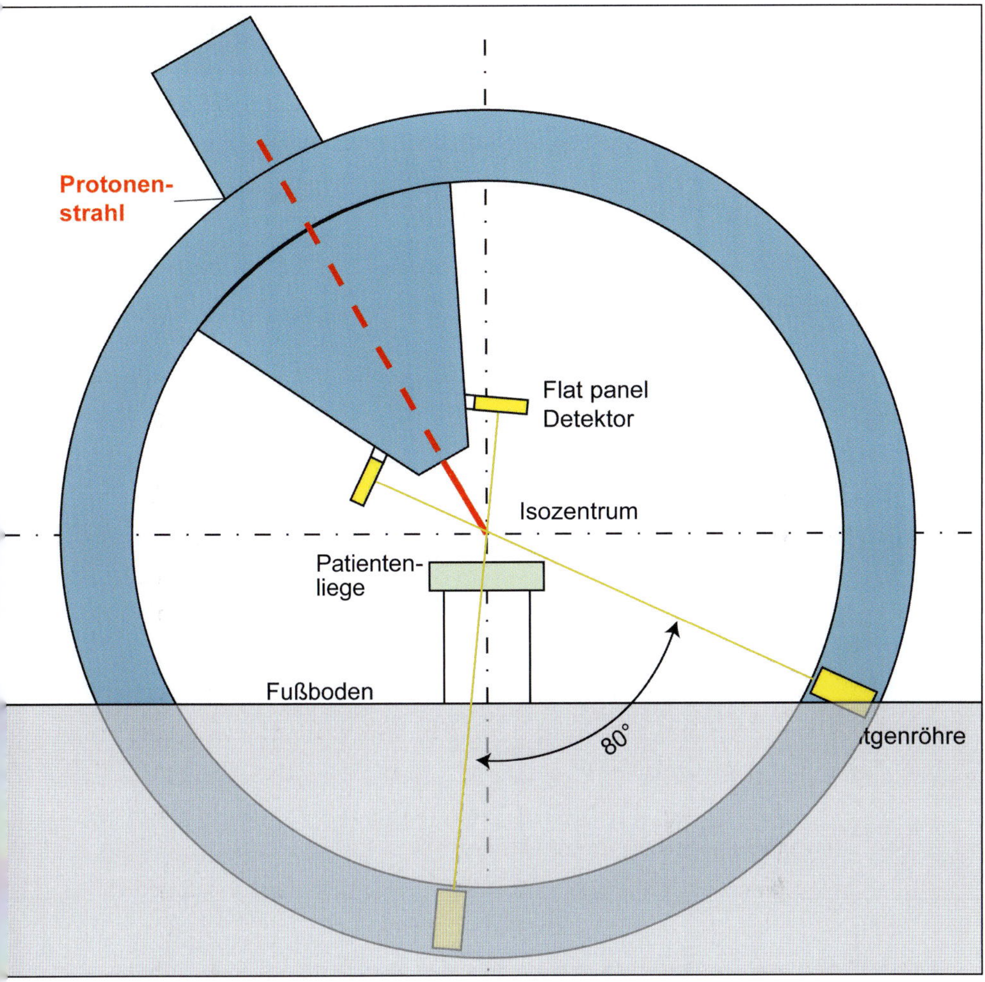


*Abb. 49: Zielposition in einer Gantry, schematische Ansicht. Blau = um 360° drehbare Gantry. Protonenstrahl und Achsen der beiden Zielröntgengeräte treffen sich im »Isozentrum«, gleichzeitig dem Drehpunkt der Gantry und gleichzeitig die Tumorposition.*

vorgenommen. Der Patient hat dadurch eine wesentlich höhere Sicherheit einer präzisen Positionierung und Bestrahlung und – man kann sich einige der wenig schönen Fixationsmittel ersparen.

## Präzisionszielgebung in Narkose

Kinder müssen oftmals in dieser für sie unverständlichen Behandlungsphase in eine leichte Narkose versetzt werden. Dies ist aber auch dann von großem Vorteil, wenn atembewegliche Organe bestrahlt werden sollen. Gerade bei der sehr strahlenempfindlichen Lunge ist es wichtig, die Strahlenfolgen präzise auf den Tumor zu begrenzen. Sowohl die Diagnostik wie die Bestrahlung wird deshalb in unschädlichen Kurznarkosen vorgenommen. Die Lunge wird dabei unter kontinuierlicher Sauerstoffzufuhr kurzzeitig ruhig gestellt, um den Tumor exakt erfassen zu können. Nicht vergessen werden sollte hierbei, dass die Bestrahlungsdauer bei Protonen außerordentlich kurz ist: in modernen Anlagen meist unter 60–90 Sekunden pro Sitzung.

Das Gesamtergebnis sichert, dass die Bestrahlungsdosis mit Abweichungen von weniger als +/– 1mm an der Stelle des Körpers sitzt, wo sie hingehört.

# WAS IST, WIE FUNKTIONIERT – DIE BESTRAHLUNG AM AUGE

Es gibt eine Reihe von gut bestrahlungsgeeigneten bösartigen Geschwülsten am Auge, das häufigste ist das Melanom der Aderhaut. Diese Tumoren sind bereits seit Jahren eine Domäne der Protonenbestrahlung, denn nur sie kann am Tumor gestoppt werden. Die weiterreichende Röntgenstrahlung würde zu Schäden an den Sehnerven und Hirnteilen dahinter führen. Ein erhebliches Problem ist, dass die Bestrahlung nicht in der optischen Richtung des Auges durch die Linse ausgeführt werden soll, da diese extrem strahlungsempfindlich ist und bereits bei einer Dosis von 8 Gray zur Kataraktbildung (Linsentrübung) neigt.

Die konventionellen Methoden der Zielfindung am Auge arbeiteten damit, in einem operativen Eingriff meist am hinteren Bereich des Auges von außen metallische Markierungsplättchen aufzusetzen, die der Chirurg möglichst in die Nähe des durch die Pupille gleichzeitig beobachteten Tumors manipulierte und nähte. Der Schritt, die Plättchenpositionen mit den Tumorpositionen in Beziehung zu setzten, geschah mit von innen beobachteten instrumentellen Eindellungen, oder auch mit dem Versuch, Punktlichtquellen durchzuscheinen. Er hing hochgradig vom Geschick, ja von der Kunst des jeweiligen Operateurs ab. Problematisch war, dass dieser Positionierungsschritt die für jede Bestrahlung von den Richtlinien des Bundesministeriums für Umwelt, Naturschutz und Reaktorsicherheit seit 2002 geforderte Dokumentation der Bestrahlungslokalisation nicht umfänglich erfüllte.

In München wird ein technisch fortgeschritteneres Verfahren eingesetzt: Zunächst werden – in örtlicher Betäubung mit Augentropfen – in Lokalanästhesie ohne Freilegung des hinteren

Anteils des Auges im Bereich der so genannten Bindehautsäcke drei Miniclips gesetzt, die sich sowohl in Kernspingeräten wie in Röntgengeräten abbilden.

Anschließend wird mit einem Kernspintomographiegerät ein dreidimensionales Abbild des Auges gewonnen, das Dank einer speziellen Augenspule (Spezialantenne) die extreme Ortsauflösung von nur 0,2 mm aufweist. Es gestattet, den Tumor gegenüber dem Auge und den drei Clips zu lokalisieren.

In das Augenmodell kann der Ophtalmologe nach seiner optischen Beobachtung so genannte »spread-out-areas« einzeichnen. Das sind Gebiete, in denen Melanomzellen bereits die Netzhaut infiltriert haben, ohne zu einer Dickenzunahme zu führen. Dieses kernspintomographische Augenmodell ist nicht nur wegen der Ortsauflösung außerordentlich exakt. Bewegungsartefakte während der Untersuchung werden einmal durch kontrollierende Bildvergleiche, automatisiert während des Bildaufbaus, vermieden. Außerdem wird einfach das Auge dadurch stabilisiert, dass es selbst – oder das zweite Auge – eine Lichtquelle fixiert.

Aufgrund der nun bekannten Tumorposition wird, wie im Abschnitt »Zielerkennung« beschrieben, die Zielplanung vorgenommen. Dabei wird auch bestimmt, welche Position das Auge während der Bestrahlung einnehmen soll.

Nun aber wird noch ein Computertomogramm durchgeführt, bei dem ein Fixations-Lichtpunkt bereits so justiert wird, dass das Auge in der richtigen Position für die Bestrahlung steht. Augenrotationen und Blickabweichungen werden durch optische Überwachung der Iris (Regenbogenhaut) ausgeschlossen. Das Computertomogramm dient dann zur Vervollkommnung der Bestrahlungsplanung, es erlaubt auch eine Bestrahlung gegebenenfalls durch die knöcherne Seitenwand der Augenhöhle vorzunehmen.

Im Bestrahlungsgerät, einem Drehstuhl, fixieren die Augen wiederum einen Lichtpunkt. Die Position der Pupille wird wiederum fortlaufend überwacht. Und zwei sich kreuzend eingestellte Röntgengeräte sind, wie bereits im Abschnitt »Zielfindung im Bestrahlungsgerät« erwähnt, in der Lage, anhand der drei Markierungsclips den Tumor genau in die Strahlposition zu bringen. Während dieser Zeit wird der Kopf mit der geschilderten Oberkiefer-Bissplatte fixiert.

Das liest sich alles sehr aufwändig. Aber die Schritte sind Routine; sie gewährleisten eine optimale Zielgebietsposition und optimale Strahlenzugangswege in all diese nahe beieinander liegenden kritischen Organteile des Auges.

# WAS IST, WIE FUNKTIONIERT – DIE PROTONENTECHNIK

Das Herz der Anlage haben wir uns ein bisschen aufgespart: die eigentliche Bestrahlungsapparatur. Sie besteht (Abb. 50) aus einer Strahlenquelle und fünf Behandlungsplätzen, davon vier mit beweglichen Zielgeräten (Gantries), die die Bestrahlung aller Körperregionen ermöglichen, und einem Therapieplatz mit fester Strahlführung (Fixed-Beam), der spezialisiert ist auf die Bestrahlung des Auges, des Gesichtsschädels und, zusammen mit den Gantries, des Gehirns.

Die Zahl von fünf Therapieplätzen, zwischen denen der Protonenstrahl hin und her geschaltet wird, ergibt sich aus dem Versuch, eine zeitliche Auslastung des Strahls zu erzielen. Näheres dazu im Abschnitt »Strahlführung« weiter unten. Anlagen mit weniger Therapieplätzen sind hochgradig unwirtschaftlich.

## Protonenquelle

Zur Heilung eines Menschen kann ein Wasserstoffgasvolumen genügen, das kleiner ist als eine Champagnerperle. Die riesige Gesamtanlage wird aus einer Wasserstoff-Druckflasche gespeist, die nur 10 Liter enthält, trotzdem aber für 4 Jahre Vollbetrieb reicht. Die Techniker haben, aufgrund der Banalität dieser Materialquelle, vergeblich versucht, dieser Flasche irgendeinen hervorgehobenen Ehrenplatz zu geben. Nun aber steht sie einfach auf dem Dach, aus Sicherheitsgründen.

Dieser Wasserstoff wird in ein faustgroßes Gerät, das das Gas »ionisiert«, geführt. Es ist direkt in der Mitte des Zyklotrons

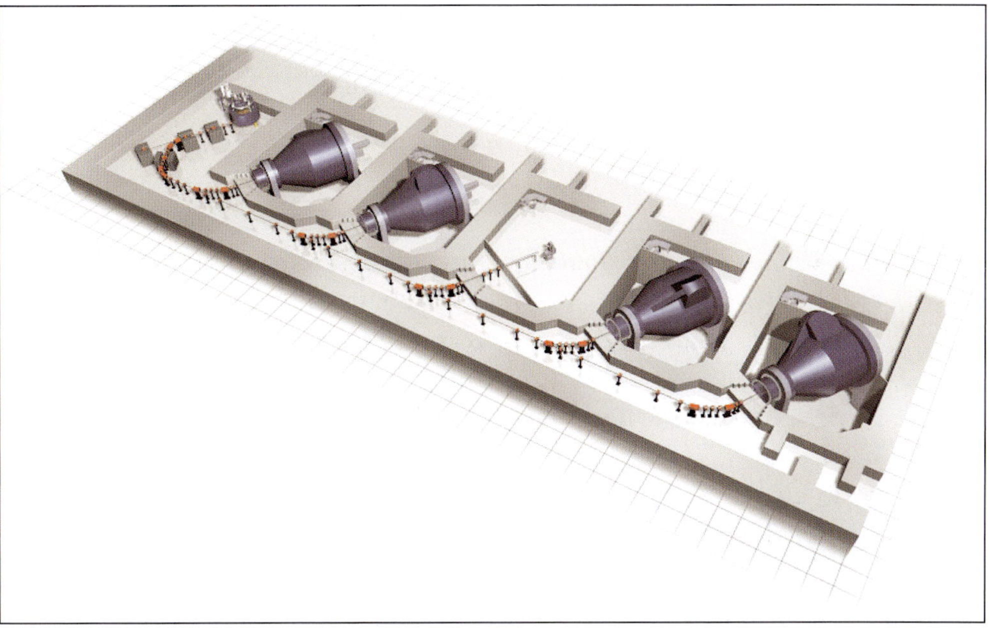

*Abb. 50: Grundriss RPTC, Erdgeschoss, Bestrahlungsteil. Links die Strahlenquelle, das Zyklotron. In der Kurve folgend die Strahlaufbereitung, das ESS-System. Rot die Fokussier- und Biegemagnete. 4 Gantries, 1 Fixed-Beam-Platz für Augen und Kopf in der Mitte. Die Anbindung von gerade 5 Behandlungsräumen an eine Strahlenquelle lastet die Protonenstrahl-Produktion zeitlich aus, ohne die Einzelbestrahlung unter Zeitdruck zu setzen. Gebäudelänge 110 m. Quelle: ACCEL Instruments*

montiert. Dort werden mit Elektroden die Elektronen des Gases abgetrennt, die positiv geladenen Protonen bleiben über. Sie werden sofort in das luftleere Vakuum-Rohrnetz der Anlage eingeführt. Spielt sich doch die gesamte Beschleunigung und der Transport des Protonen-»beams« – des Strahls also – bis unmittelbar vor dem Patienten in einem völlig luftevakuierten System ab. Die von der Protonenquelle gelieferte Menge an Protonen lässt sich zwischen 6 und $60 \cdot 10^{12}$ Protonen pro Sekunde einstellen. Diese Einstellung wird benutzt, den im Zyklotron generierten Protonenstrahl je nach Gebrauch in der Intensität zurückzufahren: Voll für die eigentliche Bestrahlung, mit geringer Intensität zum Beispiel während der Strahlumschaltung von einem Patienten zum anderen.

## Zyklotron

Das Herzstück der Anlage hat sich aus einem Gerätchen entwickelt, das 1929 von dem amerikanischen Physiker Ernest O. Lawrence erfunden wurde (Abb. 51). Das Prinzip ist aber gleich geblieben:

Mit Hilfe zweier supraleitender Spulen wird, genau wie am Kernspingerät, ein starkes (3,8 Tesla) Magnetfeld aufgebaut. Die Spulen liegen in flüssigem Helium, sie verbrauchen nach ihrer Ladung mit Strom keine weitere elektrische Energie mehr. Das flüssige Helium ist wiederum, wie beim Kernspingerät, von einem Va-

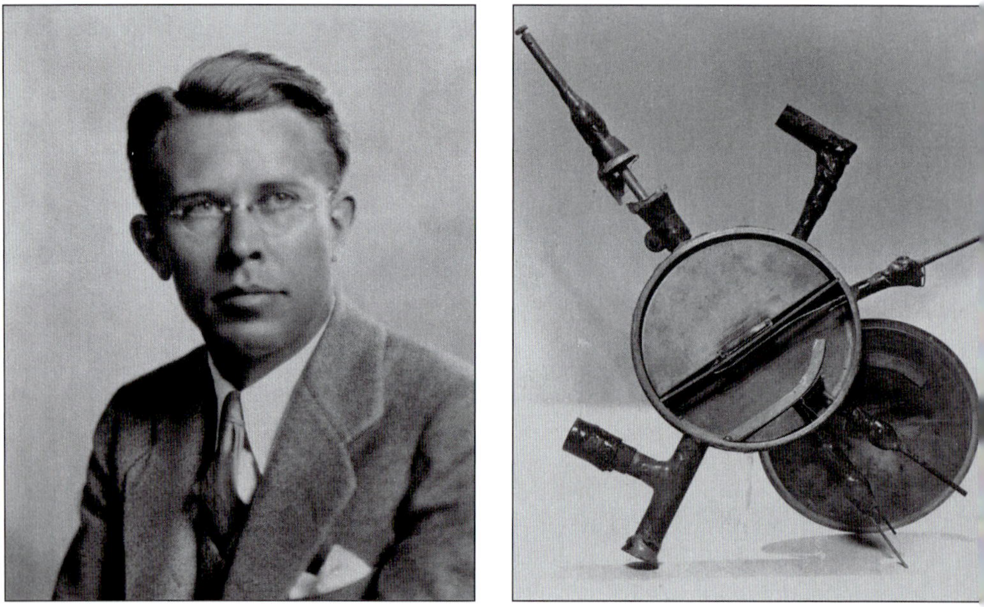

*Abb. 51: Nobelpreisträger E. O. Lawrence mit seinem ersten Zyklotron, 1929. Vergleiche Abb. 37.*

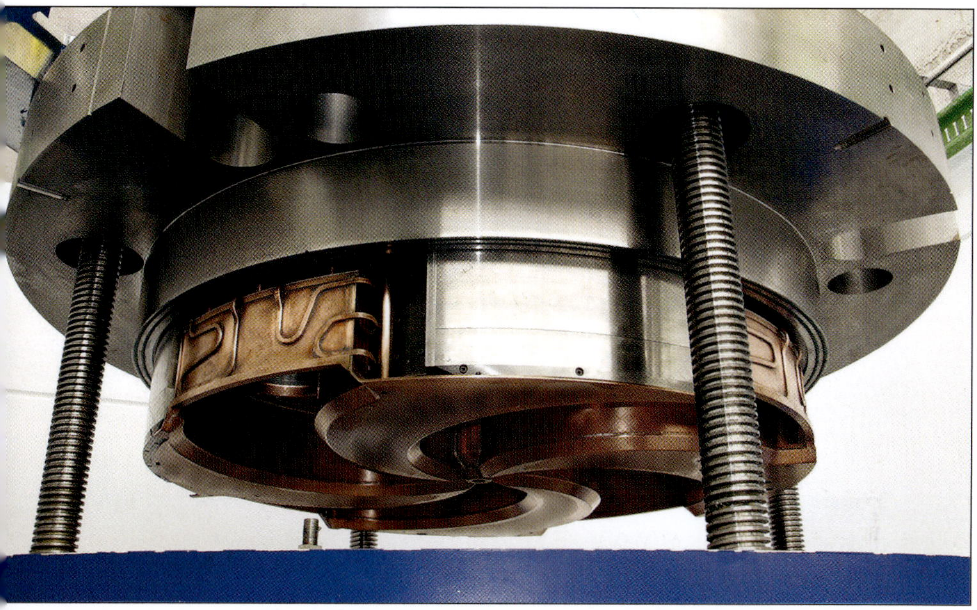

bb. 52: Ein Zyklotron während der Montage. Sichtbar ist der Oberteil der komplex ge-
rmten Magnetpole/Elektroden. Diese kupferverkleideten schwertförmigen Teile bilden
as, hier hochgeschraubte, Dach der Vakuum-Beschleunigerkammer. Gesamtansicht
es Gerätes siehe Abb. 37. Quelle: ACCEL Instruments

kuumisolator umgeben – man nennt den »Dewar«, nach dem Erfinder der Thermosflasche. Dieses Magnetfeld steht vertikal im Gerät, dessen Gewicht von 100 Tonnen hauptsächlich vom Eisen des Magnetjochs gestellt wird. Damit liegt das Magnetfeld auch senkrecht zu einem scheibenförmigen, luftevakuierten Vakuumraum, in dem sich die Protonenbeschleunigung abspielt. Die Beschleunigung der Protonen geschieht dadurch, dass von oben wie unten je 4 D-förmige Elektroden in den Vakuumraum hineinragen. Auf diese Elektroden wird die Wechselspannung eines starken Radiosenders mit 150 Kilowatt, Frequenz 72 MHz – also UKW-Bereich – gelegt.

Nun geschieht Folgendes: Die in der Mitte der Scheibe eingebrachten positiv geladenen Protonen fliegen von Elektrode zu

Elektrode, die durch die Wechselspannung des Radiosenders genau zum richtigen Zeitpunkt ihre Ladung anziehend beziehungsweise abstoßend wechseln und so die Protonen jedes Mal beschleunigen. Das vertikale Magnetfeld lenkt dabei ihre Bahn – wer kennt noch die alte 3-Finger-Regel aus der Schule? – kreisförmig ab. Die symmetrische Anordnung der Elektroden oben und unten sorgt dafür, dass die Protonen wie ein Esel zwischen zwei Heuhaufen immer an den Elektroden vorbeifliegen, niemals in sie einschlagen. Was passiert, ist der Aufbau einer Protonenspirale mit 650 Windungen im Gerät, einer Spirale deshalb, weil die zunehmende Fliehkraft der von Elektrode zu Elektrode jeweils schrittweise beschleunigten Protonen diese immer weiter im Magnetfeld, im Zyklotron, nach außen treibt. Alles Bisherige hätte Ernest O. Lawrence auch einem Physiker des 19. Jahrhunderts erklären können. Nicht aber die genaue Form der Polelektroden, siehe Abb. 52. Hier kommt zum Tragen, dass die Protonen in 250 MeV-Zyklotronen eine Geschwindigkeit von 180 000 km in der Sekunde erreichen. Das sind 60 Prozent der Lichtgeschwindigkeit. Dabei werden sie »relativistisch« und, gemäß der Theorie von Albert Einstein, 25 Prozent schwerer, als ihre Masse in Ruhe beträgt! Die geschwungene Elektrodenform wird hierdurch modelliert.

Die schnellste Spiralbahn, am Rande des Zyklotrons, wird wiederum durch ein kleines elektrisches Feld nach außen abgelenkt und fliegt tangential – im Uhrzeigersinn – aus dem Gerät heraus. Entgegen dem Uhrzeigersinn wäre es genauso gegangen, aber es gibt eben in der Physik Traditionen.

Man kann Protonen auch mit anderen verwandten Geräten beschleunigen: so genannten Synchrotronen, in denen die Partikel keine Spiralbahn beschreiben, sondern einem »Racetrack« nachlaufen. Das supraleitende Zyklotron des RPTC ist dafür ausgelegt, absolute Strahlstabilität in der Geschwindigkeitszusammensetzung, in der »Unruhe« der Protonen im Strahl, in der Energieverteilung der Protonen zu erzielen. Dies ist zum Beispiel schon dadurch möglich, dass die supraleitenden Magnetspulen vom Stromnetz völlig abgekoppelt sind. Der nur im Zyklotron erzielbare kontinuierliche und stabile Strahl ist ideal für die Hochpräzisionsbestrahlung des Menschen, insbesondere für das im Weiteren geschilderte Scanningsystem. Diese Strahlstabilität kann vom Konstruktionsprinzip des Synchrotrons wegen der dort diskontinuierlichen Beschleunigung nicht erreicht werden.

## Strahlaufbereitung

Das Zyklotron liefert einen Strahl mit steuerbarer Intensität, aber immer in der Höchstenergie mit 250 MeV. So beschleunigte Protonen dringen 38 cm in den Körper ein. Liegt das Bestrahlungsziel, der Tumor, oberflächlicher, müssen sie gebremst werden. Das geschieht in einem Gerät (Abb. 53), das unmittelbar nach dem Zyklotron, bewusst in einer Kurve der Strahlführung, montiert ist, dem so genannten Energy-Selection-System (ESS).

Die Strahlverlangsamung geschieht dadurch, dass mechanisch zwei Keilkörper aus Kohlenstoff in den Strahl eingebracht werden, die die Protonen auf die gewünschte Geschwindigkeit herunterbremsen. Dabei entsteht sehr viel Streustrahlung, wie näher im Abschnitt »Strahlenschutz« beschrieben. Der Protonenstrahl selbst ist damit auf die gewünschte Eindringtiefe eingestellt. Die Verstellung dieses Bremssystems dauert jeweils 1–2 Sekunden, das entspricht dann der Abtastung Schicht für Schicht wie in der Abb. 16 dargestellt.

Allerdings, der sehr präzise Strahl wird beim Bremsen insbesondere in seiner Energieverteilung – die einer Gauß'schen Glockenkurve entspricht – etwas gestreut. Um die Streuung zu kontrollieren, bedient man sich eines im ESS integrierten weiteren Tricks: In einem Kurvenmagneten, wieder mit vertikalem Ma-

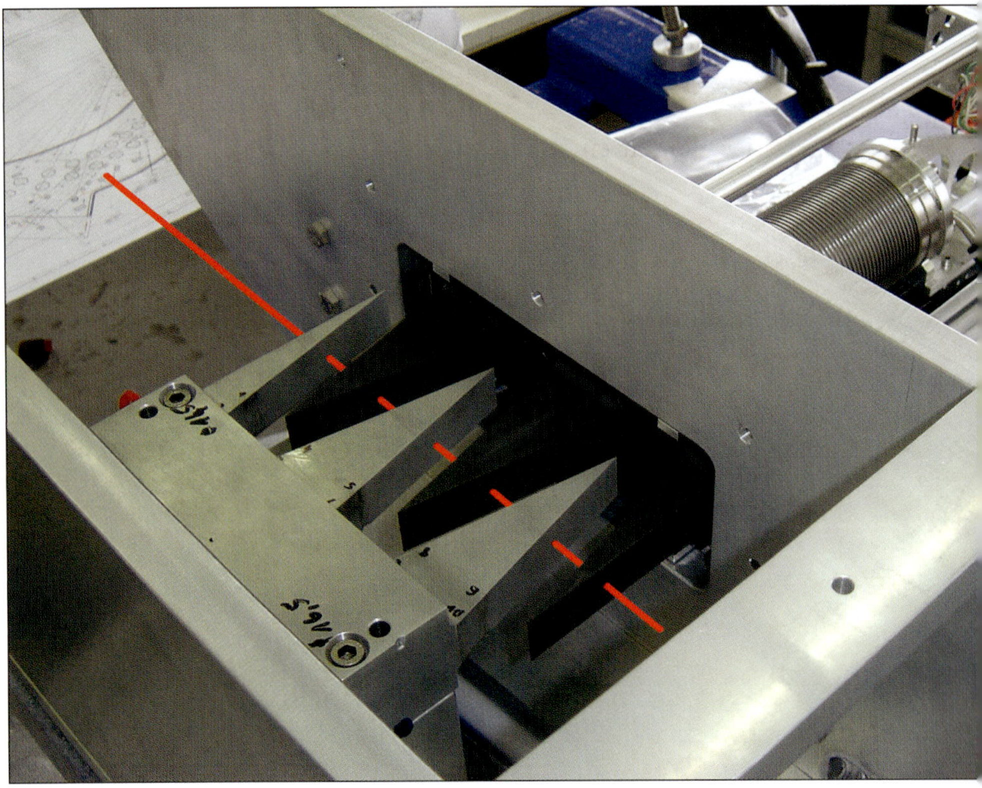

*Abb. 53: Das Energy-Selection-System (ESS) während der Montage; nachbearbeitetes Detailbild. In den Strahlverlauf – die einretouchierte rote Linie – werden von beiden Seiten aus Kohlenstoff (Graphit) gefertigte Kämme motorisch eingeschoben. (Der vordere Kamm ist hier noch durch ein Justierstück ersetzt.) Je nach eingestellter Kammüberlappung muss der Protonenstrahl mehr oder minder viel Graphit passieren, hierdurch wird er von den vom Zyklotron gelieferten 250 MeV auf eine die gewünschte Eindringtiefe ergebende Geschwindigkeit heruntergebremst. Im Betrieb arbeitet das Gerät völlig eingekapselt im Vakuum. Diese Feinregulierung der kinetischen Energie erfolgt unmittelbar nach dem Zyklotron, der Patient bleibt fern von der entstehenden Streustrahlung. Und die folgende Strahlführung kann nur den jeweils korrekt »gebremsten« Strahl verarbeite[n].*
*Quelle: ACCEL Instruments*

gnetfeld, werden die Protonen nach links gebogen. Der Magnet ist so konstruiert, dass die etwas zu schnellen Teilchen weiter außen fliegen, die etwas zu langsamen die Kurve enger schaffen. Diese

Konstruktion weicht ab von der aller anderen Biegemagnete der im Folgenden geschilderten Strahlführung. Sie ist in einer Analogie zur Optik »non-achromatisch«. Sie macht also genau etwas, was Fotoobjektive seit einer Erfindung des Müncheners Fraunhofer nicht mehr tun: unterschiedliche Farben, beziehungsweise hier Geschwindigkeiten, zerlegen.

Das Gerät enthält zwei wiederum bewegliche vertikale Blenden, die einen Schlitz zwischen sich haben. Und die mechanische Position dieses Schlitzes selektioniert genau die Geschwindigkeitsverteilung aus der Gauß-Kurve, die man am Patienten haben möchte. Das bedeutet unter Umständen auch, dass zur Herstellung eines Dosisplateaus (spread-out Bragg-Peak, siehe oben) die Geschwindigkeitsverteilung der einzelnen Energiestufen etwas breiter gewählt wird, um eine räumliche Überlagerung der Stufen zu erzielen. Nach Passage dieses ESS wird der Strahl auf die Reise zu den Therapieplätzen geschickt.

## Strahlführung

Immer noch bewegen sich die Protonen in einem Vakuumrohr. Da sie positiv geladen sind, stoßen sie sich gegenseitig ab und wollen auseinander: Sie müssen immer wieder in Form »fokussiert« werden, dies geschieht durch magnetische Linsen (Abb. 54). Wo diese Linsen stehen müssen und wie stark sie sind, kann genau berechnet werden. Der Autor hatte allerdings bei der Lektüre dieser Berechnung das Gefühl, dass die Magneten eher eine Horde auseinander strebender Schulkinder zu kontrollieren haben, als einfachen physikalischen Gesetzen folgende Protonen. Jedenfalls, die magnetischen Linsen sind über die insgesamt 158 Meter lange Strahlführung ideal platziert.

Das zweite Element der Strahlführung sind die »Weichen«, Biegemagnete mit vertikalem Magnetfeld, die den Strahl entweder gerade durchlassen oder in ein abbiegendes Rohr, das jeweils zu den Therapieplätzen führt, einspeisen.

Das Prinzip ist einfach: Man schaltet das vertikale Magnetfeld an, der Strahl wird nach jeweils links in den gewünschten der fünf Therapieräume abgelenkt. Man schaltet das Magnetfeld ab, er geht wieder gerade durch. Leider verbleibt in solch großen Magneten immer ein Rest an Magnetismus. Der muss gemessen und sorgfältig gegengesteuert werden. Eine Technik, die ihre Anfänge in der Entmagnetisierung ganzer Schiffe im Zweiten Weltkrieg hatte, nachdem man damals auf die Magnetfelder reagierende Seeminen eingesetzt hatte. Selbst heute dauert das noch ganze Sekunden. Die Umschaltung des Strahls von einem Therapieplatz zum anderen ist somit ein wesentlich zeitbeanspruchender Faktor in der Funktion der Anlage.

## Gantries

Nun ist der Strahl endlich mit der gewünschten Intensität und der gewünschten Energie, sprich Eindringtiefe, individuell aufbereitet im Therapieplatz angekommen. Besprechen wir zuerst die vier gleichartigen Therapieplätze für Bestrahlungen in allen Körperregionen, die imposanten Drei-Stockwerks-Gebilde, die historisch als Gantries bezeichnet werden, siehe Abb. 38. Die Gantries sind aus Stahl gefertigt, sie wiegen jede 150 Tonnen, und es handelt sich um tonnenförmige Konstruktionen, die sich um ihre horizontale Achse 360° drehen können, mit einer Drehgeschwindigkeit von einer Umdrehung pro Minute. Der Strahl wird an ihrem Hinterende genau in der Drehachse eingespeist, er passiert dort in seinem Vakuumrohr ein Drehgelenk. Dann wird er durch einen ersten Magneten aus der Drehachse weggebogen, um Platz zu gewinnen für einen zweiten Biegemagneten – die beiden Magnete wiegen zusammen 31 Tonnen –, der den Strahl nunmehr senk-

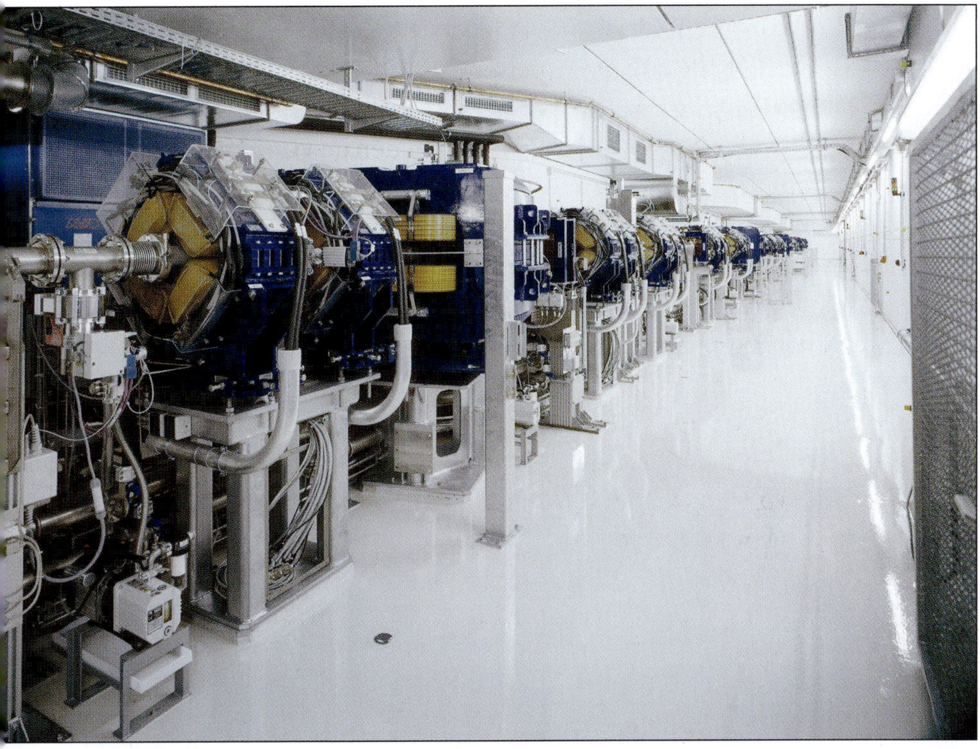

*bb. 54: Strahlführung: Großanlagen, wie die in München, benötigen lange Strahlführun-en für Protonen zwischen den einzelnen Therapieplätzen, müssen letztere aufgrund rer Größe und der dicken Strahlenschutzwände doch über beachtliche Entfernungen erteilt werden. Auf der Abbildung ist etwa die Hälfte der 158 m Strahlführung der Mün-hener Anlage sichtbar. Der Bildausschnitt entspricht dem langen Gang im Vordergrund er Abbildung 50. Links ist das Strahlrohr zu sehen, dann folgen, in blauen und beigen arben, zwei Magnete, die als magnetische Linse wirken. Das daraufhin folgende kasten-örmige Gerät ist ein Magnet, der eine Strahlweiche bildet: Er kann den Strahl bei Bedarf nks zum ersten Zielgerät hin ableiten. Quelle: ProHealth AG*

recht auf die Drehachse zurücklenkt. Dreht man die Gantry, reicht der Strahl mit einer Präzision von 0,1 mm immer in dasselbe so genannte »Isozentrum« – aber von jeder gewünschten Seite her. Das ist der Schlüssel, zusammen mit der besprochenen Patientenliege, um Tumore aus immer der medizinisch optimalen Richtung zu bestrahlen.

Das extreme Gewicht der Gantries erfordert einen sehr ausgefeilten Kollisionsschutz, um eine Berührung von hochmobiler Patientenliege und der in dem Gantryrund festmontierten Bestrahlungs-Nozzle zu vermeiden. Dies gilt natürlich in besonderem Maße auch für den auf der Liege positionierten Patienten. Der Schutz ist – doppelt genäht hält besser – vierfach eingerichtet:

- Ein Computeralgorithmus verhindert, dass Patientenliege und Nozzle in eine Position gedreht werden, in der sie sich zu nahe kommen.
- Zwei Laser-Radargeräte sind seitlich der Nozzle installiert, mit einem fächerförmigen Beobachtungsbereich. Sie stoppen sofort alle Bewegungen, wenn ein Körperteil in die Bahn eindringt.
- Die Nozzle ist mit einer Karosserie verkleidet, die federnd aufgehängt ist. Eine Berührung löst einen Sofortstopp aller Bewegungen aus.
- Nur wenn ein Mitarbeiter einen Schalter kontinuierlich drückt, bewegt sich überhaupt etwas.

## Zielfindung

Das Wiederfinden der Tumorposition im Bestrahlungsgerät wurde bereits im Abschnitt »Die Präzisionszielgebung bei der Bestrahlung« besprochen. Die beiden Röntgenröhren sind im Rund der Gantry untergebracht, ihre überkreuzenden Strahlen fallen auf zwei einziehbar montierte Flat-Panels seitlich an der Nozzle. Die Überkreuzung liegt im Isozentrum des Protonenstrahls.

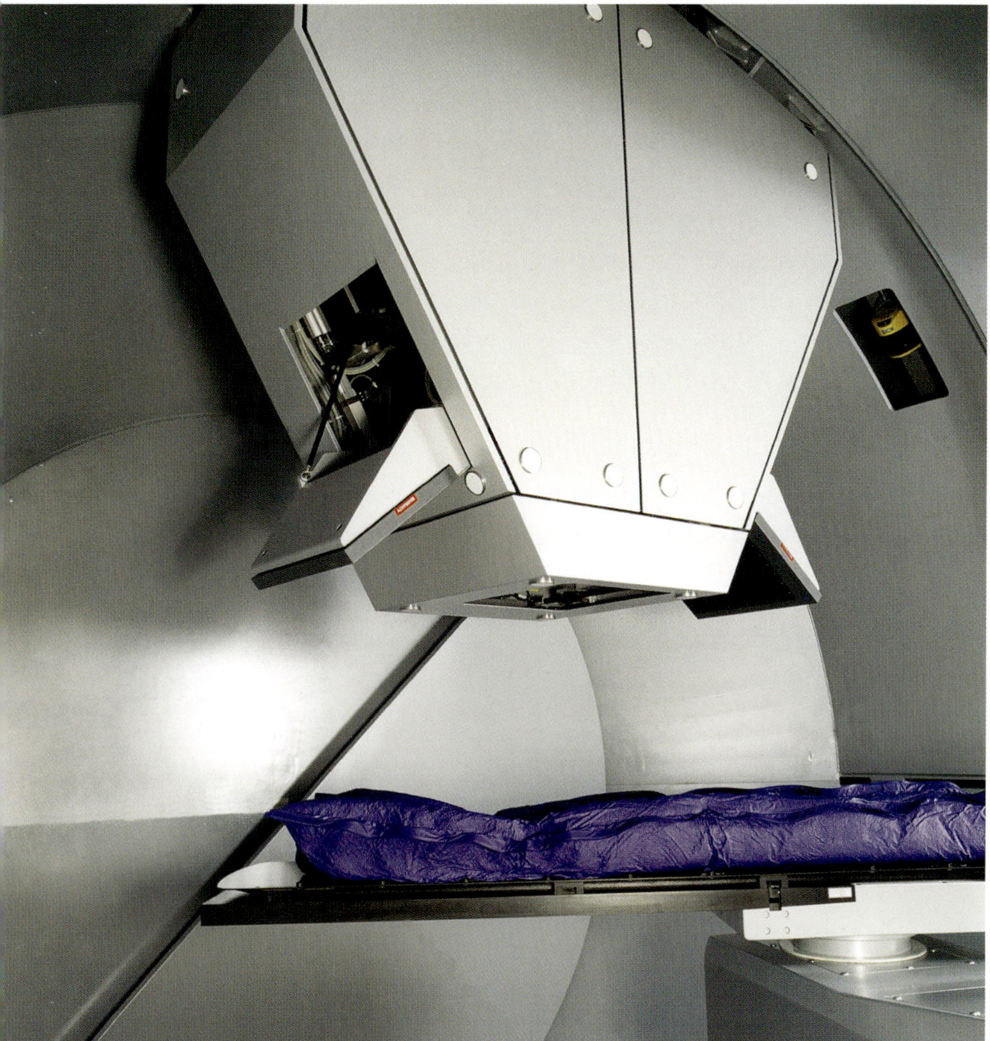

*Abb. 55: Der Bestrahlungsort: In der Gantry, siehe auch Abbildung 46, liegt der Patient auf einer, hier violetten, ihm angepassten Konturmatratze. Die pyramidenförmige Nozzle ist hier auf Bestrahlung von genau oben eingestellt. Die beiden Flügel an ihrer Seite sind einziehbar. Sie enthalten digitale Röntgen-»Schirme«, die der exakten Positionskontrolle des Patienten dienen. Die Nozzle kann sich, als Teil der Gantry, 360° um den Patienten drehen. Der Patiententisch mit seiner, hier schwarzen, überstehenden, durchstrahlbaren Carbonfaser-Platte ist in allen Richtungen beweglich. Quelle: ProHealth AG*

## Nozzle

Auch hier wieder ein traditioneller englischer Ausdruck. Die Nozzle (Abb. 55) ist der an den Patienten herantretende Endteil der Strahlführung. Er ist nahe dem Patienten montiert, um den Strahl möglichst lange streufrei im Vakuum transportieren zu können. Hinter der Nozzle untergebracht sind die beiden letzten kleinen Biegemagnetpaare, die den Strahl in zwei Dimensionen ablenken, einmal weg von der Gantryachse und einmal parallel zur Gantryachse, und damit zwei der drei Dimensionen der Präzisionszielgebung mit dem Scanning-System stellen. Die dritte wird, wie erläutert, durch Veränderung der Eindringtiefe durch Steuerung der Strahlenergie abgetastet.

Zur Behandlung sehr kleiner Tumore kann die Nozzle mit Miniaturschablonen ausgerüstet werden, die den Strahl genau auf Kleintumore zum Beispiel im Gehirn anpassen. Die Nozzle enthält auch Strahldetektoren, die nochmals die Strahlstärke, die Strahlenergie und damit Eindringtiefe und die X- und Y-Dimensionen der Ablenkung kontrollieren und unabhängig von der restlichen Steuerung auf Übereinstimmung mit den gewünschten Daten beim Patienten prüfen. Schließlich tritt der Strahl durch ein das Vakuum abschottendes Fenster aus Kapton-Kunststoff in das Freie.

## Patientenliege

Die Patientenliege ist ein kleines elektromechanisches Wunderwerk: Das Konturbett mit dem Patienten wird mechanisch exakt aufgekoppelt. Die aus Kohlenfaser gefertigte Liege ist in allen Freiheitsgraden beweglich, sie kann auch etwas rollen. Haben Sie keine Angst, falls Sie zu den weniger leichtgewichtigen Menschen zählen: Die Millimeterdurchbiegung der auskragenden Patientenliege wird automatisch korrigiert. Nachdem sie in die ungefähre

Position in der Gantry eingefahren ist, nimmt das röntgengestützte Präzisionszielsystem, das bereits besprochen wurde, seine Tätigkeit auf und justiert in kleinsten Schritten millimetergenau: Die Abweichungstoleranzen betragen weniger als 0,5 Millimeter, wobei die Liegeneinstellung die genannte Gantry-Toleranz ihrerseits wieder ausgleicht!

### Fixed-Beam-Therapieplatz

Dieser Platz ist für den Augen- und Schädelbereich optimiert. Er liefert, um eine Verkleinerung der Magnete zu ermöglichen und die Präzision zu erhöhen, nur bis zu 160 MeV, ist also nur bis zu einer Eindringtiefe von 17 cm zu verwenden.

Hier liegt der Patient nicht, sondern sitzt in einem allseits motorisch beweglichen Stuhl. Die Fixation erfolgt immer mit einer Bissplatte am Oberkiefer. Der Strahl läuft horizontal zu, auch die Röntgengeräte gleicher Technik überkreuzen sich horizontal. Zusätzlich sind noch die Fixations- und Kontrolleinrichtungen für die Augenposition vorhanden.

Die Entscheidung, in welchem Typ Therapieplatz der Patient bestrahlt wird, wird nach medizintechnischen Kriterien getroffen, die diese Spezialisierung berücksichtigen.

## Strahlenschutz

Protonen dringen, wie erläutert, nur 38 cm in einen menschlichen Körper oder auch in Wasser ein. Wozu hat die Anlage Strahlenschutzwände mit bis zu 2,80 m eisentragendem Spezialbeton? Es geht hierbei nicht um die Protonen selbst, sondern um die von ihnen ausgelöste Streustrahlung. Wegen ihrer positiven Ladung selten, dringen energiereiche Protonen wie die hier verwandten in Atomkerne ein und bringen sie zum Zerplatzen. Dabei werden wenige, aber recht schnelle Neutronen frei, die eine große Eindringtiefe in Material aufweisen.

Die Menge an Streustrahlung ist an sich gering: Der Patient erfährt über den Gesamtkörper hin bei einer therapeutischen Bestrahlung eine Neutronendosis von zum Beispiel einem Tausendstel der gleichzeitigen Therapiedosis. Andererseits sind jedoch die Schutzvorschriften, insbesondere seit der neuen Strahlenschutzverordnung aus dem Jahr 2001, außerordentlich scharf; an der Außenwand der Anlage bereits tritt unter keinen Umständen Strahlung auf, die gegenüber der natürlichen Radioaktivität der Umgebung zum Beispiel im Isartal, stammend aus Kalkgestein und sowieso nieder, noch irgendwie messbar wäre – weniger als ein Millisievert pro Jahr.

Die Streustrahlung tritt nur dort auf, wo die Protonen in den Patienten einstrahlen, oder wo Protonen im System verloren gehen: Zyklotron und Strahlführung sind auf eine extrem hohe Effizienz ausgelegt, sie bringen insgesamt bei einer Bestrahlung eines Tumors in 38 cm Tiefe 99 Prozent aller beschleunigten Protonen bis zum Patienten. Wird allerdings ein oberflächlicher Tumor bestrahlt, der Strahl bis auf seine Minimalenergie von 70 MeV im ESS-System reduziert, entsteht dort ein Protonen*verlust* von ebenfalls 99 Prozent. Die beschriebenen Verzögerungskeile sind die stärkste Streustrahlungsquelle im System. Dort liegt auch die massivste Abschirmung.

In Deutschland wird auch der Rest der Anlage, auch die Strahlführung, abgeschirmt: Dies ist ein sehr hoher Sicherheitsstandard, würde doch die Anlage automatisch binnen einer Millisekunde abgestellt, wenn der Strahl nicht dort ankommt und gemessen werden kann, wo er hingehört: in den Therapieplätzen. In Deutschland gibt es aber nicht so etwas wie einen »elektronischen« Strahlenschutz. Auch wenn man alle elektronischen Kontrollen umwerfen würde, die Anlage fehlerhaft mit einem irgendwo austretenden Strahl voll laufen lassen würde, werden die gesetzlichen Dosisgrenzen nach außen nicht überschritten werden können.

Wird die Strahlenquelle abgeschaltet, ist natürlich die Radioaktivität weg. Das gelegentliche Eindringen von Protonen in Atomkerne allerdings produziert einen minimalen Anteil an Restradioaktivität. Dies ist der Grund, mit Protonenstrahlung in Berührung kommende Materialien – zum Beispiel die Verzögerungskeile des ESS – so auszuwählen, dass sie möglichst wenig Radioaktivität und wenn, dann nur kurzlebige mit minimalen Halbwertszeiten bilden. Das gelingt sehr gut: Der Strahlenteil der Anlage ist zwar während des Betriebs für Personal gesperrt, bereits 5 Minuten nach Abschalten können aber Wartungsarbeiten ohne Personalgefährdung wieder aufgenommen werden.

Röntgen-Bestrahlungsanlagen werden oft in Kellern, in so genannten Bunkern, untergebracht. Der Strahlenschutz der Münchener Anlage ist so hoch entwickelt, dass das Behandlungsgeschoss das Erdgeschoss ist – es war ein besonderes Anliegen des Autors, Patienten die »Verbunkerung« zu ersparen.

## Kontrollanlagen und -verfahren

Jeder einzelne Therapieplatz hat neben dem Eingang einen eigenen Kontrollpunkt. Dort leitet auch der Sie behandelnde Arzt die Bestrahlung ein. Er gibt die Bestrahlung übrigens damit frei, dass seine Person über einen Iris-Analysator, also über sein Auge, identifiziert wird. Die heute sicherste Methode der Personenidentifikation. Erst dann kann die Bestrahlung ausgelöst werden. Vom Kontrollpunkt bis zur Gantry sind es nur wenige Meter.

Die Gesamtanlage wird von einem Raum im Erdgeschoss aus überwacht. Dort sitzen immer Physiker, die auf zahlreichen Bildschirmen die wesentlichen Leistungsparameter der Anlage zusätzlich zur Automatik noch einmal kontrollieren.

Um Verwechslungen der *Patientenidentifikation* unter allen Umständen auszuschließen, werden alle patientenbezogenen Dokumente, Dosisberechnungen und so weiter, mehrmals identifiziert: Wenn Sie in die Gantry gefahren werden, wird dort auch ein Bild Ihres Gesichtes auf dem Bildschirm erscheinen, zusätzlich zu Ihrer Karteninformation.

Die *Strahlsteuerung* erfolgt mit elektronischen Maschinenbefehlen, die aus der individuellen Therapieplanung abgeleitet sind. Um den Strahl überhaupt in die Nozzle zu bringen, müssen die Kommandos in sich stimmig sein – ein fälschlich zu energiereicher Strahl würde von zu schwach eingestellten Biegemagneten nicht eingefangen. Trotzdem wird die Strahlenqualität durch ortsauflösende Intensitätsmessgeräte (Ionisationskammern), in der Nozzle unmittelbar vor dem Patienten eingebaut, nach Zeit, Stärke, Eindringtiefe und Zielort unabhängig vermessen. Und dies laufend während der Bestrahlungssekunden.

Die besprochene, in München einzigartig engmaschige *Positionskontrolle* während der Bestrahlung ergänzt diese Strahlkontrolle. Die Strahlkontrolle und die Positionskontrolle sind die beiden Säulen der laufenden, *on line* Qualitätsüberwachung. Sämtliche relevante Daten gehen aber gleichfalls in die patientenindividuelle elektronische *Patientenakte* ein, wo sie vorschriftsgemäß 30 Jahre gespeichert werden.

Schon die Strahlenschutz-Betriebsgenehmigung enthält darüber hinaus genaue Vorschriften für regelmäßige *Eich- und Kalibrationsverfahren* der Anlage, die zeitlich gestuft, zum Beispiel jeden Morgen, durchzuführen sind. Hierbei werden – bewusst fern jeder Elektronik – mit Röntgenfilm-Stapeln ausgestattete Puppen, so genannte Phantome, gezielt »therapeutisch« bestrahlt. Die Filmschwärzungen müssen die elektronischen Daten bestätigen. Diese Filme und Entwicklungsgeräte sind übrigens die einzigen althergebrachten Ausrüstungen des »vollelektronischen« RPTC. Die Gesamtanlage trägt DIN-ISO 9001 Sicherheitszertifizierungen.

# ANLAGEN

Anlage 1

ELSEVIER

Int. J. Radiation Oncology Biol. Phys., Vol. 53, No. 4, pp. 798–809, 2002

0360-3016/02 $–see front matter

PII S0360-3016(02)02851-1

**CLINICAL INVESTIGATION** **Gray Lecture**

# THE GRAY LECTURE 2001: COMING TECHNICAL ADVANCES IN RADIATION ONCOLOGY

HERMAN SUIT, M.D., D.PHIL.

Department of Radiation Oncology, Massachusetts General Hospital, Harvard Medical School, Boston, MA

**Purpose: To review the current limits on the efficacy of radiotherapy (RT) due to technical factors and to assess the potential for major improvements in technology.**
**Methods and Materials: The method of this review was to assess the efficacy of current RT in general terms; strategies for improving RT; historical record of technological advances; rationale for further reductions of treatment volume; and importance of defining and excluding nontarget tissues from the target volume. The basis for the interest in proton beam RT is developed, and the relative dose distributions of intensity-modulated radiotherapy (IMRT) and intensity-modulated proton RT (IMPT) are discussed. The discovery of the proton and the first proposal that protons be used in RT is described. This is followed by a brief mention of the clinical outcome studies of proton RT. Likely technical advances to be integrated into advanced proton RT are considered, specifically, four-dimensional treatment planning and delivery. Finally, the increment in cost of some of these developments is presented.**
**Results: For definitive RT, dose limits are set by the tolerance of normal tissues/structures adjacent or near to the target. Using imaging fusion of CT, MRI, positron emission tomography, magnetic resonance spectroscopic imaging, and other studies will result in improved definition of the target margins. Proton beams are likely to replace photon beams because of their physical characteristics. Namely, for each beam path, the dose deep to the target is zero, across the target it is uniform, and proximal to the target it is less. Proton therapy can use as many beams, beam angles, noncoplanar, and dynamic, as well as static, intensity modulation, as can photon plans. The ability for much greater accuracy in defining the target position in space and then maintaining the target in a constant position in the radiation beam despite target movement between and during dose fractions will be possible. The cost of proton RT will be modestly higher than comparable high technology photon therapy.**
**Conclusion: The technology of RT is clearly experiencing intense and rapid technical developments as pertains to treatment planning and dose delivery. It is predicted that radical dose RT will move to proton beam technology and that the treatment will be four dimensional (the fourth dimension is time). The impact will be higher tumor control probability and reduced frequency and severity of treatment-related morbidity. © 2002 Elsevier Science Inc.**

**Advances, Radiation technology, Protons.**

## CURRENT STATUS OF RADIOTHERAPY EFFICACY

Eric Hall, in his Keynote Lecture (Eric Hall Keynote Lecture, American Society for Therapeutic Radiology and Oncology [ASTRO] 2001, San Francisco, CA, November 2001), estimated that the advances in genomic and/or proteomic research are quite likely to generate the means for achieving the eradication of most human tumors by the close of the 21st century. Until that nirvanic state is realized, there is a definite need for higher success rates by radiotherapy (RT).

As the new century opens, an assessment of the need and potential for additional increases in the efficacy of RT is appropriate. At present, a clinically important probability of failure to eradicate the irradiated tumor and have the patient free of treatment-related morbidity exists. This failure rate varies with the particular tumor type, volume, anatomic site,

Reprint requests to: Herman Suit, M.D., D.Phil., Department of Radiation Oncology, Massachusetts General Hospital, Harvard Medical School, 100 Blossom St., Cox 302, Boston MA 02114. Tel: 617-724-1155; Fax: 617-726-3603; E-mail: suit.herman@mgh.harvard.edu

The invitation to present the Gray Lecture sponsored by the International Commission of Radiological Units and the American Society for Therapeutic Radiology and Oncology is a most special honor for which I am deeply appreciative. This distinction is extended not just to me but to the entirety of the radiation oncology team at the Massachusetts General Hospital–Harvard Medical School. Please see my tribute to L. H. Gray, pp. 795–797.

*Acknowledgments*—The writing of this paper has been greatly aided by valuable input from Drs. G. Chen, T. Bortfeld, and M. Goitein. I am indebted to Drs. Chris Willett and James McIntyre for permission to use their material in Figures 2 and 5. I gratefully acknowledge the critical support by the National Cancer Institute for the evaluation of proton radiation therapy at the Massachusetts General Hospital–Harvard Cyclotron Laboratory and Massachusetts Eye and Ear Infirmary.

Received Jan 16, 2002, and in revised form Mar 15, 2002. Accepted for publication Mar 20, 2002.

Table 1. Technical advances in radiation oncology in the recent 50 years

| | |
|---|---|
| 1. Portal Films | 2. Gantries |
| 3. Simulators | 4. $^{60}$Co Units and Linear Accelerators |
| 5. Electron Beams | 6. CT, MRI, PET and US |
| 7. Computerized Treatment Planning | 8. Intra-operative Electron Beam Therapy |
| 9. Stereotactic Radiosurgery and Radiation Therapy | 10. IMRT [IMXT] |
| 11. Image Guided Brachytherapy | 12. Proton Beams |

pattern of presentation, and ability of the patient to tolerate high-dose treatment using current treatment techniques. The range in success rate is enormous, namely from almost 100% for small skin cancers to essentially 0% for RT alone against glioblastoma multiforme. Concomitantly, there is the serious problem of the frequency and severity of treatment-related morbidity. Of central importance to any intent to increase the target dose is the reality that the limit to radiation dose escalation is the risk of normal tissue damage.

## TO IMPROVE THE EFFICACY OF RADIATION ONCOLOGY

Two basic strategies exist to increase the efficacy of RT. First, reduce the treatment volume (i.e., irradiate a smaller volume of normal tissue [tissues not suspected of tumor involvement] while irradiating all the defined target volume on each treatment session). This strategy includes not only techniques of treatment planning and delivery of RT but also the ability to define the anatomic margins and topographic distribution of clonogen number and radiation-resistant foci in the tumor. Second, increase the differential response between the tumor and normal tissue using chemotherapeutic drugs, biologic agents, genetic or proteomic techniques, and so forth. For this paper, consideration was directed to the first strategy. These are confidently expected to yield significant gains in both tumor control probability (TCP) and decreases in normal tissue complication probability. The recognition and appreciation of, it is hoped, even larger gains from the second strategy are clear.

*Historical review of technical developments during the recent 50 years*

The history of radiation oncology is quite rich in the creativity and number of advances in technology. Several of these are listed Table 1. Essentially, all technical developments in this field have been planned to achieve reductions in the volume of normal tissue that is irradiated. Importantly, this listing includes the spectacular advances in imaging. These diverse accomplishments have yielded impressive gains in the efficacy of RT.

High linear energy transfer (LET) RT is not considered here. The rationale for the interest in such beams is based on the different radiation biologic effectiveness per unit of physical dose and not for any dose distribution differences. Namely, the dose distributions achievable for fast neutron and photon beams are approximately equivalent to that for $^{12}$C ion and proton beams, respectively.

In many instances, the introduction into clinical practice of the listed technologies elicited vocal opposition by radiation oncologists owing to doubts as to clinical efficacy, scale of any advantage, requirement for additional staff, funds, and space, and so on. All but the last five are now accepted as normal components of a reasonably equipped radiation oncology program. I recall discussions in the late 1950s on the use of portal films. The position of some senior radiation oncologists in the United States was that well-trained clinicians had the necessary knowledge of anatomy and thus did not need portal films. This belief was tested, with the result that portal films promptly became mandatory. Similarly, serious discussions took place on the merits of setting aside a room, staff, and funds for a simulator. Many younger radiation oncologists will be surprised to learn that there was a meeting convened at the National Cancer Institute in, I think, 1960 to consider whether additional cobalt units should be permitted in this country before its efficacy had been established by "randomized" clinical trials of $^{60}$Co vs. 250-kVp radiation. I was an attendee and listened in amazement that a few highly regarded radiologists would publicly question the merit of $^{60}$Co photons relative to 250-kVp X-rays. A simple visual comparison of the two depth dose curves would clearly demonstrate the much increased dose at depth and the sharply reduced surface dose for the $^{60}$Co photons. Furthermore, the reduction of the dose to bone was highly significant using the $^{60}$Co beams because of the dominance of the Compton effect. No impact of that meeting on the rate of installation of $^{60}$Co units in the United States or elsewhere was evident.

## RATIONALE FOR ADDITIONAL REDUCTIONS IN TREATMENT VOLUME

A smaller treatment volume increases the radiation tolerance of the patient and, in most instances, permits an increment in the dose to the target. This results in higher TCP. A fact of biology is that the probability of killing all cells of a defined population increases with the dose for a constant fractionation protocol. The clinician may not see evidence of a dose–response relationship in a review of local control data. Were this to be observed, it would almost certainly be the consequence of too limited a range of doses; heterogeneity of the patient population; and/or an inadequate number of patients. To my knowledge, all dose–response curves for tumor control determined for early generation transplants of spontaneous tumors in syngenic hosts exhibited a positive slope. This pertains to epithelial and mesenchymal tumors. Four design features of the dose–response assays aimed at reducing intersubject heterogeneity to the minimal feasible extent important: (*1*) tumors of uniform size; (*2*) dose levels selected to achieve tumor control rates within the range 20–80%, as a minimum; (*3*) a rigidly standardized irradiation technique; and (*4*) results scored according to a well-defined protocol. Results from such experiments have consistently been an orderly increase in TCP with an increase in radiation dose. Analyses of data on local control vs. dose for human tumors have been interpreted to indicate that the slope of the dose–response curve is appreciably less steep than for the murine model systems described above (i.e., the $\gamma_{50}$ is ~2 compared with ~4 for the near ideal experiments described above). (The $\gamma$ factor is the percent point increase in response probability for a 1% increase in dose. The $\gamma_{50}$ is the $\gamma$ factor at the midpoint of the dose–response [1]). This flatter curve reflects the greater heterogeneity among patients with respect to tumor size, type, dose, details of treatment, accuracy of scoring results, and so forth. The conclusion from laboratory and clinical studies is that *any* dose increment will yield some increase in TCP.

A quite significant fact to recognize is that for the individual patient, the dose–response curve would be, at least, as steep as that observed for syngenic animal tumor systems.

Another fact in biology is that as the volume of normal tissue irradiated and/or the dose to a defined volume of normal tissue is reduced, the frequency and severity of radiation-induced damage will be less. The relationship between tolerance and volume of normal tissue irradiated and complication probability is complex and tissue dependent. For the dose–response curve for a defined severity of damage to a specified normal tissue, the $\gamma_{50}$ is estimated to be ≈4 (2). Not unimportantly, a reduction in the volume of normal tissue irradiated would be expected, in many clinical situations, to provide a greater tolerance to chemotherapy. This should be most evident when drug-sensitive tissues receive a lower, or no, radiation dose. The higher drug dose should achieve some reduction in distant metastasis frequency and perhaps contribute to a lowering of the local failure rate.

To emphasize the obvious in considering the need for additional reductions in the volume of normal tissues irradiated, four truisms are listed:

1. *No* advantage to *any* patient for *any* irradiation of *any* normal tissue exists. Normal tissues are defined here as tissues not suspected of involvement by tumor.
2. Direct radiation complications *never* occur in unirradiated tissues.
3. That a smaller treatment volume is superior is *not* a medical research question.
4. One may only investigate the magnitude of the gain or the cost of achieving that gain.

*Skepticism of the yield of additional efforts to reduce treatment volume*

Although no disagreement with the above statements exists, a significant group of radiation oncologists judge that current strategies to decrease the treatment volumes have serious problems and are excessively costly. Halperin (3), in his Keynote Lecture at ASTRO 2001, commented on the cost increment to achieve these technical goals and questioned the likely gain relative to that predicted to accrue from similar investments in additional biologic research. That the latter is likely to yield large gains is generally accepted. Regrettably, the time frame is quite unknown and is virtually certain to be long relative to technical developments mentioned here. Relevant to this point is that even today not 1 patient with a single gene mutation disease has been cured. Levitt *et al.* (4) go further and question whether an increase in TCP will occur with dose escalation. However, the history of radiation oncology has clearly demonstrated that the efficacy of RT has increased with the usage of higher dose levels, such as when 250-kVp RT was replaced by the technical advances listed in Table 1. This is readily evident by any perusal of the published outcome data from the 1950s and those of today.

Success in the efforts to increase the TCP from a higher radiation dose will be a function of the (*1*) magnitude of the dose increment; (*2*) slope of the dose–response curve for tumor control; (*3*) slope of the dose–response curve for a defined normal tissue injury; (*4*) separation of the dose–response curves for tumor control and for normal tissue injury; and (*5*) TCP of the reference or standard RT (position along the dose–response curve). The largest gain will, of course, be realized for those situations in which the reference TCP is in the steepest or central portion of the curve (i.e., TCPs in the range of ≈0.20–0.75). Clinical trials of dose escalation based on tumor stage, type, and so on, for which the TCPs are in the extremes of the dose–response curve (e.g., <0.1 or >0.85), will require dose increases greater than the 10–15% or quite large patient numbers. This does not imply that a dose increment will not yield a higher TCP. Rather, that the gain might not be easily demonstrated.

*Definition and exclusion of nontarget tissues from the treatment volume*

A critical point in the assessment of the potential for treatment volume reductions while including the tumor *in toto* is the clear ability to define nontarget structures adjacent to, or near, the target. New abilities to exclude those tissues/structures from the treatment volume would constitute clear gains. For example, in the treatment of nasopharyngeal carcinoma, the risk of exclusion of the brainstem, posterior fossa, parotid gland, mandible, and base of tongue from the treatment volume is essentially zero. These structures are irradiated in our current treatment plans solely because of technical limitations in our ability to confine the dose to the defined target (e.g., beam characteristics, security of immobilization, target motion). Similarly, for irradiation of the pelvic nodes in the treatment of carcinoma of the prostate, uterus, or bladder, the gastrointestinal system is clearly nontarget. In the practice of radiation oncology, many important nontarget tissues/organs could be easily defined and excluded from the treatment volume with impunity were there the technical means to do so. However, uncertainty exists as to the extent of microscopic extension of tumor along the tissue planes that the tumor is infiltrating. For those margins, the clinical target volume needs to be relatively generous to allow for that uncertainty.

*Does a smaller treatment volume increase marginal misses?*

The use of more sophisticated radiation technology with smaller treatment volumes has raised concerns that although we may, in fact, achieve an increased dose to the defined target volume, the incidence of marginal failures could be elevated. This has not been the experience in radiation oncology as the 250-kVp era has been replaced by the progressively smaller treatment volumes of contemporary radiation oncology. This lesser frequency of marginal failures has been due to the dramatic improvements in diagnostic imaging, greater knowledge of tumor spread patterns, setup accuracy, and superior radiation delivery methods. Today, local recurrences are, with few exceptions, within the treatment volume (i.e., they are not marginal).

These points are made not to propose that every conceivable technical development that gives some reduction in the treatment volume must be used in every patient without regard to cost or complexity. Rather, the technical advances that do provide an appreciable decrement in treatment volume need to be considered for patients predicted to have a reasonably long life expectancy were the treated lesion eradicated.

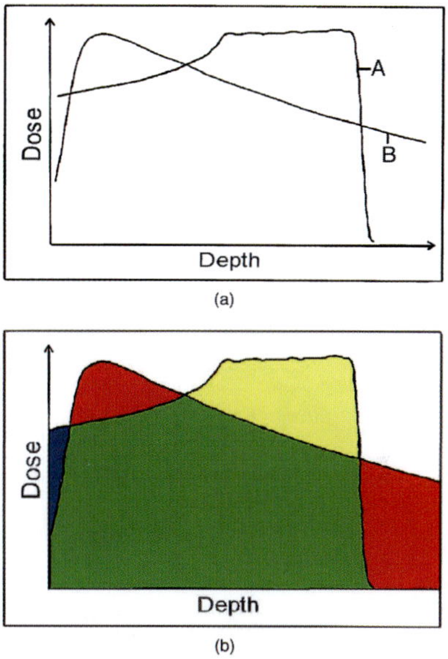


Fig. 1. (a) Depth dose curves for a high-energy photon and a modulated energy proton beam. (b) Differences between photon and proton depth dose distribution is presented: Red, dose delivered by photon above that by proton beam plan; green, same dose from both photon and proton plans; blue, dose delivered by proton but not photon plans; gold, dose delivered to defined target by protons but not by photons.

## PROTONS: ULTIMATE IN LOW LET EXTERNAL BEAM RT

The laws of physics that determine the pattern of loss of energy of a proton in tissues permit the design of a beam such that there be (*1*) coverage of the target zone by a uniform dose, (*2*) a zero dose deep to that target for each beam path, and (*3*) a lower dose proximal to the target. To appreciate this critical point, compare the photon and proton beam depth dose curves presented in Fig. 1A. Line B represents a depth dose curve for a high-energy photon beam and line A for a modulated energy proton beam. (The proton energy distribution in a modulated energy proton beam is designed to have maximal energy sufficient to penetrate to a depth just deep to the distal margin of the target and protons of lesser energy such that uniform coverage of the target results.) Note that the photon dose decreases exponentially with the depth in tissues. For the proton beam, the dose proximal to the target is modestly reduced, and *no* dose is present distally. To dramatize this point, Fig. 1B is shown. The red zones are irradiated by the photon beam to a higher dose (proximal to the target) than by protons *or* are irradiated by photons but not by protons (distal to the target). Red was chosen to represent *stop* or red ink or the unnecessary dose to nontarget tissues by the photon beam. In the superficial 1–2 cm, the photon dose is less than the proton dose; this is colored blue. A major point of Fig. 1B is the yellow or "gold medal" for the proton beam (i.e., a higher dose to the target than by the photon beam). This benefit accrues for each beam path. A mere inspection of these two graphs makes it abundantly clear that there would be important advantages from the use of proton beam techniques in achieving a reduced treatment volume in many clinical situations. Of central importance in an assessment of the impact of the coming technological improvements is that proton beam technology can use all the technologies available for photons, namely, beam number, direction, weighting, dynamic or static, and intensity modulation.

A significant additional long-term advantage for proton beam therapy is that the integral dose is approximately one-half that of photon beam therapy (5). This applies to single-field and multiple-field treatment plans. With extended follow-up times (i.e., >15 years), the risk of serious late effects at anatomic sites not only near to, but also distant from, the primary target increases. These would include radiation-induced neoplasms, as well as atrophic or degenerative changes. The late morbidities in the survivors of the atomic bomb powerfully demonstrate that, with time, serious late effects of low-dose irradiation do become manifest in substantial numbers of patients (6, 7). Long-term follow-up data on RT patients document a small but definite incidence in clinically important morbidity (8–11).

*Intensity-modulated RT and proton RT*

Intensity modulation of photon and proton beams has long been used. Namely, wedge filters and compensators were essentially Mark I and II intensity modulators for photon beams. Similarly, the range modulation of proton energy and the use of finely contoured bolus devices were both steps in the modulation of proton beam intensity. The current techniques for intensity-modulated RT (IMRT) and intensity-modulated proton RT (IMPT) are impressive advances over those early systems for many anatomic sites (13–15). IMRT and IMPT treatment plans prepared for a patient with locally extensive carcinoma of the nasopharynx are presented in Fig. 2. The target dose is set at 72 cobalt Gray equivalent (CGE) for both IMRT and IMPT. These were prepared at Massachusetts General Hospital (MGH) by Dr. Bortfeld for a patient of Dr. McIntyre's. Only one aspect of the differences in dose distribution between the two modalities is considered here: the dose to the posterior fossa and brainstem. Almost the entirety of the posterior fossa and all of the brainstem are within the 40–50-Gy zone of the IMRT plan (shown in red, Fig. 2A). In sharp contrast, virtually all the red ink has been erased by moving from IMRT to IMPT (Fig. 2B). With the latter, essentially no part of the posterior fossa or brainstem receives >40 Gy.

For some targets, a simple proton field is markedly superior to any feasible photon treatment plan. As an example, Fig. 3 illustrates an axial section through the pelvis for a planned 50 Gy to the pelvic lymph nodes. A plan using only a posterior proton field designed to cover the pelvic nodes avoids irradiation of the pelvic intestinal contents. The gain here is striking, namely, zero dose to virtually all the pelvic small bowel. Were the patient to be treated by IMRT, the dose to the small intestine would be between 30 and 45 Gy. Clearly, no informed patient would volunteer their posterior fossa, brainstem, or small intestines to receive 30–50 Gy with or without chemotherapy were the option of a much lesser dose to those organs available.

IMPT is in initial clinical testing at the Paul Scherrer Institute in Villigen by Goitein and Lomax (16). Several groups are performing comparative IMRT and IMPT planning studies. This is so even for groups not working in a proton center. Ma *et al*. of Stanford (17), Shanine *et al*. (18), and Yeboah *et al*. (19) of the Baker Cancer Center in Alberta presented IMRT vs. IMPT results at the 2001 meeting of the American Association of Physicists in Medicine. These diverse efforts indicate reductions in the treatment volume for IMPT relative to IMRT for many anatomic sites.

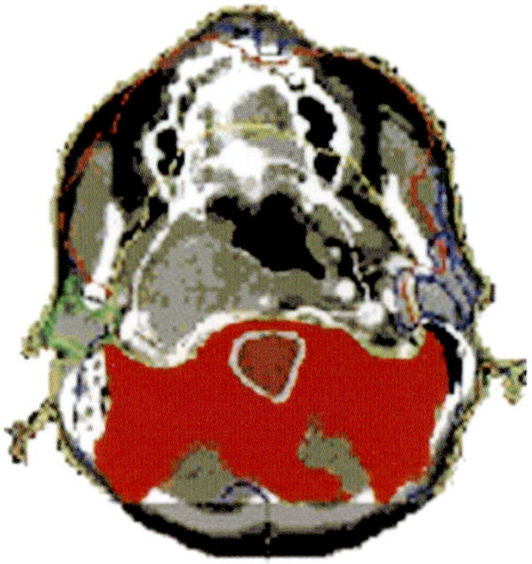
(a)

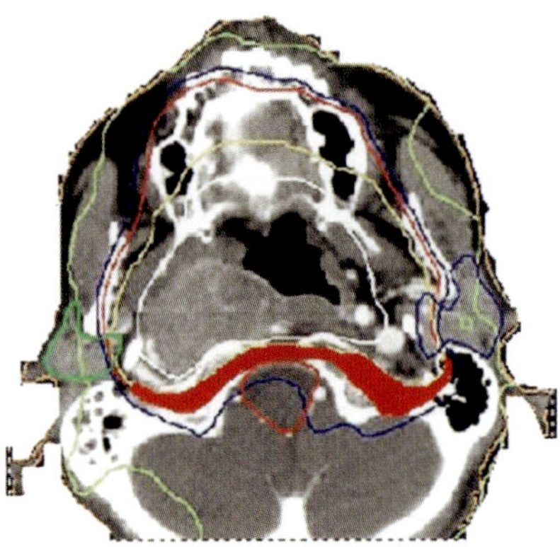
(b)

Fig. 2. IMRT and IMPT plans for a locally advanced carcinoma of the nasopharynx. (a) IMRT: coverage of posterior fossa and brainstem shown in red. (b) IMPT: coverage of posterior fossa and brainstem shown in red.

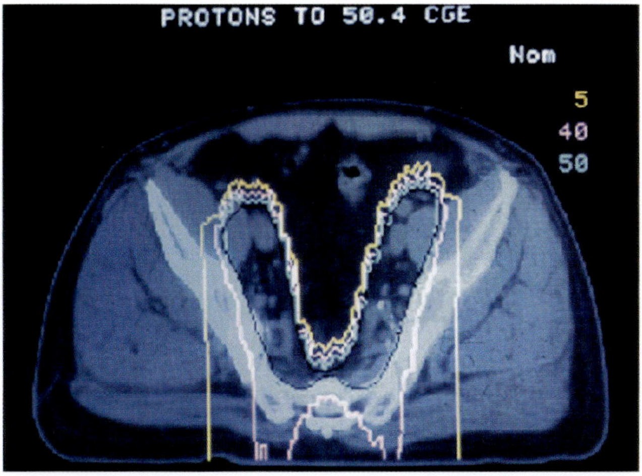


Fig. 3. Axial section through pelvis presenting the dose distribution for proton beam RT. The dose to the pelvic contents is essentially zero.

## BEGINNING OF PROTON RT

*Rutherford*

Ernest Rutherford (20) was the first to demonstrate the existence of protons. He conducted that research at Manchester University. This was published in 1919 (20). He irradiated nitrogen gas by alpha particles and observed that a positive charged particle was emitted. The result was one proton plus $^{14}N$ transmuted to $^{17}O$. This constituted the first experimental transmutation of an element (i.e., nitrogen into oxygen). Some joked that alchemy had been made scientifically acceptable. He named the particles protons after the Greek word, *protos*, or "first." Rutherford analyzed the positive charges in the nitrogen nucleus and concluded that there had to be some neutral particles to account for the mass. He conceived the existence of these particles and gave them the name neutron. Rutherford's student and then colleague, James Chadwick (21) demonstrated the existence of the neutron in 1932. The reader might be interested in these additional firsts by Rutherford: found that alpha particles have a positive charge; noted the natural transmutation of an element from studies of the decay of uranium; determined the radioactive half life of an element; participated in the identification of alpha particles as helium nuclei; proposed the model of the atom as a very small hard nucleus surrounded by electrons; named three particles, namely, protons, alpha particles, and neutrons; and coined the terms atomic energy and half life (22–24).

Rutherford was very well liked and esteemed by his colleagues, postdoctoral fellows, and graduate students. The nickname by which he went was "the old Croc." Rutherford was extremely keen on advances in physics to be achieved and never had time to worry about what had gone on in the past. Crocodiles can only look forward. His enthusiasm for his research in nuclear physics is well illustrated by his reply to a question on his failure to attend an important meeting of the War Research Committee during World War I: "I have been engaged in experiments which suggest that the atom can be artificially disintegrated. If it is true, it is of far greater importance than a war" (23).

*Wilson*

In 1946, Robert Wilson proposed that proton beams be considered for RT (25). At that time, he was in the Physics Department at Harvard University. Wilson had been a very significant participant in the development of nuclear weapons during World War II. In part because of that experience, he was keen to make a contribution from nuclear physics to improve the well being of mankind. This stimulated him to think about protons and then to make his proposal regarding proton RT. Later Wilson became Director of the Fermi Laboratory and was responsible for its development. That very large facility was completed on time and below budget. For those interested in architecture, a trip to the Fermi Laboratory is eminently worthwhile. In addition to his brilliant leadership of one of the very top nuclear physics research facilities, he displayed other substantial talents. Wilson was an accomplished sculptor and artist; he had a

Anlage 1



critical role in the architectural design of the main building of the Fermi Laboratory.

*The first patient treatments*

The first patient treatment by protons or helium ions occurred in 1955 at the University of California, Berkeley. In the next decade, patients were treated by proton beams at Uppsalla, the neurosurgical group at the MGH–Harvard Cyclotron Laboratory, and the Institute for Theoretical and Experimental Physics at Moscow (26). These treatments were directed principally against benign intracranial lesions using single-dose treatment.

Low-dose fractionated proton RT for cancer patients was initiated at the MGH–Harvard Cyclotron Laboratory in January 1974 (27). The patient was a 4-year-old child with a posterior pelvic sarcoma. The management strategy was combined RT and chemotherapy. The proton treatment for this youngster was principally a posterior proton field designed to have the end of the range just anterior to the defined target. The result was no skin reaction on the anterior abdominal wall and minimal bowel toxicity. The second patient had a chondrosarcoma of the petrus ridge, and the third, a posterior thigh sarcoma. Treatment of uveal melanoma was initiated in 1975 in a collaborative program with the Massachusetts Eye and Ear Infirmary (28). The MGH program has been the fortunate recipient of uninterrupted support by the National Cancer Institute since 1976. Dr. Jay Loeffler is the current Principal Investigator of that program.

*Results of proton RT of cancer patients*

*Skull base sarcoma.* There are two principal malignant tumors of the skull base, chordoma and chondrosarcoma. Because of the extremely close proximity of the tumor margin to the brainstem, optic chiasm, and other vital structures, surgical resection cannot achieve adequate margins; hence, curative treatment relies heavily on RT. The program at the MGH/Harvard Cyclotron Laboratory placed priority on these tumors because of the obvious feasibility of substantially higher dose levels by proton than by photon therapy. The 10-year local control rates for >200 patients for each tumor category treated by proton and photon RT with or without partial resection were 95% and 45%, with a low frequency of serious morbidity after doses of ~69 CGE (29, 30). CGE is the dose in Gray multiplied by the radiation biologic effectiveness unit, namely 1.10.

*Uveal melanoma.* These tumors have been treated with high success rates by radical dose proton beam alone. At the MGH/Massachusetts Eye and Ear Infirmary/Harvard Cyclotron Laboratory, 2069 patients were treated between 1975 and 1997 to 70 CGE in 5 fractions within 8–9 days, for all but a small proportion of patients. The actuarial local control rate at 15 years was 95% (31). These results have been confirmed at the Paul Scherrer Institute. Egger *et al.* (32) reported on the outcome of 2435 patients treated between 1984 and 1998 with 54.5 CGE in 4 equal dose fractions delivered on 4 consecutive days. For their entire series, the 10-year local control rate was 95%. Using an improved definition of the clinical target volume, the results in 990 patients treated since 1994 appear to be even better.

*Paranasal sinus carcinomas.* Thornton *et al.* (33) has treated 86 patients with T3–4 carcinoma of the paranasal sinuses by a combination of proton and photon beam techniques after partial resection or biopsy at MGH/Harvard Cyclotron Laboratory. The dose level was 76 CGE to gross disease. Radiation was administered on a b.i.d. protocol. The actuarial local control rate at 4 years was 83% (33).

*Hepatocellular carcinoma.* The proton team at the University of Tsukuba has investigated the efficacy of very-limited-field, high-dose/fraction proton beam RT in the treatment of 236 patients with hepatocellular carcinoma. The dose/fraction has been ≈4.5 Gy, to a total dose of ≈72 CGE in 3.2 weeks; they used a radiation biologic effectiveness unit of 1.00. This locally aggressive treatment protocol has yielded a remarkably high 3-year actuarial local control rate of 93% (34). The experience in the United States in definitive RT alone of hepatocellular carcinoma is limited.

*Non–small-cell lung carcinoma.* This group of tumors has been studied especially by Bush and the team at Loma Linda University (35). They have used 73.8 CGE in 5 weeks and, for early-stage lesions, 51 CGE in 10 fractions in 2 weeks in patients in poor medical condition for whom the treatment volume was small. They have more recently been able to increase the dose for the early-stage patients to 6 CGE per fraction. Their local control results appear to be superior to those of standard photon dose and fractionation treatment.

## TECHNICAL DEVELOPMENTS IN THE NEAR TERM

A number of clinically important advances in the delivery of external beam RT are virtually certain to become available and practical in the coming 1–2 decades. This essentially guarantees that the efficacy of our treatments will continue to increase. Several of these methods are under evaluation or development and are discussed briefly.

*Protons to replace photons in definitive treatments in 2–3 decades*

Because of the dose distributional advantages of proton beams described above, my judgment is that protons will replace photons for radical dose therapy within the next 2–3 decades. Radiation oncologists, referring physicians, and the society at large will continue to become more knowledgeable about improved treatment methods and will demand the superior modality. This is almost certainly to be the case, even if the gain is proved to be small. Furthermore, we and the public will be decreasingly tolerant of treatment-related morbidity, especially in nontarget tissues. That movement in that direction is occurring is evident by the substantial number of proton treatment centers being actively planned or under construction (26). The concern

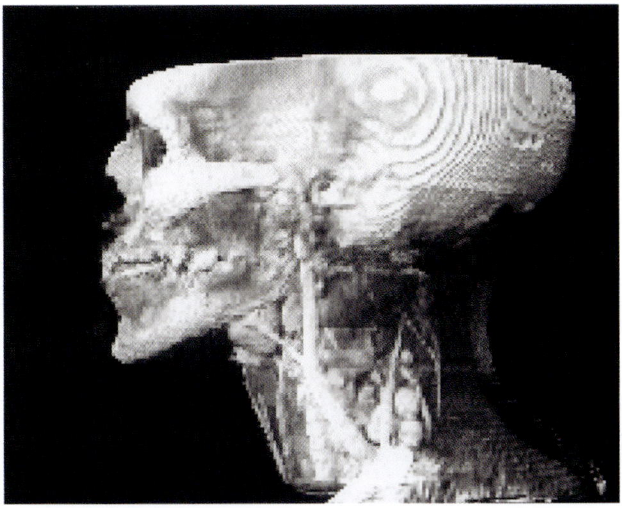

Fig. 4. Volume rendering image of neck and head. Provided by Dr. G. Chen.

regarding the justification of the use of proton beams in radiation oncology is that of cost and not rationale.

*Definition of anatomic margins and functional status of the target*

There will be an improved ability to define the anatomic limits of the target and the margins of adjacent critical normal tissue/structures. This will be based on additional developments in imaging techniques, especially an increased ease of fusion of images produced by different technologies (e.g., CT, MRI, positron emission tomography, magnetic resonance spectroscopy, and others). Advances in high-speed CT have led to increasingly larger numbers of slices per study, with some improvement in resolution. In the near future, studies of several hundred slices are anticipated. The use of advances in image processing software in image interpretation will be more intense. An example of a special new imaging method is shown in Fig. 4 (36), and was provided by Dr. G. Chen. In this image, a volume-rendering technique is applied to a head-and-neck CT data set. The skin and s.c. tissues have been removed electronically to permit easy visualization of the muscles and lymph nodes.

Intrinsically three-dimensional methods of defining the target volumes will replace conventional contouring slice by slice. These diverse imaging techniques will provide increasingly accurate definitions of target and nontarget margins.

The definitions of the anatomic margins will be combined with assessments of the *functional* status of the target. This will include estimates of the metabolic and physiologic condition of the target using magnetic resonance spectroscopy, positron emission tomography, and indirect and direct measurements of $pO_2$, interstitial fluid pressure (IFP), pH. Additionally, based on these techniques, proliferation kinetics and clonogen number will be estimated. Of great potential value and enthusiastic interest is the likelihood that genomic and proteomic methods will be used to characterize at high accuracy the inherent cellular radiation sensitivity, cell proliferation kinetics, and metastatic potential of individual tumors. The combined information content of these various studies should provide an ability to distribute the radiation dose in accordance with the number and sensitivities of the clonogens. Accordingly, the result should be a *planned* heterogeneous distribution of dose. After some 65–70 CGE has been delivered to the gross tumor volume, quite localized proton dose boosts may be given to defined resistant foci. An example of these efforts is the use of copper labeled diacetyl-bis(N4-methylthiosemicarbazone) [Cu-ATSM] (37) to identify hypoxic regions of the tumor for planning the boost dose.

*Radiolabeled agents for specific localization of radiation dose*

Another strategy under active investigation to improve dose localization is that of administration of drugs, metabolites, and so forth that have been labeled with radioactive isotopes in a quantity sufficient to inactivate the tumor cells. The interest is in compounds that have exceptionally high localization in tumor tissue (i.e., not merely sufficient to be of value in diagnostic imaging).

## NEAR AND MIDTERM FUTURE OF OPTIMIZED TREATMENT PLANNING

### *Physical dose distribution*

An "optimal" distribution of a physical dose is not a well-defined term. Generally, an "optimal" plan would deliver the minimal feasible dose to tissues beyond the margins of the defined target. Fortunately, the optimal plan of today is not the optimal plan of "tomorrow." The physics and computational components of an optimized treatment planning system will require major software and hardware development. This program for radiation oncology is being powerfully aided by the remarkably rapid increases in computer power at steeply decreasing costs. Parallel processing units are expected to satisfy the computational needs. Fortunately, a number of excellent centers are energetically working to write the needed software programs. These efforts are stimulating important work by one or more commercial firms.

The preparation of the "optimized plan" for the physical dose distribution requires that the clinician and physicist/planner define the boundaries of the target, each normal tissue/structure, and each fiducial mark in the image systems being used. Work of this category is part of the present planning for IMRT and proton therapy. Of significant value to the planning process is the required additional increased attention by the physician to details in the definition of the target and anatomic boundaries of the nontarget structures. Unfortunately, there is not a good level of concordance between the margins of target as drawn from a set of image studies on individual patients by experienced clinicians (38, 39). Substantial effort is needed to increase knowledge of the correct interpretation of the various image studies.

The clinicians/planners are to provide the gross tumor volume, clinical target volume, planning target volume, and dose constraints on the normal tissues/structures to the treatment planning software system. The tasks of the treatment planning software in the generation of the optimized plan includes (*1*) selection of the beams (e.g., protons, photons, or electrons, or combinations thereof); (*2*) definition of beam number, orientation (coplanar or noncoplanar), dynamic or static, pattern of intensity modulation, and so on; (*3*) calculation of the dose using Monte Carlo techniques; and (*4*) display of the treatment plans with the best dose–volume histograms.

This would constitute a considerable achievement, but an optimized plan must include the fourth dimension, namely, time. That is, there must be explicit correction for motion of the target during a treatment session and also from one treatment to the next. This is a major problem for selected targets, especially those in the thoracic and abdominopelvic regions. Clearly, this problem obtains for conventional therapy as well; however, target motion becomes a central issue when the much smaller beam sizes/configurations are to be used. The potential for "hot" or "cold" spots may be even greater with the use of IMRT and IMPT because of target movement during an individual treatment session. In IMRT, the leaves defining the beam are in continuous motion and the beam is narrow at any one instant. Thus, the probability for a voxel to receive no radiation is not zero. The magnitude of this source of error decreases with the number of treatment fields. Similarly, in IMPT, the beam scanning techniques feature continuous movement of a slim pencil beam. Thus, four-dimensional treatment planning for really accurate dose delivery to minimal volumes must include on-line correction for target motion and deformation. This means on-line imaging of adequate resolution to detect the motion of the target accurately. Physician-introduced fiducial markers will be necessary for several anatomic sites. For some targets, gating of the beam on-times will be sufficient. To illustrate this difficult problem, a pilot study by Chen and Willett on the motion of clips placed on the margins of the head of the pancreas, during *quiet* respiration is shown in Fig. 5. As is readily evident, movement of individual clips occurs by up to ±8 mm. The critical points are that the motion of the clips in successive quiet respiratory cycles is clearly variable and that the motion of one clip relative to another clip is variable. Thus, not only is clip movement of considerable distance present, but also deformation of the clip-defined volume. Computer simulations of observed degrees of deformation could reveal whether significant effects of dose perturbation are present owing to deformations. If so, although challenging, correction for these movements could be by (*1*) improved gating mechanisms; (*2*) continuous adjustment of the position of the patient to maintain the target in one position; or (*3*) continuous modification of the beam so that the planned dose distribution throughout the target is held constant. Thus, the treatment delivery system would need high-quality on-line imaging capabilities, and the "optimized" plan would include provisions to correct for target motion. To achieve this accuracy, biplanar imaging will be needed before and during the individual treatment sessions for patients with mobile targets. Treatment planning that provides "optimized" physical dose distribution is likely to be available within 10 years (40).

### *Biologic effect distribution*

The extension of the treatment planning system to generate estimates of TCP and normal tissue complication probability will be very much more difficult than for physical dose distribution. This is because an adequate database of the dependence of local failure or complication probability on dose or dose distribution at the site of failure or complication is not available. Data adequate for this purpose are confidently expected to be generated within the coming 1–2 decades because of the increasing numbers of patients being treated by plans that provide detailed three-dimen-

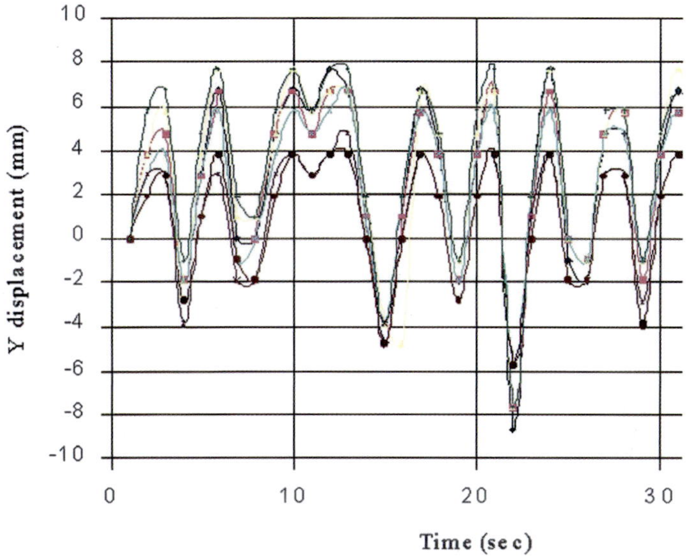


Fig. 5. Displacement during *quiet* respiration of six clips placed at exploratory surgery on the margins of a carcinoma of the head of the pancreas.

sional dose distributions. These patients are being followed regularly with appropriate clinical examinations and imaging studies. Thus, there will be a steadily increasing corpus of clinical data on the precise topographic relationships between radiation dose (total dose, dose gradient, dose/fraction, interfraction, and total time) and local regrowth or damage to normal tissue as function of time after treatment. The details of the presence and severity of comorbidities will have to be considered in the analyses of clinical outcome data. Additionally, the dose/outcome analysis will have to be made separately for patients treated by RT alone or with a combined modality protocol. A significant need is improved scoring functions of normal tissue damage. Really usefhul software system that delivers accurate estimates of the distribution of the biologic effect distribution is not likely to be available for regular use for a substantial time. There is, however, manifest progress toward that goal. Niemierko (41) and others have published programs that are interesting efforts in this direction. His model calculates a value for the parameter equivalent uniform dose. The procedure is to integrate the estimated survival fraction for each of a large number of voxels (subvolumes) of the tumor so as to derive the "survival fraction" for the entire tumor. This system has already provided provocative results for TCP of local control of chordoma of the skull base (42).

*Targets for proton therapy*

Potential targets for clinical gains using proton therapy include pediatric tumors, patients with tumors of the head and neck, central nervous system, gastrointestinal tract, and genitourinary system and gynecologic, pulmonary, and mesenchymal tumors of soft tissue and bone.

## COST OF PROTON THERAPY

That the cost of the technology in radiation oncology has progressively increased is not arguable. This increase in cost is virtually certain to continue, perhaps at an accelerated rate. The rationale for the use of proton therapy is quite straightforward and clear. The only serious discussion concerning proton therapy implementation is cost not rationale. For the assessment of costs of a proton therapy facility, several considerations are essential. First, the proton center would be based on 1 accelerator, which would easily provide the beam for as many as 6 treatment bays. Second, the facility should be large, with the capacity to treat with curative intent ≥1500 patients annually. Current centers are

Anlage 1



being planned to provide for four treatment bays. Third, the accelerator (cyclotron or synchrotron) has a long life. For example, the cyclotron at the Harvard Cyclotron Laboratory has been in continuous use for 52 years. Fourth, the high capital cost facility could operate 12–14 h/d and up to 7 d/wk. Fifth, a comparable photon linear accelerator–powered center would have the same number of high technology linear accelerators as the proton center has treatment bays (i.e., 4 vs. 4). However, because the lifespan of a linear accelerator is <20 years, the capital cost would include 8 linear accelerators (4 × 2). Each treatment room of the proton and photon center would be fitted with the same quality on-line imaging capability and high-precision patient support assembly.

The cost for the operation of a proton or a photon facility are exactly the same with respect to the numbers of physicians, physicists, therapists, nurses, social workers, data managers, record room staff, secretaries, dietitians, and billing staff. The costs would be exactly the same for the radiologic studies, pathologic evaluations, surgery, chemotherapy, and follow-up. (Were tolerance to chemotherapy to be increased for a selected tumor/site because of the steep reduction in the radiation dose to the normal tissues, the drug dose might be increased and hence some increment in cost of patient treatment might result.) After the software had been developed for optimized treatment planning of the physical dose distribution, there would be no difference in the cost of planning high technology photon or proton therapy. Also, the following costs would not differ between photon and proton-treated patients: diagnostic screening of the general population; professional and public education regarding the cancer problem; national cost for cancer research; and modification of industrial and agricultural practices to reduce the incidence of cancer. However, the cost for the protons for shielding, gantries, 2–3 additional engineers, and power would be higher.

In considering the cost of treatment of the primary tumor by radical intent, the cost of failure to achieve local control is quite high. Namely, there are the time consuming and usually repeated diagnostic evaluations before the diagnosis of local failure is established. The salvage treatment procedure for radiation failure is less likely to succeed than is treatment of the primary lesion and is likely to be more costly. Quite importantly, the risk of morbidity and that of a greater severity would be higher after the salvage procedure. This often requires costly but less effective rehabilitation for a significant proportion of patients. Also, the recurrent tumor will produce distant metastasis in a proportion of the patients. Finally, patients who have undergone salvage treatment are less likely to return to their preprimary treatment activity level for productive work. Thus, from a societal consideration, the patient is not as likely to return to a regular tax-paying status. Accordingly, the cost to society of failed treatment of a primary tumor would be high. An estimate of the cost benefit of the reduction of these events has not been made.

The history of medicine has repeatedly demonstrated that the perceived efficacy and not the cost primarily determine the fate of new technologies.

## CONCLUSION

The foreseeable future appears to be rich with potential for clinically significant increases in the efficacy of RT for cancer patients. This includes gains from two classes of advance. One is a closer approximation of the treatment volume to the defined target. The second is biologic or chemical means to increase the differential response between tumor and normal tissues/structures. From use of the superior dose distributions, increases in TCP and/or reduced treatment-related morbidity will result. The realization of these goals will require an important series of major developments in treatment planning software and hardware, full use of imaging systems, and greater abilities for beam direction to the target. A major component of the improvement will be the replacement of IMRT by IMPT.

## REFERENCES


1. Brahme A. Dosimetric precision requirements in radiation therapy. *Acta Radiol Oncol* 1984;23:379–391.
2. Bentzen SM, Tucker SL. Quantifying the position and steepness of radiation dose response curves. *Int J Radiat Biol* 1997;71:531–542.
3. Halperin EC. Overpriced technology in radiation oncology. *Int J Radiat Oncol Biol Phys* 2000;48:917–918.
4. Levitt SH, Khan FM, Faiz MM. The rush to judgment: Does the evidence support the enthusiasm over three-dimensional conformal radiation therapy and dose escalation in the treatment of prostate cancer? *Int J Radiat Oncol Biol Phys* 2001;51:871–879.
5. Schneider U, Lomax A, Lombriser N. Comparative risk assessment of secondary cancer incidence after treatment of Hodgkin's disease with photon and proton radiation. *Radiat Res* 2000;154:382–388.
6. Pierce D, Preston DL. Radiation-related cancer risks at low doses among atomic bomb survivors. *Radiat Res* 2000;154:178–186.
7. Cologne J, Preston DL. Longevity of atomic-bomb survivors. *Lancet* 2000;356:303–307.
8. Brenner D, Curtis RE, Hall EJ, *et al.* Second malignancies in prostate carcinoma patients after radiotherapy compared with surgery. *Cancer* 2000;88:398–406.
9. Movsas B, Hanlon AL, Pinover W, *et al.* Is there an increased risk of second primaries following prostate irradiation? *Int J Radiat Oncol Biol Phys* 1998;41:251–255.
10. Kleinerman R, Boice JC, Storm HH, *et al.* Second primary cancer after treatment for cervical cancer: An International Cancer Registries Study. *Cancer* 1995;76:442–452.
11. Ng A, Bernardo MP, Weller E, *et al.* Second malignancy after Hodgkin's disease: Long-term risk and risk factors. Presented at the American Society for Therapeutic Radiology and On-

cology 43rd Annual Meeting, 2001, San Francisco, CA. Unpublished data.
12. Gray L, Kalogeropoulos TE. Possible biomedical applications of antiproton beams: Focused radiation transfer. *Radiat Res* 1984;97:246–252.
13. Brahme A, Lax I. Solution of an integral equation in rotation therapy. *Phys Med Biol* 1982;27:1221–1229.
14. Lomax A. Intensity modulation methods for proton radiotherapy. *Phys Med Biol* 1999;44:185–206.
15. Oelfke U, Bortfeld T. Inverse planning for photon and proton beams. *Med Dosim* 2001;26:113–124.
16. Goitein G, Lomax A. Personal communication, 2001.
17. Ma CM, Tajima T, Shahine B, *et al.* Laser accelerated proton beams for radiation therapy [Abstract]. *Med Phys* 2001;28:1236.
18. Shahine C, Li JS, Lee MC, *et al.* Monte Carlo dose calculation for energy, and intensity modulated proton therapy [Abstract]. *Med Phys* 2001;28:1250.
19. Yeboah C, Sandison G, Chvetsov A. Inverse planning for proton beam therapy employing simultaneous intensity and energy modulation [Abstract]. *Med Phys* 2001;28:1236.
20. Rutherford E. Collision of alpha particles with light atoms. *Nature* 1919;103:415–418.
21. Chadwick J. The existence of a neutron. In: Proceedings of the Royal Society A; 1932. p. 692–708.
22. Dahlrymple GV. The age of the earth. Stanford, CA: Stanford University Press; 1991. p. 160–213.
23. Crowther JG. The Cavendish laboratory 1874–1974. New York: Science History, Division of Neale Watson Academic; 1974. p. 181.
24. delRegato J. Ernest Rutherford. In: Radiological Physicists. New York: American Institute of Physics; 1985. p. 37–50.
25. Wilson RR. Radiological use of fast protons. Radiology 1946; 47:487–491.
26. Sisterson J. Proton therapy co-operative oncology group newsletter, No. 28. Boston: Massachusetts General Hospital; 2001.
27. Suit HD, Urie M. Proton beams in radiation therapy. *J Natl Cancer Inst* 1992;84:155–164.
28. Gragoudas E, Wenjun L, Goitein M, *et al.* Evidence-based estimates of outcome in patients irradiated for intraocular melanoma. Unpublished data, 2001.
29. Liebsch N, Munzenrider J. Unpublished results, personal communication, 2001.
30. Debus J, Hug EG, Liebsch NJ, *et al.* Brainstem tolerance to conformal radiotherapy of skull base tumors. *Int J Radiat Oncol Biol Phys* 1997;39:967–975.
31. Gragoudas E, Munzenrider J, *et al.* Unpublished data, 2001.
32. Egger E, Schalenbourg A, Zografos L, *et al.* Maximizing local tumor control and survival after proton beam radiotherapy of uveal melanoma. *Int J Radiat Oncol Biol Phys* 2001;51:138–147.
33. Thornton A. Unpublished data, personal communication, 2001.
34. Tokuuye K, Matsui R, Sakie Y, *et al.* Results of proton therapy for hepatocellular carcinoma at University of Tsukuba. in Proton Therapy Oncology Group XXXV. Tsukuba, Japan: PTCOG; 2001.
35. Bush D, Slater JD, Bonnet R, *et al.* Proton beam radiotherapy for early-stage lung cancer. *Chest* 1999;116:1313–1319.
36. Lee JS, Jani AB, Pelizzari CA, *et al.* Volumetric visualization of head, and neck CT data for treatment planning. *Int J Radiat Oncol Biol Phys* 1999;44:693–703.
37. Chao KS, Bosch W, Mutic S, *et al.* A novel approach to overcome hypoxic tumor resistance: Cu-ATSM-guided intensity-modulated radiation therapy. *Int J Radiat Oncol Biol Phys* 2001;49:1171–1182.
38. Giraud P, Elles S, Helfre S, *et al.* Conformal radiotherapy for lung cancer: Different delineation of the gross tumor volume (GTV) by radiologists and radiation oncologists. *Radiother Oncol* 2002;62:27–36.
39. Van de Steene J, Linthout N, de Mey J, *et al.* Definition of gross tumor volume in lung cancer: Inter-observer variability. *Radiother Oncol* 2002;62:37–49.
40. Goitein M. Personal communication, 2001.
41. Niemierko A. Reporting and analyzing dose distributions: A concept of equivalent uniform dose. *Med Phys* 1997;24:1323–1327.
42. Terehara A, Niemierko A, Goitein M, *et al.* Analysis of the relationship between tumor dose inhomogeneity and local control in patients with skull base chordoma. *Int J Radiat Oncol Biol Phys* 1999;45:351–358.

## Anlage 2

# Strahlenschutzverordnung vom Juli 2001 – auszugsweise

### § 6 Vermeidung unnötiger Strahlenexposition und Dosisreduzierung

(1) Wer eine Tätigkeit nach § 2 Abs. 1 Nr. 1 plant oder ausübt, ist verpflichtet, jede unnötige Strahlenexposition oder Kontamination von Mensch und Umwelt zu vermeiden.

(2) Wer eine Tätigkeit nach § 2 Abs. 1 Nr. 1 plant oder ausübt, ist verpflichtet, jede Strahlenexposition oder Kontamination von Mensch und Umwelt unter Beachtung des Standes von Wissenschaft und Technik und unter Berücksichtigung aller Umstände des Einzelfalls auch unterhalb der Grenzwerte so gering wie möglich zu halten.

### Abschnitt 1
### Heilkunde und Zahnheilkunde

### § 80 Rechtfertigende Indikation

(1) Radioaktive Stoffe oder ionisierende Strahlung dürfen unmittelbar am Menschen in Ausübung der Heilkunde oder Zahnheilkunde nur angewendet werden, wenn eine Person nach § 82 Abs. 1 Nr. 1 hierfür die rechtfertigende Indikation gestellt hat. Die rechtfertigende Indikation wird gestellt, wenn der gesundheitliche Nutzen einer Anwendung am Menschen gegenüber dem Strahlenrisiko überwiegt. Andere Verfahren mit vergleichbarem gesundheitlichem Nutzen, die mit keiner oder einer geringeren Strahlenexposition verbunden sind, sind bei der Abwägung zu berücksichtigen. Eine rechtfertigende Indikation nach Satz 1 ist auch dann zu stellen, wenn eine Anforderung eines überweisenden Arztes vorliegt. § 23 bleibt unberührt.

(2) Der die rechtfertigende Indikation stellende Arzt hat vor der Anwendung, erforderlichenfalls in Zusammenarbeit mit einem überweisenden Arzt, die verfügbaren Informationen über bisherige medizinische Er-

kenntnisse heranzuziehen, um jede unnötige Strahlenexposition zu vermeiden. Patienten sind über frühere medizinische Anwendungen von radioaktiven Stoffen oder ionisierender Strahlung, die für die vorgesehene Anwendung von Bedeutung sind, zu befragen.

**§ 81 Beschränkung der Strahlenexposition**

(1) Die durch ärztliche Untersuchungen bedingte Strahlenexposition ist soweit einzuschränken, wie dies mit den Erfordernissen der medizinischen Wissenschaft zu vereinbaren ist. Ist bei Frauen trotz bestehender oder nicht auszuschließender Schwangerschaft die Anwendung radioaktiver Stoffe oder ionisierender Strahlung geboten, sind alle Möglichkeiten zur Herabsetzung der Strahlenexposition der Schwangeren und insbesondere des ungeborenen Kindes auszuschöpfen. Bei Anwendung offener radioaktiver Stoffe gilt Satz 2 entsprechend für stillende Frauen.

(2) Bei der Untersuchung von Menschen sind diagnostische Referenzwerte zu Grunde zu legen. Eine Überschreitung der diagnostischen Referenzwerte ist schriftlich zu begründen. Das Bundesamt für Strahlenschutz erstellt und veröffentlicht die diagnostischen Referenzwerte.

(3) Vor der Anwendung radioaktiver Stoffe oder ionisierender Strahlung zur Behandlung am Menschen muss von einem Arzt nach § 82 Abs. 1 Nr. 1 und einem Medizinphysik-Experten ein auf den Patienten bezogener Bestrahlungsplan schriftlich festgelegt werden. Die Dosis im Zielvolumen ist bei jeder zu behandelnden Person nach den Erfordernissen der medizinischen Wissenschaft individuell festzulegen; die Dosis außerhalb des Zielvolumens ist so niedrig zu halten, wie dies unter Berücksichtigung des Behandlungszwecks möglich ist.

## Anlage 3

# Zulassungen RPTC

Die CE-Zulassung der RPTC-Protonenbestrahlungsanlage wurde begleitend zur Konstruktion und Fertigung der Geräte vorgenommen.

Die Strahlenschutz*errichtungs*genehmigung wurde für das RPTC am 06.12. 2002 durch das Landesamt für Umweltschutz erteilt. Sie certifiziert die Errichtung der Anlage mit 250 MeV und 5 Behandlungsplätzen »zum Zwecke der Heilkunde«, also zur Patientenversorgung.

Die Strahlenschutz*probebetriebs*genehmigung wurde für das RPTC am 15. 11. 2004 durch das Landesamt für Umweltschutz erteilt. Sie erlaubt die Abnahmetests und Funktionsnachweise durch den Hersteller.

Die Strahlenschutz*betriebs*genehmigung wird gleichzeitig mit der Aufnahme des klinischen Einsatzes vom Landesamt für Umweltschutz ausgereicht. Sie detailliert den gesamten Therapiebetrieb bis hin zu den erforderlichen Nachuntersuchungen.

Zugrundeliegende wissenschaftliche Stellungnahmen im Auftrag des für das Bundesamt für Umweltschutz medizinrechtlich tätigen Bundesamtes für Strahlenschutz siehe im Folgenden.

**Gutachten**

# Biologische Wirksamkeit von Protonenstrahlen im Vergleich zu Photonenstrahlung in der klinischen Anwendung

Gutachter:

Priv. Doz. Dr. Dr. Jürgen Debus

Stettfeld, Juni 2001, aktualisiert im Mai 2003

**Zusammenfassung des Gutachtens**

Die physikalische Dosisverteilung von Protonen ist der Dosisverteilung von konventionellen Photonenstrahlen deutlich überlegen, weil eine höhere Dosis im Zielvolumen erreicht werden kann und gleichzeitig die umgebenden Normalgewebe mit wesentlich geringeren Dosen belastet werden. Im Rahmen des vorliegenden Gutachtens soll die Frage untersucht werden, inwieweit die biologische Strahlenwirkung von Photonen und Protonen vergleichbar ist und von welchen Parametern die relative biologische Effektivität (RBE) abhängt.

Zur Beantwortung dieser Frage erfolgt eine kritische Zusammenschau der bislang veröffentlichten experimentellen und klinischen Ergebnisse mit der Berücksichtigung eigener Daten.

Es zeigt sich, dass in unterschiedlichen Modellsystemen mit unterschiedlichen Protonenenergien und Energiespektren in Zellkulturen sich nur ein sehr geringer Unterschied des RBE zwischen Plateau und SOBP ergibt. Führt man die experimentellen Daten zusammen, so ergibt sich ein RBE im Plateau von 1,08 ± 0,02 bzw. von 1,15 ± 0,07 in der Mitte eines SOBP. In vitro Untersuchungen konnten darüber hinaus eine Abhängigkeit des RBE von der Dosis pro Fraktion bzw. des alpha zu beta Verhältnisses entsprechend dem linear quadratischen Modell finden. In den klinisch relevanteren tierexperimentellen Untersuchungen konnte allerdings kein signifikanter Einfluss der Protonenenergie auf den biologischen Effekt gefunden werden. Darüber hinaus konnte auch kein signifikanter Einfluss der Höhe der Einzeldosis oder der Gewebeart gefunden werden. Innerhalb des statistischen Fehlers der verschiedenen Tierexperimente ergibt sich eine RBE von 1,1 für Protonenstrahlen im Vergleich zur konventionellen Photonenbestrahlung mit Kobalt-60.

Die Daten der Patientenbehandlungen werden international gesammelt in der Datenbank der particle therapy coordinating group (PTCOG). Bis Januar 2003 wurden über 33 400 Patienten gemeldet, bei denen die Protonenstrahlentherapie mit sehr unterschiedlichen Indikationen mit Zielstrukturen in allen Körperregionen angewendet worden war. Die größte Erfahrung an einzelnen Institutionen besteht in Boston (Harvard) mit über 9100 Patienten und in Loma Linda mit über 7100 Patienten. Alle Institutionen verwenden hierbei eine konstante klinische RBE von 1,1. Die Daten der Patientenbehandlungen zeigen, dass mit diesem Ansatz die Protonendosis und die Photonendosis zu gleichen Resultaten führt. Somit gelten im Umkehrschluss die bekannten Dosis-Wirkungsbeziehungen von Photonen unter Berücksichtigung der RBE von 1,1 auch für Protonen.

**Somit kann die Fragestellung eindeutig beantwortet werden:**

**Auf der Basis der vorliegenden tierexperimentellen und klinischen Daten besteht eine hinreichende Evidenz, dass Dosiswerte aus der konventionellen Photonentherapie nach der Korrektur mit der biologischen RBE von 1,1 in der Protonentherapie angewendet werden können.**

Dies bedeutet, dass die jahrzehntelange klinische Erfahrung mit der Photonenbestrahlung auf die Bestrahlung mit Protonen übertragen werden kann.

**Fragestellung**

Im Rahmen dieses Gutachtens soll die Frage untersucht werden, inwieweit die biologische Strahlenwirkung von Photonen und Protonen vergleichbar ist und von welchen Parametern die relative biologische Effektivität (RBE) abhängt.

**Einleitung und Methodik**

Protonen werden zu den niedrig-LET Strahlen gezählt. Die Eindringtiefe der Strahlen hängt im Wesentlichen von der Primärenergie ab. Für die Bestrahlung von Augentumoren sind Protonenenergien von 60–90 MeV ausreichend, während für die Bestrahlung tieferliegender Tumoren Energien von mindestens 160 MeV, idealerweise von 250 MeV verwendet werden. Für die klinische Anwendung wird der Bragg Peak von Protonenstrahlen in der Regel so aufgeweitet (spread out bragg peak = SOBP), dass er das Zielvolumen in der Tiefendimension abdeckt (siehe Abb. 1). Bezüglich der Methodik der Aufweitung des Bragg Peak und der Anpassung der Dosisverteilung an das Zielvolumen sei auf Spezialliteratur verwiesen.

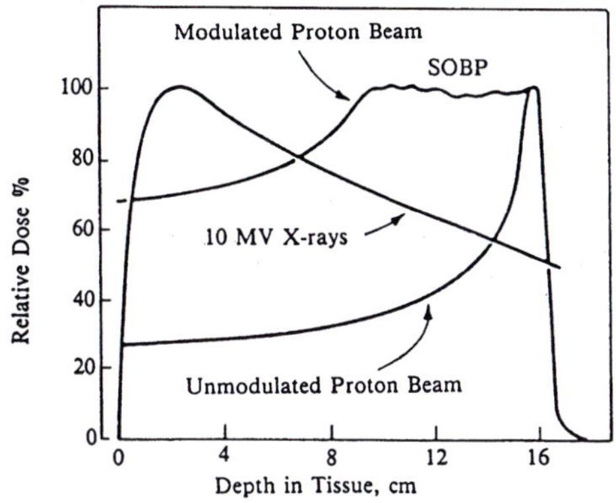


*Abb. 1: Tiefendosiskurve von Photonen und Protonen. Zur Anpassung an den Tumor wird der Bragg Peak aufgeweitet (SOBP).*

Die Energieübertragung der Protonenstrahlen auf die Gewebe erfolgt wie bei den Photonen im Wesentlichen durch die Erzeugung von sekundären Elektronen. Der Dosisbeitrag von Kernreaktionen wie zum Beispiel durch Stöße mit Atomkernen ist vernachlässigbar im Vergleich zur Ionisation durch die Sekundärelektronen.

## Anlage 4

Untersuchungen zur vergleichenden Bestrahlungsplanung zeigen, dass physikalische Dosisverteilung von Protonenstrahlen denen von Photonenstrahlen signifikant überlegen sind. Der Vorteil der Strahlung liegt darin, dass für eine bestimmte Dosis in der Tiefe eine deutlich geringere Integraldosis verabreicht werden muss. Das heißt, dass das Volumen an Gewebe, was inzidentiell bestrahlt werden muss, deutlich geringer ist. Während darüber diskutiert wird, ob dies für die onkologischen Fragestellungen bei Erwachsenen eine Rolle spielt, gibt es klare Hinweise dafür, dass in der pädiatrischen Onkologie damit die Inzidenz von strahleninduzierten Sekundärmalignomen gesenkt werden kann. Allerdings muss klar festgehalten werden, dass unter strahlenhygienischen Aspekten Protonenstrahlen auch bei Erwachsenen grundsätzlich den Photonen überlegen sind.
Bislang wurden weltweit mehr als 33 000 Patienten mit Protonen therapeutisch bestrahlt. Die erhobenen klinischen Daten zusammen mit experimentellen strahlenbiologischen Daten aus den Protonenzentren stellen die Basis für dieses Gutachten dar. Aus methodischen Gründen wurden hier nur solche strahlenbiologischen Experimente berücksichtigt, die mit klinisch eingesetzten Protonenstrahlen durchgeführt wurden.

### Datenlage aus Experimenten zur biologischen Wirkung von Protonenstrahlen

Es wurden zahlreiche Messungen mit biologischen Systemen durchgeführt mit dem Ziel, die RBE von Protonenstrahlen zu bestimmen. Hierbei wurde insbesondere die Frage untersucht, ob die RBE von der Eindringtiefe der Protonenstrahlen und damit von der Energie abhängt. Die überwiegende Zahl der grundlegenden Messungen erfolgte am Harvard Cyclotron. Eine Zusammenfassung der Ergebnisse findet sich in Tabelle 1.Hierbei liefern besonders die tierexperimentellen Untersuchungen wichtige Daten, da sie in den klinischen Bedingungen eine höhere Vergleich

*Tabelle 1 (rechts): Experimente zur Bestimmung des RBE in Abhängigkeit der Modulationstiefe*

| Autor | Strahl | Biologischer Endpunkt | RBE |
|---|---|---|---|
| Urano et al. | 160 MeV, 10 cm SOBP | Lunge Kolonien, Sf = 0.1 (3 Wdh. bei mittlerem SOBP) | Mittleres SOBP Plateau<br>1.16 1.06<br>1.06<br>1.02 |
| Tepper et al. | 160 MeV, 10 cm SOBP | Krypten Zellüberleben 1 Fraktion (ca. 12 Gy) | Mittleres SOBP Plateau<br>1.12 ± 0.06 1.06 ± 0.17 |
| Raju et al. | 160 MeV, 10 cm SOBP | In vitro V-79 Zellüberleben vs Tiefe | keine Änderung: Plateau bis SOBP |
| Robertson et al. | 160 MeV, 5 cm SOBP | In vitro H4 (rat hepatoma) | keine Änderung: Plateau bis SOBP (0.94 ± 0.02)<br>(RBE steigt im distalen SOBP an) |
| Hall et al. | 160 MeV,10 cm SOBP | In vitro, V-79, Sf = 0.1 | Mitte des SOBP leicht höher als Plateau (für D > 2 Gy = 1.13) |
| Guelette et al. | 85 MeV, 3 cm SOBP<br>0.5 cm SOBP | In vitro, CHO, Sf = 0.1 (einzelne und fraktionierte Dosis) | Insgesamt konsistent mit RBE von 1.1 |
| Robertson et al. | 155, 200, 250 MeV SOBP | In vitro, V-79, Sf = 0.1 | RBE größer in Plateau und distalem SOBP im Vergleich zu (Mitte SOBP) |
| Blakely et al. | 68 MeV, 22 mm SOBP | In vitro, humane Fibroblasten, Sf = 0.1 | RBE In der Mitte des SOBP = 1.09 ± 0.03 und 1.32 ± 0.04 relativ zu Plateau |
| Blomquist et al. | 67 MeV, 2 cm SOBP | In vitro, V-79, Sf = 0.1 | Trend für einen Anstieg innerhalb des SOBP<br>Gesamt RBE = 1.28 ± 0.21 |
| Courdi et al. | 65 MeV, 1.5 cm SOBP | In vitro, CAL 4 | Anstieg mit Tiefe des SOBP (1.09, 1.12, 1.19, 1.27) vs. Plateau |
| Slabbert et al. | 200 MeV, 7 cm SOBP | In vitro, V-79, mittlere Inaktivierungsdosis | Anstieg mit Tiefe des SOBP Plateau (1.04, 1.07, 1.16) |
| Wouters et al. | 70 MeV, 2.5 cm SOBP | In vitro, V-79, Sf = 0.03 | Mittelwert vom Plateau bis zum SOBP 1.21 ± 005,<br>Bis 85% des SOBP, 1.20–1.30; und distaler 10–15%, RBE > 1.3 |
| Tang et al. | 65 MeV, 1.7 cm SOBP | In vitro, CHO<br>bei 2 mm Tiefe<br>10 mm<br>18 mm<br>23 mm | Sf = 0.67 Sf = 0.1<br>1.14 ± 0.05 1.05 ± 0.02<br>1.19 ± 0.06 1.10 ± 0.06<br>1.23 ± 0.03 1.12 ± 0.02<br>1.37 ± 0.05 1.19 ± 0.03 |
| Guelette et al. | 200 MeV, 7 cm SOBP | Jejunale Krypten<br>50 mm Tiefe<br>(Initial Plateau)<br>150 mm<br>170 mm<br>190 mm | <br><br>1.10 ± 0.03<br>1.18 ± 0.04<br>1.12 ± 0.03<br>1.23 ± 0.03 |

## Anlage 4

barkeit aufweisen als reine Zellkulturuntersuchungen. Urano hat in einem Modell mit Lungenmetastasen eines Fibrosarkomen bei Mäusen die RBE von Plateau und SOBP Dosen von Protonenstrahlen gemessen und mit Kobalt (-60) Bestrahlungen verglichen. Er fand bei diesen Untersuchungen eine RBE von 1,06, die sich für Plateau und SOBP nicht unterschied. Diese Ergebnisse wurden durch eine Untersuchung von Tepper am Modell des jejunalen Kryptenzellüberlebens in Mäusen bestätigt. In jüngerer Zeit wiederholte Guelette diese Experimente mit einem 200 MeV Protonenstrahl im Jejunalkrypt-Modell. Die gemessene RBE ist konstant und zeigt in diesem Experiment nur am Ende des SOBP einen leichten Anstieg von weniger als 10 Prozent. Führt man die experimentellen Daten zusammen, so ergibt sich ein RBE im Plateau von 1,08 ± 0,02 bzw. von 1,15 ± 0,07 in der Mitte eines SOBP.

Es konnte in einigen in vitro Untersuchungen gezeigt werden (siehe Tab. 2), dass die RBE von der Dosis pro Fraktion abhängt. So konnte Hall et al zeigen, dass die RBE bei Dosen von >3 Gy bei 1,13 Gy liegt, wohingegen bei sehr kleinen Einzeldosen unter 1 Gy ein Anstieg der RBE auf 1,8 gefunden werden kann. Einschränkend muss hinzugefügt werden, dass diese Einzeldosen bislang keine klinische Bedeutung haben, insbesondere weil der derzeitige Trend in die entgegengesetzte Richtung zu hohen Einzeldosen geht.

Allerdings muss auch hier einschränkend festgestellt werden, dass bislang keine in vivo Untersuchungen vorliegen, die eine Abhängigkeit der RBE von der Dosis an einem Protonenstrahl feststellen konnten. Paganetti und Mitarbeiter kommen in einer aktuellen Arbeit aus dem Jahr 2002 ebenfalls zum Schluss: »The experimental and clinical data indicate that continued employment of a generic RBE value and for that value to be 1,1 is reasonable«. Damit fassen diese Autoren die bislang vorhandenen biologischen Messdaten der RBE von Protonen zusammen.

*Tab. 2 (rechts): Abhängigkeit der RBE vom Zellüberleben.*

| Autor | Strahl | Biolog. Endpunkt | RBE |
|---|---|---|---|
| Tepper et al. | 160 MeV, 10 cm SOBP | Krypten Zellüberleben (Einzeldosis und 20 Fraktionen) | ≈ 12Gy = 1.12 ± 0.06<br>≈ 1.2 Gy/Fraktion = 1.15 ± 0.02 |
| Urano et al. | 160 MeV, 10 cm SOBP | Hodengewicht | < I Gy vs > 4 Gy: NSD |
| Urano et al. | 160 MeV, 10 cm SOBP | FSa Lungen Kolonien,<br><br>Sf= 0.5, 0.1, 0.01:<br>1 Fraktion (3-10 Gy) vs<br>5 Fraktionen (1-3 Gy/Frak)<br>10 Fraktionen<br>(0.4-3 Gy/Frak) | Kein Unterschied zwischen<br>1 Fraktion und<br>(3-10 Gy) 5-10 Fraktionen<br>(7ap; 0.4-3 Gy/ Fraktionen):<br>RBE sinkt mit Einzeldosis<br>RBE steigt mit Einzeldosis |
| Hall et al. | 160 MeV, 10 cm SOBP | V-79, in vitro | > 3 Gy, RBE = 1.13<br>≈ I Gy, RBE = 1.31 |
| Wouters et al. | 70 MeV, 2.5 cm SOBP | V-79, in vitro | > 5 Gy, RBE = 1.2<br>2 Gy, RBE ≈ 1.4<br>< 2 Gy, RBE > 1.4 |
| Blomquist et al. | 67 MeV, 2 cm SOBP | In vitro, V-79 und LS 174t<br>Sf = 0.5<br>Sf = 0.1<br>Sf = 0.01 | V-79 LS174t<br>1.63 ± 0.63 1.21 ± 0.38<br>1.28 ± 0.21 1.23 ± 0.29<br>1.15 ± 0.09 1.26 ± 0.17 |
| Tang et al. | 65 MeV, 1.7 cm SOBP | CHO in vitro, mittleres SOBP<br>Sf = 0.8<br>Sf = 0.67<br>Sf = 0.37<br>Sf = 0.10<br>Sf = 0.05 | <br><br>1.27 ± 0.05<br>1.23 ± 0.03<br>1.18 ± 0.04<br>1.12 ± 0.02<br>1.12 ± 0.05 |
| Guelette et al. | 200 MeV, 7 cm SOBP | Jejunale Krypten mittleres SOBP<br>5 Krypten (13.2 Gy)<br>10 Krypten (12.2 Gy)<br>20 Krypten (11.2 Gy) | <br><br>1.09 (1.05-1.12)<br>1.12 (1.09-1.15)<br>1.15 (1.12-1.18) |

**Schlussfolgerung aus experimentellen Untersuchungen**

In sehr unterschiedlichen Modellsystemen mit unterschiedlichen Modulationstiefen, d.h. unterschiedlichen Weiten des SOBP zeigt sich, dass sich zwar in Zellkulturen ein geringer Unterschied des RBE zwischen Plateau und SOBP ergibt. Führt man die experimentellen Daten zusammen, so er-

gibt sich ein RBE im Plateau von 1,08 ± 0,02 bzw. von 1,15 ± 0,07 in der Mitte eines SOBP. In vitro Untersuchungen konnten darüber hinaus eine Abhängigkeit des RBE von der Dosis pro Fraktion bzw. des alpha zu beta Verhältnisses entsprechend dem linear quadratischen Modell finden. Wambersie und Mitarbeiter gehen auf die Diskrepanz von RBE ein, die in vitro bestimmt wurden, und RBE, die klinisch gefunden wurden. Er schlägt das Konzept des klinischen RBE vor, der vom Mediziner für die Anwendung am Patienten benutzt werden soll.
In den klinisch relevanteren tierexperimentellen Untersuchungen konnte bislang kein signifikanter Unterschied zwischen einer Bestrahlung im Plateau und einer Bestrahlung in der Mitte eines SOBP gefunden werden. Darüber hinaus konnte kein signifikanter Einfluss der Höhe der Einzeldosis oder der Gewebeart gefunden werden. Innerhalb des statistischen Fehlers der verschiedenen Tierexperimente ergibt sich eine RBE von 1,1 für Protonenstrahlen im Vergleich zu Kobalt-60.

**Datenlage aus klinischen Untersuchungen**

Es wurde bereits ausgeführt, dass bis Januar 2003 weltweit 33 400 Patienten mit Protonen bestrahlt und in der Datenbank von PTCOG erfasst wurden. Eine Aufstellung der Institutionen und Patientenzahlen findet sich in Tab. 3. Alle diese Zentren verwenden eine klinischen RBE der Protonenstrahlen von 1,1 für die Berechnung der biologisch effektiven Dosis. Im Folgenden soll auf der Basis der bislang vorhandenen klinischen Ergebnisse die Rolle der Protonenstrahlentherapie mit den Ergebnissen der konventionellen Therapieformen verglichen werden.

**Klinische Ergebnisse**

Bisher wurden weltweit über 5400 Augentumorpatienten im Rahmen nicht-randomisierter Studien (mit historischer Kontrollgruppe) mit Protonen bestrahlt. Es gibt eine randomisierte Studie (Char et al. 1993). Durch die günstige Dosisverteilung bei der Protonenbestrahlung kommt es zu weitestgehender Schonung strahlensensibler Strukturen wie Netzhaut, Linse und Sehnerv (Gradougas et al. 1980). Es hat sich gezeigt, dass die

| Institution | Land | Beginn Ende Patienten Patienten | Aktuelle Zahl | Datum der Meldung |
|---|---|---|---|---|
| Berkeley 184 | CA. USA | 1954 – 1957 | 30 | |
| Uppsala | Sweden | 1957 – 1976 | 73 | |
| Harvard | MA. USA | 1961 | 91116 | Jan-03 |
| Dubna | Russia | 1967 – 1974 | 84 | |
| Moscow | Russia | 1969 | 3539 | Dez-02 |
| St. Petersburg | Russia | 1975 | 1029 | Jun-98 |
| Chiba | Japan | 1979 | 145 | Apr-02 |
| PMRC, Tsukuba | Japan | 1983 | 700 | Jul-00 |
| PSI (72 MeV) | Switzerland | 1984 | 3712 | Dez-02 |
| Dubna | Russia | 1987 | 154 | Dez-02 |
| Uppsala | Sweden | 1989 | 311 | Jan-02 |
| Clatterbridge | England | 1989 | 1201 | Jan-02 |
| Loma Linda | CA. USA | 1990 | 7176 | Mai-02 |
| Louvain-la-Neuve | Belgium | 1991 – 1993 | 21 | |
| Nice | France | 1991 | 1951 | Jun-02 |
| Orsay | France | 1991 | 2157 | Jan-02 |
| N.A.C. | South Africa | 1993 | 433 | Dez-02 |
| MPRI | IN USA | 1993 | 34 | Dez-99 |
| UCSF - CNL. | CA. USA | 1994 | 448 | Jul-02 |
| TRIUMF | Canada | 1995 | 77 | Jun-02 |
| PSI (200 MeV) | Switzerland | 1996 | 99 | Dez-01 |
| Berlin | Germany | 1998 | 317 | Dez-02 |
| NCC, Kashiwa | Japan | 1998 | 161 | Dez-02 |
| | | **Gesamt Protonpat.** | **33400** | **Jan-03** |

*Tab. 3: Zusammenfassung der weltweiten Erfahrung mit Protonenstrahlen.*

radikale chirurgische Resektion (Enukleation) im Vergleich zur Strahlentherapie mit Protonen keine Verbesserung der Überlebenszeit bringt. Es gibt zahlreiche klinische Studien, in denen die Wirksamkeit einer Protonenbestrahlung bei der Behandlung von Aderhautmelanomen belegt ist und in denen deutlich wird, dass die Protonenbestrahlung im Hinblick auf die lokale Kontrollrate und die Heilungswahrscheinlichkeit keinen Unterschied zur Enukleation darstellt, dagegen aber den Vorteil bietet, dass das Auge erhalten bleibt (Egger et al. 1997, Gragoudas et al. 1992, Bercher

et al. 1992, Seddon et al. 1990, Zografos et al. 1992 und 1990, Egan et al. 1989, Alberti u. Halama 1987).
Klinisch sicherlich am eindrücklichsten sind die Ergebnisse der Behandlung von Chordomen und Chondrosarkomen der Schädelbasis dokumentiert. Es findet sich hierbei eine steile Dosis-Wirkungsbeziehung mit höherer Tumorkontrollrate mit höheren Dosen.
Hervorstechend ist, dass die mit Photonen applizierten Dosen jeweils wesentlich niedriger liegen als mit Protonenstrahlen. Allein eine Arbeit berichtet bislang über Dosen, die an die Dosisintensität einer Protonentherapie heranreicht (Debus et al. 1999). In Abb.2 ist die lokale Kontrollrate der Dosis gegenübergestellt. Man erkennt, dass die Daten linear angenähert werden können. Damit stimmen die Daten mit der klinischen Dosis-Wirkungsbeziehung überein. Ein weiterer Hinweis ergibt sich aus den Daten zur Hirnstammtoleranz nach der Bestrahlung mit Protonen. Nach Protonenbestrahlung war bei den Patienten, bei denen mehr als 1 ml des Hirnstammes über 60 CGE bestrahlt worden war, ein höheres Risiko für Hirnstammtoxizität gefunden worden. Dies entspricht auch den Daten einer Photonenbestrahlung, bei der die Toleranzdosis zu 60 Gy angenommen wird (Emami et al.).
Es wurde eine sehr große Zahl von Patienten mit Prostatakarzinomen bestrahlt. Die Ergebnisse sind außerordentlich günstig bezüglich Tumorkontrolle und Nebenwirkungsrate. Alle diese Ergebnisse sind konsistent mit einer RBE von 1,1, auf der Basis bekannter Dosis-Wirkungsbeziehungen.

**Zur Frage der Sekundärmalignome nach Photonen und Protonenbestrahlung**

Die Frage der Induktion von sekundären Malignomen gerät mit der Verbesserung der Teilungsraten immer mehr in das Interesse der Strahlentherapeuten. Sekundärmalignome zeigen nach der Bestrahlung beginnend nach 10 Jahren im weiteren zeitlichen Verlauf nach der Therapie eine kontinuierlich steigende Inzidenz. Die Induktion von Sekundärmalignomen hat insbesondere für die Behandlung von Kindern und

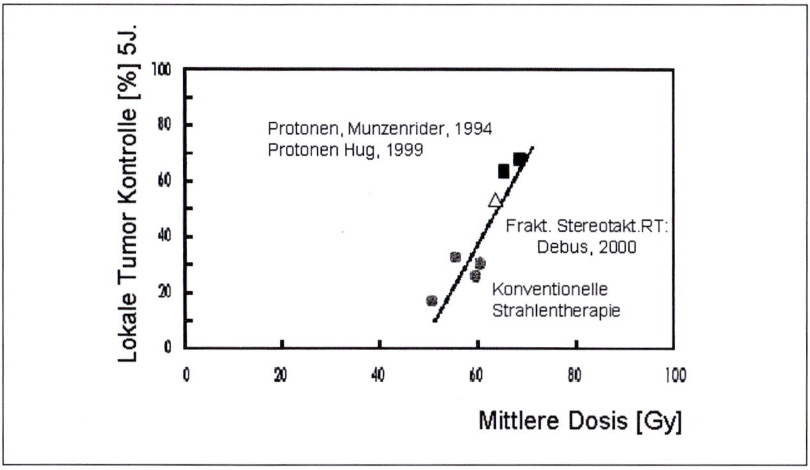


*Abb. 2: Dosis-Wirkungsbeziehung bei der Behandlung von Schädelbasischordomen.*

Jugendlichen eine besondere Relevanz, da dort die weitere Lebenserwartung sehr hoch ist und somit das absolute Risiko, einen strahleninduzierten Tumor zu erleben, besonders hoch ist. Beispielsweise war die Wahrscheinlichkeit von Sekundärmalignomen nach 20 Jahren bei 16 Prozent und insbesondere die Wahrscheinlichkeit strahleninduzierter Mammakarzinome bei der Behandlung kindlicher Hodgkinerkrankungen mit 9,8 Prozent nach 20 Jahren so hoch, dass in amerikanischen Studien in den Nachfolgeprotokollen auf die Bestrahlung an Mädchen mit M. Hodgkin verzichtet wird. [Wolden et al. 1998]

Protonenstrahlen haben das Potential, das Volumen des inzidenziell bestrahlten Gewebes zu reduzieren. Schneider und Mitarbeiter haben am Beispiel eines Patienten mit Morbus Hodgkin die Mortalitätsrisiken von strahleninduzierten Tumoren für die konventionelle Photonen- und die Protonenbestrahlung berechnet. Hierzu haben sie ein Modell nach dem Bericht ICRP 60 (International Comission on Radiation Protection) in die Bestrahlungsplanung implementiert. Dieselbe Arbeitsgruppe hat am Beispiel eines kindlichen Tumors der Schädelbasis und der Bestrahlung eines Kindes mit Medulloblastom gezeigt, dass die Wahrscheinlichkeit von strahleninduzierten Tumoren durch die Protonentherapie um mindestens den Faktor zwei reduziert werden kann. Besonders interessant ist hierbei anzumerken, dass diese Reduktion umso größer ist, je größer das Bestrahlungsfeld ist. Beispielsweise wurde für ein Kind mit Medulloblastom, bei dem eine kraniospinale Bestrahlung notwendig ist, ein um 8- bis 15-fach geringeres Sekundärmalignomrisiko berechnet im Vergleich zu Photonen.

**Schlussfolgerung**

Strahlenschutztechnische Berechnungen sagen voraus, dass durch die Protonentherapie die Mortalität durch strahleninduzierte Sekundärmalignome mindestens um den Faktor zwei reduziert werden kann.

**Schlussfolgerung zur biologischen Wirkung anhand der klinischen Daten**

Protonenstrahlentherapie wurde bislang bei über 33 400 Patienten mit sehr unterschiedlichen Indikationen mit Zielstrukturen in allen Körperregionen angewendet. Es gibt keinen Hinweis aus den klinischen Daten, dass für unterschiedliche Gewebe verschiedene RBE der Protonenstrahlung angewendet werden muss. Zu diesem Schluss kommt auch Paganetti und Mitarbeiter (Paganetti et al. 2002), der die experimentellen und klinischen Daten der Bostoner Arbeitsgruppe im Hinblick auf mögliche Einflüsse des RBE analysiert. Alle Institutionen verwenden eine RBE von 1,1 für die gesamte Dosisverteilung. Die klinischen Daten zeigen, dass mit diesem Ansatz die Protonendosis und die Photonendosis zu gleichen Resultaten führt. Somit gelten im Umkehrschluss die Dosis-Wirkungsbeziehungen von Photonen unter Berücksichtigung der RBE von 1,1 auch für Protonen.

# Universitätsklinikum Carl Gustav Carus

**Klinik und Poliklinik für Strahlentherapie und Radioonkologie**
Direktor: Prof. Dr. Th. Herrmann

Universitätsklinikum Carl Gustav Carus · Fetscherstr. 74 · 01307 Dresden

Tel.: (0351) 458-3373
Fax: (0351) 458 4347

Universitätsklinikum
Carl Gustav Carus Dresden
an der Technischen
Universität Dresden
Anstalt des öffentlichen Rechts
des Freistaates Sachsen

Fetscherstraße 74
01307 Dresden
Telefon (03 51) 4 58 - 0

Bundesamt f. Strahlenschutz
Herrn PD Dr. G. Brix
Postfach 10 01 49

38201 Salzgitter

nachrichtl.:
Herrn Prof. Zamoglou
Präsident der DEGRO
Städt.Kliniken, Strahlenklinik
Starkenburgring 66, 63069 Offenbach

Prof.He/Ku 14. 8. 03

Sehr geehrter Herr Brix,

da in unserer Gesellschaft der Vorsitz in zweijährigen Rhythmus wechselt und damit auch sämtliche Unterlagen in die Geschäftsstelle der DEGRO überstellt werden, kann ich nicht nachprüfen, was in Ihrem Schreiben vom 9. 4. 01 gewünscht und gefordert wurde. Außerdem kann ich natürlich nicht mehr im Auftrag der DEGRO zu dem beiliegenden Gutachten Stellung nehmen. Ich übersende Ihnen also meine mit Prof. Dörr, dem gegenwärtigen Präsidenten der GBS, besprochene und abgestimmte Stellungnahme und überlasse Ihnen die entsprechende Entscheidung, inwieweit Sie diese benutzen wollen.

Das vorliegende Gutachten ist in Länge und Inhalt der Fragestellung angemessen. Die Aussage, daß mit einem RBE von 1,1 die Protonentherapie betrieben werden kann, scheint auch aus meiner Sicht unumstritten zu sein, zumal bessere Daten nicht vorliegen und wohl auch durch Tierversuche (S. 5) nicht wesentlich bestätigt oder widerlegt werden können. In diesen Punkten stimmen wir zwar der Aussage zu, daß Tieruntersuchungen die Relevanz von Zellkultur-Untersuchungen deutlich verbessern, aber für die letztendlich klinische Anwendung sind wohl ausgedehnte fraktionierte Bestrahlungen notwendig, wie sie eben in Tierversuchen nur schwer zu realisieren sind. Auf S. 6 ist sicher auch im letzten Abschnitt die Abhängigkeit der RBE nicht von der Dosis, sondern von der „Dosis pro Fraktion" gemeint. Bei der gegenwärtigen Datenlage muß offen bleiben, inwieweit sich der RBE mit der Dosis pro Fraktion ändern wird (bei Neutronen, die allerdings einen erheblich höheren LET aufweisen, ist diese Abhängigkeit bekannt und auch in der Klinik relevant gewesen).
Ob Protonen zu den niedrig-LET-Strahlen gezählt werden dürfen, ist eine Definitionssache. In einer Arbeit von WILKENS, OELFKE und SCHLEGEL aus dem Deutschen Krebsforschungszentrum („Dreidimensionale Berechnung des linearen Energietransfers zur Bestimmung der biologischen Wirksamkeit von Protonen") werden Kurven mit Monte

Vorstand
Prof. Dr. med. D. M. Albrecht
(Sprecher)
Wilfried E. B. Winzer

Vorsitzender des
Aufsichtsrates:
Prof. Dr. med. Peter C. Scriba

Bankverbindungen:
Dresdner Bank Dresden
Konto-Nr. 509 050 700
BLZ 850 800 00
Stadtsparkasse Dresden
Konto-Nr. 348 301 113
BLZ 850 551 42
Deutsche Bank AG
Konto-Nr. 500 52 02
BLZ 870 700 00
Commerzbank Dresden
Konto-Nr. 805 07 00
BLZ 850 400 00

USt-IDNr.: DE 140 135 217
USt-Nr.: 201 145 00020

Wir empfehlen Ihnen, das Klinikum mit den öffentlichen Verkehrsmitteln zu besuchen. Die Parkplatzmöglichkeiten in und um unser Gelände sind sehr eingeschränkt. Sie erreichen uns günstig mit der Straßenbahn bis Haltestelle Augsburger Straße, Linie 12 und 6 (Anschlußbahnhof Dresden-Neustadt), sowie Haltestelle Universitätsklinikum der Buslinie 74 und Endhaltestelle der Buslinie 75 in Dresden-Johannstadt.

## Anlage 5

# Universitätsklinikum Carl Gustav Carus

Carlo-Rechnungen dargestellt, die zumindest im Bragg-Peak LET-Werte von > 3,5 KeV/µm angeben, was per defin. zur Hoch-LET zu rechnen wäre. Auch im Strahlenschutz sind die Wichtungsfaktoren für Protonen mit 2 (NCRP) oder mit 5 (ICRP 60) angegeben. Die klinische Datenlage ist – wie im Gutachten ausführlich dargestellt – jedoch so, daß wohl in der Klinik mit einem RBE von 1,1 gerechnet werden darf. Sollten sich die hohen RBE-Werte insbesondere für stochastische Strahleneffekte bestätigen, wäre natürlich die Aussage, daß durch Protonentherapie eine wesentliche Reduktion der Sekundärmalignome im Vergleich zur Photonentherapie erreicht wird, nicht in dieser Absolutheit – wie im Gutachten dargestellt – zu unterstützen. Richtig ist zweifelsohne, daß aus klinischer Sicht das Problem der Sekundärmalignome bei bestrahlten Patienten immer deutlicher in den Vordergrund tritt, und daß alle Maßnahmen zur Minimierung dieses Risikos – entsprechend der Strahlenschutzverordnung – große Bedeutung erfahren müssen. Natürlich darf diese Dosisreduktion nicht mit einer Erhöhung der Chemotherapie-Dosen erkauft werden, über deren Dosis-Wirkung-Beziehung hinsichtlich stochastischer Effekte wir ja bekanntermaßen weit weniger wissen.

Insgesamt kann man das vorliegende Gutachten aus klinischer und strahlenbiologischer Sicht bei der gegenwärtigen Datenlage sicher als für die Praxis und die Einführung der Protonentherapie angemessen betrachten. In diesem Gutachten wird aber auch deutlich, daß seitens der genehmigenden Behörden eine Protonentherapie ohne begleitende Forschung, die sich das Ziel stellen muß, die Fülle von ungesicherten Aussagen durch eine geeignete Datensammlung und wissenschaftlich fundierte Analyse zu minimieren, nicht empfehlenswert ist. Damit ist die Protonentherapie nach meiner Einschätzung nicht genehmigungsfähig, wenn sie auf die Begleitung der klinischen Anwendung durch eine wissenschaftlich ausgewiesene Strahlenbiologie und Radioonkologie verzichten will. Die Datenlage zur Protonentherapie ist – wie auch in diesem Gutachten wieder deutlich wird – allenfalls so, daß sie eine sichere Applikation am Patienten erlaubt, ohne daß jedoch wichtige, für einen breiteren zukünftigen Einsatz der Therapie relevante Aussagen angemessen wissenschaftlich bearbeitet worden sind.

Mit freundlichen Grüßen

Prof. Dr. Th. Herrmann

NORRIS COTTON CANCER CENTER
DARTMOUTH-HITCHCOCK MEDICAL CENTER

One Medical Center Drive
Lebanon, NH 03756
Phone: (603)650-6614
FAX (603)650-6616
Email: Eugen.Hug@Hitchcock.ORG

*Eugen B. Hug, M.D.*
Chief, Radiation Oncology

PD Dr. G Brix
Bundesamt fuer Strahenschutz
Willy-Brandt-Strasse 5
38226 Salzgitter

September, 29,2003

Ihr Zeichen: SG 21-22301-2003-02b

RE: Gutachten. Biologische Wirksamkeit von Protonenstrahlen im Vergleich zu Photonenstrahlen in der klinischen Anwendung

Dear Dr. Brix,

Thank you for asking my expert opinion regarding the above mentioned Gutachten.

Your principle question is, if the available, published evidence supports the statement that upon adjustment of the radiobiologic effectiveness (RBE) by a factor of 1.1, a similar biologic effectiveness of protons as compared to photons can be assumed. If this would indeed be the case, then the extensive, worldwide clinical experience of photons can also be applied to protons.

I hope that my response to your inquire will suffice. Feel free to contact me in case additional clarifications are needed. I can be reached by phone (603-650-6614), Fax (603-650-6616) or email: Eugen.Hug@Hitchcock.ORG.

Sincerely,

Eugen B. Hug, M.D.
Chief, Radiation Oncology
Dartmouth Hitchcock Medical Center
Professor of Medicine (Radiation Oncology)
Professor of Pediatrics
Dartmouth Medical School
Associate Director
Norris Cotton Cancer Center

NCI
CCC
A Comprehensive Cancer Center Designated by the National Cancer Institute

## Anlage 6

Regarding: Gutachten . Zeichen SG 21-22301-2003-02b

The Gutachten represents a comprehensive, up-to-date and balanced review of available, published reports on proton RBE obtained from in-vitro data, animal experiments and from 3 decades of patient treatments. The list of references is up-to-date and complete. I can not detect any omission of pertinent literature that would result in a change of the authors' conclusions.

I agree with the author's statement that in principle, some in-vitro studies have demonstrated a change of RBE factor different from 1.1 dependent on dose per fraction. However, these in-vitro differences have not been observed or confirmed in animal experiments nor more importantly in more than three decades of patient treatments.

The clinical practice of proton therapy has confirmed that the RBE of 1.1 is an excellent approximation of the biologic effective relationship between protons and photons. It has been the policy of the proton centers within the United States for the last three decades to deliver proton irradiation therapy in a manner similar to photon irradiation i.e. to choose fractionation and dose regimen similar to photons. It has also been the conscious policy to utilize normal tissue tolerance dose levels directly taken from the photon experience. This was consciously done in an effort to keep protons and photons comparable and to allow early estimates about the safety and comparability of protons versus photons.
The clinical RBE has been found to be stable for various anatomic sites and anatomic tissues, for example muscle, central nervous tissue, bowel, bladder, lung etc. It also has been found to be stable over the fractionation patterns thus far studied in clinical practice, which range from 1.2 CGE (Cobalt Gray Equivalent) doses per fraction (Head and Neck treatment) up to 70 Gy in five fractions (uveal melanomas).

Specifically, in the area of skull base tumors proton radiation doses have been utilized that exceed radiation doses used in conventional photon treatment. In the treatment of, where the experience are now More than 1,000 patients treated with protons for skull base chordomas and chondrosarcomas have been reported by three institutions ( Harvard Cyclotron/Massachusetts General Hospital, Loma Linda University, Centre d'Orsay, France). Maximum normal tissue radiation dose tolerance levels according to the photon literature were defined for various critical structures. Side effects were published in detail per organ site, in particular for brainstem, hypothalamic/pituitary axis (endocrine complications), optic nerve/optic chiasm toxicity and otologic toxicities. Subsequently, all of the reports studying different normal tissue organ sites have confirmed that the rate of toxicity or side effects by protons has been within the range as expected by photon data.. No publication or any individual experience of a treating physician over the last three decades has ever raised concerns of unexpected side effects. This has been discussed and confirmed over the years in various national and international meetings. It also has been agreed upon by the leading clinicians in the field of proton therapy, that clinical observation would be able to detect differences in RBE, if it would deviate from the estimated RBE of 1.1 by more than 10%. There is international agreement that all clinical data point towards accuracy of the RBE estimation of 1.1

The authors of the Gutachten mentioned in the last paragraph the risks of induction of second malignancy. They correctly state that several comparison estimates within protons and photons based on mathematical modeling indicate that protons will likely reduce the risk of induction of second malignancy by 50% compared to photons. It can be added, that a most recent publication by Eric Hall at Columbia University, New York, raised the concern that modern, intensity modulated photon radiation therapy (IMRT) may double the risks of induction of second malignancy as compared to conventional photon treatment. Therefore, should intensity modulated photon radiation therapy become the standard of care in several years due its improved ability to shape radiation dose around the tumor target, there has to be concern about the increase of induction of second malignancies. In such a case, the benefits of proton irradiation over photons would indeed be even larger then suggested.

In summary, in my opinion, the Gutachten draws the correct conclusions. Indeed all variable clinical data confirm an RBE factor of 1.1 and therefore confirm the assumption of a similar radiobiologic effectiveness of radiation effects caused by protons as compared to photons.

# GLOSSAR

**Abszisse:** Waagrechte Skala eines Diagramms.

**Adjuvant:** Unterstützend. Im Zusammenhang der Krebstherapie wird damit in der Regel eine Chemotherapie bezeichnet, die eine Operation ergänzt.

**Amöben:** Mikroskopisch große einzellige Tierchen, die im Gegensatz zu den einfacher gestalteten Bakterien bereits die innere Zellstruktur und inneren Zellorgane aufweisen, wie sie die Zellen höherer Tiere auch besitzen.

**Annihilationen:** Das Zerstrahlen von Materie zu Energie, beim Zusammentreffen mit Antimaterie.

**Apoptose:** Genetisch vorprogrammierter Zelltod, der für die Entwicklung vielzelliger Organismen notwendig ist.

**Beryllium-Target:** Aus dem Metall Beryllium bestehendes Werkstück, aus dem mit etwa 60 MeV auftreffende Protonen eine therapeutisch verwertbare Neutronenstrahlung freisetzen. Dieses im Gegensatz zu einem Nuklearreaktor harmlose Produktionsverfahren erzeugt so genannte spallative Neutronen.

**Benigne:** Lateinisch »gutmütig«. Bezeichnung für keine Tochterabsiedelungen (Metastasen) bildende Geschwulste.

**Blutbildendes System:** Gesamtheit der Zellen, die die zellartigen (sauerstofftragende rote Blutkörperchen, Gerinnsel bildende Zellbruchstücke, die so genannten Blutblättchen) und zellulären (weiße Blutkörperchen) Elemente des fließenden Blutes bilden. Die Neubildung all dieser Blutbestandteile erfolgt aus sich teilenden und spezialisierenden Stammzellen. Die Blutbildung spielt sich überwiegend im roten Knochenmark ab, verteilt mehr oder minder über das gesamte Skelett. Damit ist auch der Ausbreitungsraum krebsiger Entartungen dieses Systems (Leukämien) gegeben: der Markbereich vieler Knochen.

**Bulk-reduction:** Entfernung oder Abtötung des größten Teiles der – mutationsbereiten – Zellen eines Tumors.

**Cambrium:** Erdzeitalter, neuerdings datiert auf 590–500 Millionen Jahren vor Zeitrechnungsbeginn.

**Chemische Radikale:** Chemisch sehr reaktionsfähige Atome mit einem ungepaarten Elektron.

**Chemotherapeutika:** Therapeutisch eingesetzte Chemikalien, hier: das Krebszellenwachstum hemmende Medikamente.

**Cholesterinwert:** Gemeint sind im Blut zirkulierende Eiweißstoffe zweier Gruppen (HDL, LDL), die den Körperbaustoff Cholesterin transportieren. Überhöhte Werte des LDL-Anteils führen zu Ablagerung von Cholesterin an mikroskopische Schäden – altersbedingt oder durch Nikotin – aufweisenden Gefäßwänden. Dies geschieht umso eher, je höher die Cholesterinwerte sind: Die Arteriosklerose beschleunigt sich.

**Chromosomen:** Werden die sich in lichtmikroskopischen Färbeverfahren zum Zeitpunkt der Zellteilungen darstellenden Genträger genannt. Der Mensch verfügt über 23 verschiedenartige Chromosomenpaare. Die zwischen den Zellteilungen sich auflösende Chromosomenstruktur besteht aus DNA-Doppelhelices, die um kugelförmige Eiweißkörper gewunden sind, die sich ihrerseits zu den lichtmikroskopischen Chromosomenkörpern verbinden. Die Position der Erbmerkmale, der Gene auf den Chromosomen, ist neuerdings ebenso bekannt wie die chemische Zusammensetzung der Gene des Menschen selbst.

**Cytostatika:** Eine Gruppe von Chemotherapeutika, also Medikamenten, die die Zellteilung und damit das Krebswachstum unterbindet und damit Krebszellen abtötet.

**Darwinistische Selektion**: Die von Charles Robert Darwin (1809–1882) an den Finken der Galapagos-Inseln zuerst beschriebene Theorie, die die fortlaufende Abstammung und Entwicklung der Lebewesen erklärt. Genetische Mutanten führen zu Abweichungen bei einzelnen Merkmalen. Deren Träger werden nach der Überlebens- und Fortpflanzungseignung dieser Merkmale im Lebenskampf selektioniert. Dies ist der Motor der Entstehung der verschiedenen Tier- und Pflanzenarten und Rassen.

**Deduzierbar:** Mit Hilfe von Schlussregeln logisch ableitbare Aussagen.

**DNA-Helix:** Molekularstruktur des genetischen Materials in Gestalt zweier schraubenförmig gewendelter Kettenmoleküle (Strang und Komplementärstrang) aus Zucker und Phosphorsalzen, die in Form einer Reihe von vier organischen Basen den genetischen Code bilden. DNA ist dabei die Abkürzung für deoxyribonucleic acid. Übersetzt DNS, acid = Säure.

**Einzeller:** Alle Lebewesen, ob Tier, Pflanze, Bakterium oder Amöbe, die lediglich aus einer Zelle bestehen. Menschen bestehen aus ca. $10^{14}$ Zellen.

**Elektrode:** Positiv oder negativ geladene Platte, die im Vakuum – z. B. in einer Röntgenröhre – Elektronen anzieht oder ausstößt.

**Embryonal- und Fetalzeit**: Als Embryonalzeit werden die ersten 12 Wochen der Schwangerschaft bezeichnet, als Fetalzeit der Rest bis zur Geburt.

**Empirisch:** Ein Begriff aus der Erkenntnistheorie, er bezeichnet jenen Teil der Erkenntnisgewinnung, die auf kritischer – z. B. statistisch kontrollierter – Erfahrung beruht.

**Energieabsorption:** Aufnahme der (hier Strahlungs-)Energie durch die Materie (hier Körpergewebe).

**Enzym:** Organischer, spezifisch wirkender Katalysator im Stoffwechsel. Meist Eiweißmoleküle, gelegentlich in Verbindung mit Vitaminen oder Spurenelementen.

**Evolution:** Stammesgeschichtliche Entwicklung der Lebewesen von niederen zu höheren Formen.

**Exponentialgesetz:** Eine mathematische Funktion, die immer dann entsteht, wenn ein Wert durch Änderung seines hochgeschriebenen Exponenten – Beispiel $10^5$ – wächst oder abnimmt. Die Exponentialfunktion der Röntgendosis bedeutet eine abfallende Kurve, zuerst steil, dann immer flacher, die den Nullpunkt erst im Unendlichen erreicht.

**Flat-panel:** Großflächige (30 · 40 cm) und hochauflösende Detektoren für Röntgenstrahlung. In diesen Detektoren wird die eintreffende Röntgenstrahlung durch eine Halbleiterstruktur aus amorphem Silizium ähnlich wie in einer CCD-Digitalkamera nachgewiesen. Da dieser Nachweis sehr empfindlich ist, können im Vergleich zu Filmen sehr viel niedrigere Röntgen-Dosen verwendet werden. Das entstehende Bild ist digital und kann sofort elektronisch weiterverarbeitet werden.

**Fourier, Jean Baptiste Joseph (1768–1830):** Französischer Mathematiker und Physiker.

**Fraktionierung:** Unterteilung. Gemeint ist die Aufteilung der Bestrahlung in verschiedene Einzelsitzungen, meist eine pro Tag.

**Gantry:** Ein englischer, bei Groß-Bestrahlungsanlagen in Gebrauch gekommener Ausdruck, der in diesem Zusammenhang die drehbaren Zielgeräte meint, siehe Abb. 38 und 46.

**Gauß'sche Glockenkurve:** Ein Verteilungsmuster wie es beim Durchlaufen einer Kugel z. B. durch ein Nagelbrett auftritt. Dieses Verteilungsmuster ist charakteristisch, wenn ein Wert, z. B. die Körpergröße des Menschen, durch viele zufällig ineinander spielende Faktoren in beide Richtungen zufällig beeinflusst wird. Die Häufigkeitsverteilung der verschiedenen Körpergrößen entspricht dann der Silhouette einer Glocke.

**Genom:** Gesamtheit des Erbgutes. Die einzeln oder in Kooperation agierenden funktionellen Bestandteile des Genoms werden als Gene bezeichnet. Die chemische Struktur der Gene ist bekannt, siehe DNA-Helix.

**Gentechnologische Behandlung:** Man muss zunächst eine Behandlung mit gentechnologisch produzierten Medikamenten unterscheiden. Medikamente, die z. B. von genetisch veränderten Bakterien synthetisiert werden, wie einige Insulinprodukte oder Interferon. Die eigentliche gentechnologische Behandlung dagegen bestünde in der Zuführung stoffwechselwirksamer Gene oder der Blockade unerwünschten genetischen Materials in den Körperzellen des Menschen. Diese Technologie steht am Anfang, Verfahren, die alle Zellen eines Krebses erfassen, existieren derzeit nicht.

**Geologie:** Wissenschaft von der Entwicklungsgeschichte und vom Bau der Erde.

**Geophysik:** Wissenschaft von den physikalischen Vorgängen und Erscheinungen auf, über und in der Erde.

**Glukoseverwertungsstörung:** Vorstufe des Diabetes, die noch nicht zur Blutzuckerausscheidung im Urin führt – was die Wortbedeutung von Diabetes ist. Sie tritt nahezu regelhaft bei übergewichtigen älteren Menschen auf.

**Gradient:** Steigerungsmaß. Hier örtlicher Anstieg der Intensität eines Magnetfeldes.

**Gray:** Maßeinheit der Energiedosis, das heißt der vom Gewebe aufgenommenen Energie. Ein Gray entspricht 1 Joule pro Kilogramm. Wird zur

Definition der vom Körper absorbierten Strahlung genutzt. Benannt nach dem englischen Physiker L. H. Gray (1905–1965).

**Halbwertszeit:** Die naturgesetzlich für jeden radioaktiven Stoff feststehende und messbare Zeit, in der sich seine Radioaktivität auf die Hälfte des jeweiligen Vorwertes reduziert. Dieser Abfall entspricht einem Exponentialgesetz (siehe dort). In der Medizin werden sehr »kurzlebige« Isotope mit kurzen Halbwertszeiten verwandt, um eine initial hohe Aktivität, die eine exakte Lokalisation ermöglicht, mit einer geringen Gesamtbelastung des Patienten zu verbinden.

**Höhenstrahlung:** Der Weltraum ist sowohl von elektromagnetischen Wellen (Licht, 3-cm-Hintergrundradiostrahlung) wie den verschiedensten Partikelstrahlungen erfüllt. Die durchdringenste Strahlung, bestehend aus Neutrinos, passiert Materie und Lebewesen nahezu reaktionslos. Den größten Umfang stellen Protonen. Die größte Gefahr für Astronauten bedeuten kaum abschirmbare schnelle Eisenatome! Diese Strahlungen interagieren mit den höheren Atmosphärenschichten und lösen dort ihrerseits energiereiche Strahlenschauer aus. Selbst in Meereshöhe, mehr noch im Gebirge und naturgemäß am schwerwiegendsten bei Flügen stellen diese Höhenstrahlen einen erheblichen Anteil der erlittenen Gesamtradioaktivität beim Menschen. Die natürlich auftretende Protonenstrahlung hat im Gegensatz zur therapeutischen Bestrahlung sehr unterschiedliche Geschwindigkeiten und bildet dementsprechend keinen definierten Bragg-Peak. Somit kann sie im Körperinneren Dosen auslösen, die höher sind als die mit einem Dosimeter im Hautniveau erfassten.

**Ionisierende Strahlen:** Oberbegriff für alle elektromagnetischen Wellen oder Partikelstrahlen, die eine Ionisierung auslösen, siehe Abb. 14. Ionisierung heißt, sie spalten ein oder mehrere Elektronen von einem Atom oder Molekül ab, so dass aus dem Atom durch den Wegfall der negativ geladenen Elektronen ein positiver Ladungsträger (Ion) wird. Gemeinsam haben diese ionisierenden Strahlen alle ein relativ hohes übertragenes Energieniveau. Niedrigere Energieniveaus führen nur zum sichtbaren Aufleuchten des getroffenen Materials.

**Iris:** Regenbogenhaut, der farbige Ring im Auge.

**Isozentrum:** Im Raum fixer Zielpunkt des Protonenstrahls, in den der Tumor positioniert wird.

**Joule:** Ein Joule (J) ist die physikalische Basis-Einheit (SI) für die Energie. Sie ist benannt nach James P. Joule (1818–1889), der 1845 erstmals den Erhaltungssatz für mechanische und thermische Energie formulierte. Es gilt $1\ J = 1\ kg \cdot m^2 \cdot sec^{-2} = 1\ Nm = 1\ Ws$. Eine ältere Energieeinheit ist die Kalorie, wobei gilt 1 cal = 4,19 J, was der Energiemenge entspricht, die benötigt wird, um 1 g Wasser um 1 °C zu erwärmen.

**Kachexie:** Mit allgemeiner Schwäche und Blutarmut verbundener starker Kräfteverfall als Begleiterscheinung schwerer Krankheiten. In der Medizin zur Charakterisierung eines extremen Gewichtsverlustes bei Krebs oder anderen Erkrankungen verwandt.

**Kapillaren:** Bezeichnung für »haarähnliche« feinste Blutgefäße. Das Blut der Lungenarterien teilt sich zum Kontakt mit den Lungenluftbläschen in ein solches Kapillarnetz auf, das wie ein Filter für Krebszellen wirkt. Gleiche Kapillarnetze bestehen in der Leber und natürlich im Muskelgewebe wie in allen Organen.

**Katarakt:** Trübung der Augenlinse, grauer Star.

**Klinische Evidenz:** Aus dem Lateinischen Veranschaulichung, Deutlichkeit, vollständige, überwiegende Gewissheit. Heute ein gesundheitspolitisch eingesetzter Ausdruck, der ideologische Bedeutungsinhalte hat und sich von den wissenschaftlichen Termini wie Empirie oder Deduktion unterscheidet.

**Klonen:** Unter Klon wurde ursprünglich ein Schössling verstanden, der durch ungeschlechtliche Fortpflanzung zustande gekommen war. Dies bedeutete immer, dass sein Erbgut mit dem seines Elters völlig identisch war. Heute wird der Begriff verwendet, um die Entstehung von Lebewesen zu kennzeichnen, die durch künstliche Übertragung des Erbgutes eines Elterntieres, stammend unter Umständen auch aus Körperzellen, in Ei-Zellen ohne Erbgut gezeugt wurden. Letztere Zellen werden vorher einem Prozess unterzogen, der ihren Erbgut tragenden Zellkern entfernt. Ein geklontes Lebewesen ist analog einem eineiigen Zwilling absolut zu dem Elterntier, das das Erbgut geliefert hat, identisch.

**Klonschaf Dolly (1997–2003):** Das erste Großtier, das seine Existenz einem Klonierungsexperiment (siehe dort) verdankt. Sein Erbgut stammte aus einer Plazentazelle.

**Kollateralschaden:** Ein nicht beabsichtigter Nebenschaden. Der Autor verwendet zur Kennzeichnung von Krebstherapie-Nebenwirkungen ein Modewort der jüngsten Kriege.

**Kompartiment:** Abgeteiltes Feld. Hier: Von einer Zellwand (Zellmembran) umschlossener Organismus, der im Wesentlichen selbstständig stoffwechselt.

**Larmor, J. (1857–1942):** Britischer Physiker, Entdecker der so genannten Larmor-Präzession, die ähnlich der Präzession eines mechanischen Kreisels verlaufende Präzessionsbewegung eines elementaren Dipols in einem Magnetfeld; ihre Frequenz heißt Larmor-Frequenz. Ein elementarer Dipol ist z. B. ein Atomkern.

**Lawrence, Ernest Orlando (1901–1958):** Amerikanischer Physiker. 1939 Nobelpreis Physik für die Entwicklung des »Cyclotron«-Partikelbeschleunigers in den dreißiger Jahren.

**Leukämie:** Erkrankungen, bei denen durch unkontrollierte Teilung entsprechender Stammzellen im blutbildenden System (siehe dort) zu viele weiße Blutkörperchen entstehen, deren Verdrängungswirkung letztlich tödlich sein kann. In einem Reagenzglas sah man, so die historische Diagnosefindung, tatsächlich die sich oben absetzenden weißen Blutkörperchen in einer dicken, weißen Schicht. Leukämien bilden den Gegensatz zu »soliden« Tumoren, die nicht über das Knochenmark verteilt sind, sondern in Form von Zellklumpen auftreten.

**Linearbeschleuniger:** Alle geladenen Partikel, ob Elektronen oder Protonen, können in einem elektrischen Spannungsfeld beschleunigt werden. Durch Anlegen einer Spannung stürzen die negativ geladenen Elektronen – am besten im Vakuum – von der Elektrode mit Minusspannung zur Elektrode mit Plusspannung. Bei geschickter Anordnung verfehlen sie diese Elektroden und treten dann zunächst als Elektronenstrahlung ins Freie. Röntgenwellen werden dadurch erzeugt, dass diese Elektronenstrahlung auf ein metallisches Ziel prallt, in dem bei geeigneter Aufprallenergie dann Röntgenstrahlung entsteht. Die Strahlung ist umso kurzwelliger und energiereicher, je schneller die Elektronen fliegen. Bei modernen Linearbeschleunigern werden sie mit zwischen 10 und 30 Millionen Volt Spannungsgefälle beschleunigt. Derartige Spannungen sind aber nicht mehr praktisch zu handhaben. Man ordnet deshalb Elektrodenpaare in einer Reihe an – daher der Name –, die die Elektronen mit zunehmender Beschleunigung nacheinander durchfliegen. Die Aufteilung dieses Spannungsgefälles bringt die Arbeitsspannung wieder in handhabbare Größenordnungen.

**Lokalrezidiv:** Am ursprünglichen Ort wieder entstehender Tumor. Eine Folge einer unvollständigen Abtötung der Tumorzellmasse: Einige Zellen überlebten aufgrund z. B. zu niedriger oder nicht flächendeckender Röntgendosis.

**Lymphknoten:** Gelegentlich unter der Haut tastbare Filter-Knoten im Drainagesystem des Körpers für Gewebeflüssigkeiten. Oftmals Tumor-Metastasierungsorte.

**Magnetfeldstärke:** Bestimmung der Anziehungskraft eines Magneten. Für starke Messfelder wird die Einheit »Tesla« verwandt, benannt nach dem Physiker Nikola Tesla (1856–1943). Für schwächere Felder ist die Bezeichnung »Gauß« üblich, benannt nach dem deutschen Mathematiker Karl Friedrich Gauß (1777–1855), ein Tesla entspricht 10 000 Gauß, das Erdmagnetfeld weist bis 0,5 Gauß auf.

**Magnetjoch:** Das Magnetjoch bezeichnet die spulentragenden Eisenteile des Zyklotron-Magneten. In diesem Fall besteht das Magnetjoch aus einer oberen und einer unteren Polkappe, zwischen denen ein Luftspalt ist, in welchem bei stromdurchflossenen Spulen ein definiertes Magnetfeld herrscht. Dieses Magnetjoch entspricht dem Eisenkern eines einfachen Elektromagneten. Weil die »magnetische Leitfähigkeit« von Eisen wesentlich größer ist als die von Luft, kann so in einem Elektromagneten der magnetische Fluss durch das Eisen »geleitet werden«.

**Maligne:** Lateinisch »bösartig«. Bezeichnung für infiltrierend, d. h. in anderes Gewebe einbrechende und damit Tochterabsiedlungen bildende Geschwulste.

**Manfred Eigen:** Deutscher Chemiker, geb. 1927; Direktor des Max-Planck-Instituts für Biophysikalische Chemie in Göttingen. Eigen veröffentlichte wichtige Arbeiten zum Ablauf extrem schneller chemischer und biochemischer Reaktionen, wofür er 1967 den Nobelpreis Chemie erhielt. 1971 veröffentlichte er ein physikalisch-chemisches Modell der Entstehung des Lebens.

**Menschliches Genom:** Die Gesamtheit der menschlichen Geninformation, abgespeichert in den Chromosomen in Form von Desoxyribonukleinsäuren-Doppelhelices. Naturgemäß ist das Genom individuell, es variiert von Mensch zu Mensch, von Mann zu Frau, und zwischen den verschiedenen Menschenrassen.

**Metachron:** »Zu verschiedenen Zeiten auftretend«. Hier: Erst später nach Entfernung des Primärkrebses auftretende Metastasen.

**Metastase:** Tochtergeschwulst eines so genannten Primärkrebses. Ausbreitungswege sind die Blutbahn, die Lymphbahnen oder eine direkte Zellverteilung z. B. in der Bauchhöhle oder in den Gängen der Brustdrüse.

**Millisievert:** Größenordnung für niedrige Dosierungen von ionisierenden Strahlen. Es handelt sich auch hierbei um ein Maß für die absorbierte Energie, jedoch sind die Absorbtionsbedingungen anders definiert als bei Gray. Die Größenordnung wird in der Regel zur Quantifizierung niedriger Strahlenbelastungen etwa am Arbeitsplatz oder über das Gesamtleben genutzt.

**Mutation:** Veränderung im Erbgut, entstehend spontan durch chemische Instabilitäten der beteiligten Moleküle, durch ionisierende Strahlung, durch Toxine. Die Mutationen sind funktionell nicht zielgerichtet und spalten sich statistisch daher in tödliche, wirkungslose oder eigenschaftsverändernde auf.

**Nanosekunden:** Eine Nanosekunde ist eine Milliardstel Sekunde, also 0,000000001 Sekunden. Das Licht bewegt sich im Vakuum in einer Nanosekunde 30 cm; elektrische Signale in z. B. Antennenkabeln 20 cm.

**Non-invasiv:** Ohne – schmerzhaftes, verletzendes – Eindringen in den Körper.

**Nozzle:** Eingebürgerte englische Bezeichnung für das auf den Patienten weisende Ende des Protonen-Strahlrohres. In der im RPTC eingesetzten Konstruktion wird hier die magnetische seitliche Strahlschwenkung vorgenommen.

**Onkogene:** Meist Funktionsgene, die eine An- und Abschaltung ihrerseits die Eiweißarchitektur bestimmender Gene bewirken. Mit Onkogen werden diejenige dieser Gene bezeichnet, für die ein Defekt beschrieben ist, der zur Entstehung eines bösartigen Tumors führt.

**Ordinate:** Senkrechte Werteskala eines Diagramms.

**Paläontologie:** Die Wissenschaft von den Lebewesen vergangener Erdperioden.

**Palliativ:** Wörtlich »bemänteln«. Gemeint sind Therapien, die nicht zur völligen Heilung des Krankheitsprozesses führen, aber das Leben verlängern oder Schmerzen lindern.

**Parasitär:** schmarotzerhaft.

**Polymorphie:** Vielgestaltigkeit. Hier: Für Krebs kennzeichnende Größen- und Formenvielfalt der Zellkerne und Zellen.

**Polypen:** Hier verwendet als Bezeichnung von Darmpolypen, wie sie häufig im Dickdarm auftreten. Es sind dies gutartige, also nicht metastasierende oder infiltrierend wachsende pilzförmige Gebilde, die aus nicht mehr voll kontrolliert, überschießend wachsenden Schleimhautdrüsen bestehen. Nach heutiger Auffassung entstehen sämtliche Dickdarmkrebsarten ihrerseits aus derartigen Polypen. Erkennt man diese endoskopisch oder mit viel niedrigerer Treffsicherheit im Computertomogramm, und trägt sie ab, wird daher die Entstehung eines Krebses verhindert.

**ProHealth AG:** Aktiengesellschaft zur Errichtung und zum Betrieb von Protonencentern. Sitz in München. Muttergesellschaft des RPTC.

**Public server:** Von außen zugänglicher, also »öffentlicher« Datenspeicher.

**Quastenflosser:** Uralte, einen »altertümlichen« Bauplan aufweisende Fischart von ca. 1,5 m Größe, die erstmals im Jahr 1938 im Indischen Ozean gefangen wurde. Die Art hat sich offensichtlich in den letzten 60–70 Millionen Jahren nicht wesentlich verändert.

**Radioaktivität:** Erstmals im Jahre 1896 von dem französischen Physiker Henri Bequerel (1852–1908) an Uransalzen beschriebenes Phänomen. Heute versteht man hierunter alle physikalischen Vorgänge, die elektromagnetische Wellen oder Partikel mit so hoher Energie aussenden, dass es zu einem Herausschlagen von Elektronen aus getroffenen Atomen und Molekülen kommt, der so genannten Ionisation (siehe ionisierende Strahlen), oder die eine Kernzertrümmerung auslösen.

**Radongas:** Ein aus Granitgestein austretendes radioaktives Isotop eines »edlen«, also chemisch nicht reagierenden Gases. Dieses Gas kommt bei entsprechender geologischer Umgebung im Trinkwasser vor, es sammelt sich auch in nichtbelüfteten Kellerräumen an, wenn das Haus auf Granitgestein steht. Das Radongas selbst ist harmlos, da es sofort wieder ausgeatmet wird. Es zerfällt aber in feste radioaktive Stoffe. Deren Atome bleiben in der Lunge liegen und sind nach dem Rauchen die zweithäufigste Ursache für die Entstehung von Lungenkrebs (Bronchialkarzinom).

**Randomisierte prospektive Vergleichsstudien:** Kann, beispielsweise bei einer medizinischen Behandlung, keine Kausalbeziehung zwischen Therapie und Wirkung dargestellt werden, muss eine empirische Testung vorgenommen werden. Diese besteht im Vergleich zweier Stichproben vor und nach der therapeutischen Einwirkung. Bei der Auswahl der Stichproben können zahlreiche Fehler unterlaufen, die das statistische Wahrscheinlichkeitsergebnis verfälschen. Die Stichproben müssen, um der Studie wissenschaftliche Bedeutung zu verleihen, deshalb zufällig (randomisiert) ausgewählt sein. Und sie dürfen nicht in ihren Ergebnissen rückblickend analysiert werden, das Experiment muss in allen seinen Details vorbestimmt und »in die Zukunft gefahren« (prospektiv) werden.

**Resistenzen:** In der Medizin werden hiermit sich entwickelnde Unempfindlichkeiten von Bakterien beziehungsweise Krebsarten gegenüber Antibiotika beziehungsweise Chemotherapeutika verstanden. Solche Resistenzen treten immer ein, wenn die komplizierten toxischen (giftigen) Einwirkungen der Antibiotika oder Chemotherapeutika auf das Bakterium oder die Zelle durch Aktivierung anderer Gene konterkariert werden können, also durch Mutationen. Diese Mutationen können vererbt werden, daher die Entwicklung immer resistenter werdender Bakterienstämme. Oder das Entstehen gegen ein Chemotherapeutikum resistenter Teile der Krebsgeschwülste.

**Revoltieren:** Das Abwerfen der Kontrollmechanismen aus der Zellumgebung durch eine Krebszelle ähnelt sehr einer Revolte gegen die gesetzlichen Vorschriften eines Sozialsystems. In beiden Fällen wird das Verhalten der Zelle beziehungsweise des revoltierenden Individuums aus der Sicht des Körpers bzw. des Sozialsystems unkontrolliert.

**Röntgennebenwirkung:** Alle Schäden am Gewebe, die durch fehlgezielte Röntgenstrahlen ausgelöst werden. Es handelt sich dabei um kurzzeitige entzündungsähnliche Vorgänge, die langzeitig immer zu Vernarbungen führen. Die einzelne Ausprägungsform liegt am Organ: Kurzzeitig Schleimhautblutungen und Geschwüre am Darm, Leberentzündungen, Lungenentzündungen, langzeitig Hautnarben, Austrocknen der Speicheldrüsen, Kataraktbildungen in der Augenlinse (grauer Star), Nervenentzündungen usw. (Einzelheiten siehe Abb. 21).

**Scanningsystem:** Am RPTC eingebautes System, das die gewünschte Dosisverteilung durch seitliches Ablenken und durch Energievariation des Protonenstrahls auf die Zielregion in drei Dimensionen zeichnet. Dabei wird die Tiefen-Dimension (Z) durch Variation der Geschwindigkeit der Protonen und damit ihrer Eindringtiefe abgefahren. Durch zwei spezielle, sehr schnell ansteuerbare Elektromagnete (je einer für die X-Dimension und einer für die Y-Dimension) wird der dünne Strahl aus Protonen seitlich gebogen. Dies geschieht computerkontrolliert solcherart, dass an jedes Volumenelement (Voxel) genau die Anzahl von Protonen gelangt, welche nötig ist, um die geplante Dosis zu applizieren. In analoger Weise wird z. B. in einem Röhren-Fernsehgerät oder in einem Oszillographen der Elektronenstrahl über den Bildschirm gelenkt.

**Second Opinion:** Die bei komplexen Erkrankungen – wie Krebserkrankungen – verständliche Praxis, die Meinung eines zweiten Therapeuten und Arztes einzuholen.

**Sekundärkarzinom:** Damit werden Karzinome bezeichnet, die durch die Therapie selbst – ins Gesunde fehlgeleitete ionisierende Bestrahlung – in zweiter Linie ausgelöst wurden, nachdem das Erstkarzinom behandelt worden war. Das Intervall bis zum Auftreten eines solchen Sekundärkarzinoms (Latenzzeit) kann Jahrzehnte betragen. Die Wahrscheinlichkeit von Sekundärkarzinomen ist proportional zur Strahlenmenge, die insgesamt in das gesunde Gewebe eingedrungen ist (Integraldosis, das Produkt aus Dosishöhe und bestrahlten Gewebevolumen). Diese Bestrahlungsfolge spielt naturgemäß bei Kindern eine entscheidende Rolle.

**Sequenzierung der Genome:** Die gentechnologische Forschung hat mittlerweile das gesamte Erbgut des Menschen zweifach analysiert. Die Position der meisten aktiven Gene (ein Großteil der DNA wird nicht verwandt) auf den einzelnen Chromosomen wurde »kartographiert«. Gleichzeitig wurde die chemische Zusammensetzung der Nukleinsäure-Doppelhelices Wort für Wort, Buchstabe für Buchstabe, sprich Nukleinsäure für Nukleinsäure aufgeklärt. Derzeit beschäftigt sich die Forschung mit den individuellen Unterschieden von Mensch zu Mensch und den krankhaften Abweichungen der Gene.

**Sezernieren:** Ausscheiden. Die spezialisierten Organzellen verfügen über sehr komplexe und unterschiedliche Mechanismen, z. B. Verdauungsenzyme oder aber Harn auszuscheiden.

**Spezielle Relativitätstheorie:** Die erste der beiden Relativitätstheorien Einsteins, publiziert 1905. Die Spezielle Relativitätstheorie befasste sich mit der Veränderung (Relativität) der Masse, der Dimensionen und der wirksamen Zeit bei Körpern, die sich an die Lichtgeschwindigkeit annähern. Da die in der Protonenbestrahlung verwendeten Protonen 60 Prozent der Lichtgeschwindigkeit erreichen (entsprechend 180 000 km/sec), tritt hier beispielsweise eine Massemehrung von 25 Prozent auf, die bei der Gerätekonstruktion berücksichtigt werden muss.

**Stammzelle:** Das menschliche Ei differenziert sich in etwa 200 (je nach Zählweise) verschiedene Zellarten. Das bedeutet, dass die Entwicklungspotenz einer sich von Zellteilung zu Zellteilung spezialisierenden Zelle im Verlauf der Spezialisierung immer mehr eingeschränkt wird. »Pluripotente Zellen«, die noch die Möglichkeit haben, ihr Genom so abzulesen, dass sie sowohl z. B. Herzmuskelzellen wie auch Blutzellen bilden können, werden als Stammzellen (gemeint ist der verschiedenen spezialisierten Abkömmlinge) bezeichnet. Die heutige Forschung versucht, den Mechanismus der Genaktivierung beziehungsweise Blockaden zu erforschen, der zu dieser Spezialisierung führt.

**Statine:** Meist verwendete Gruppe der cholesterinsenkenden Medikamente. Ein positiver Nebeneffekt ist die Dämpfung von Gefäßwandentzündungen, die Cholesterinablagerung initiieren.

**Stereochemie:** Komplexe organische Moleküle bilden extrem komplizierte räumliche Strukturen. Die räumliche Passung derartiger Moleküle zueinander spielt eine große Rolle im Stoffwechsel, ihre Erkennung und Manipulation ist das Ziel der Stereochemie.

**Stereotaktische Behandlung:** Diese Bezeichnung betont den geometrischen Aspekt von Strahlenbehandlungen, die bei engumgrenzten Hirntumoren beispielsweise eingesetzt werden. Ausführung mit spezialisierten Kobaltbestrahlungsgeräten (Gammaknifes) oder Protonenbestrahlungsapparaturen mit feinem Strahl.

**Strahlenkrankheit:** Gesamtheit der Strahlenschäden (siehe Röntgennebenwirkungen). Die bei Röntgen auftretenden ausgedehnten Bestrahlungen ins Gesunde lösen auch eine allgemeine Belastung und Beanspruchung von Körper und Psyche aus. Die Patienten leiden unter den spezifischen akuten Strahlenschäden, aber auch allgemein in ihrem Wohlbefinden. Oft ist auch Übelkeit mit diesem Phänomen verknüpft. Die Strahlenkrankheit kann sowohl in ihren kurzzeitigen wie langzeitigen Manifestationen durch Verringerung der Dosis im Gesunden durch Protonenbestrahlung wesentlich gemildert werden.

**Subletal:** Subletal bedeutet wörtlich übersetzt »untertödlich«. Die subletale Bestrahlung einer Zelle führt zwar nicht zum Tode, ist aber gefährlich, da sie Mutationen und damit Spätkarzinome auslösen kann.

**Synchrotron:** Eine Beschleunigerkonstruktion, in der die beschleunigten Partikel in einem kreisförmigen oder ovalen Rohr beschleunigt werden, im Gegensatz zum Zyklotron (siehe dort), wo sie Spiralen in einem scheibenförmigen Vakuumgefäß bilden. Um die auftretenden Fliehkrafteffekte, die beim Zyklotron zur Spiralenbildung führen, zu kompensieren, muss während des Beschleunigungsvorgangs die Stromstärke der Biegemagnete gleichlaufend (synchron) erhöht werden. Dies führt dazu, dass das Synchrotron diskontinuierliche Strahlungen abgibt. Etwa im 2-Sekunden-Rhythmus wird eine Protonenwolke immer mehr beschleunigt, dann abgeschöpft. Für das im RPTC verwendete Scanning-System ist diese zeitliche Instabilität des Strahls von erheblichem Nachteil, deshalb kam ein Zyklotron zur Anwendung.

**Telomere:** Endabschnitt der Chromosomen. Ansatzpunkte für die Sortiermechanismen bei der Zellteilung.

**Toxine:** Giftige Stoffe in weitestem Sinne.

**Triage:** Auslese. In der Medizin ein Begriff, der zunächst bei der Auswahl von Verletzten zur Erstversorgung angewandt wurde. Mittlerweile wird damit die unvermeidbare Patientenselektion bei beschränkten Behandlungsressourcen bezeichnet.

**Tumorsupressorgene:** Gene, die sich im Laufe der Entwicklungsgeschichte aufgrund ihrer Fähigkeit vermehrt haben, entstehende Tumore zu unterdrücken. Die Wirkung ist in der Regel graduell. Der Ausfall von Tumorsupressorgenen, der heriditär sein kann (vererbt wird), führt zu Erhöhung des Krebsrisikos für spezifische Tumoren in entsprechenden Familien.

**WHO:** World Health Organisation.

**Zyklotron:** Beschleuniger der im RPTC verwendeten Bauart, Erläuterung siehe Abschnitt »Was ist, wie funktioniert – die Protonentherapie«. Der Begriff »Zyklotron« soll auf die kreisförmige Bewegung der beschleunigten Partikel im Gerät hinweisen.